selbst Familienprobleme

Therapieprogramm für Jugendliche mit
Selbstwert-, Leistungs- und Beziehungsstörungen

Christiane Rademacher
Manfred Döpfner

Familienprobleme im Jugendalter

SELBST – Therapieprogramm für Jugendliche mit Selbstwert-, Leistungs- und Beziehungsstörungen

Band 4

hogrefe

Dr., Dipl.-Psych. Christiane Rademacher, geb. 1965. 1987–1993 Studium der Psychologie in Köln. Seit 1993 Wissenschaftliche Mitarbeiterin an der Klinik und Poliklinik für Psychiatrie, Psychosomatik und Psychotherapie des Kindes- und Jugendalters der Universität zu Köln. 1998 Approbation zur Psychologischen Psychotherapeutin. 2003–2021 Co-Leitung der Schwerpunktambulanz für Jugendliche. 2012 Promotion. Seit 2021 Leitung der Schwerpunktambulanz für Externale Störungen. Als Dozentin und Supervisorin an verschiedenen Ausbildungsinstituten tätig.

Univ.-Prof. (em.) Dr., Dipl.-Psych. Manfred Döpfner, geb. 1955. 1989–2021 Leitender Psychologe an der Klinik für Kinder- und Jugendpsychiatrie, Psychosomatik und Psychotherapie der Universität zu Köln und dort Professor für Psychotherapie in der Kinder- und Jugendpsychiatrie. 1999–2024 Leiter des Ausbildungsinstituts für Kinder- und Jugendlichenpsychotherapie (AKiP) an der Uniklinik Köln.

Bibliografische Information der Deutschen Nationalbibliothek
Die Deutsche Nationalbibliothek verzeichnet diese Publikation in der Deutschen Nationalbibliografie; detaillierte bibliografische Daten sind im Internet über http://dnb.dnb.de abrufbar.

Hogrefe Verlag GmbH & Co. KG
Merkelstraße 3
37085 Göttingen
Deutschland
Tel. +49 551 999 50 0
info@hogrefe.de
www.hogrefe.de

SELBST-Logo: © Björn Mehnen, Berlin
Illustrationen: © Klaus Gehrmann, Freiburg; www.klausgehrmann.net
Satz: Sina-Franziska Mollenhauer, Hogrefe Verlag GmbH & Co. KG, Göttingen
Druck: mediaprint solutions GmbH, Paderborn
Printed in Germany

1. Auflage 2025

(E-Book-ISBN [PDF] 978-3-8409-2507-8; E-Book-ISBN [EPUB] 978-3-8444-2507-9)
ISBN 978-3-8017-2507-5
https://doi.org/10.1026/02507-000

Inhaltsverzeichnis

Vorwort

„Das Schöne an einer Familie: Man ist nie allein.
Das Schlechte an einer Familie: Man ist nie allein.“
(Verfasser unbekannt)

Probleme in den Familienbeziehungen sind normal und Familienkonflikte sind vor allem im Rahmen der Autonomieentwicklung von Jugendlichen zu erwarten, wenn nicht gar unausweichlich. Eine zentrale Entwicklungsaufgabe des Jugendalters besteht schließlich darin, dass Jugendliche ihre eigene Identität entwickeln und sich zunehmend von ihren Eltern „abnabeln“. Umwälzende Veränderungen auf körperlicher, geistiger und psychischer Ebene stellen Jugendliche in der Pubertät vor große Herausforderungen, erfordern aber auch komplexe Anpassungsprozesse der Eltern im Umgang mit ihrem Kind. Dennoch gelingt es einem Großteil der Jugendlichen und ihren Familien diese Phase relativ schadlos zu überstehen. Vielmehr „nimmt seit 2002 der Anteil an Jugendlichen, die ein positives Verhältnis zu ihren Eltern haben, stetig zu. Vier von 10 Jugendlichen (42 %) kommen bestens mit ihren Eltern aus, die Hälfte (50 %) kommt trotz gelegentlicher Meinungsverschiedenheiten mit ihnen klar. Entsprechend viele Jugendliche sehen in ihren Eltern maßgebliche Erziehungsvorbilder“ (vgl. Shell-Jugendstudie, 2019).

In der kinder- und jugendlichenpsychotherapeutischen Praxis stellen sich nun häufig Jugendliche mit ihren Familien vor, denen die Bewältigung dieser Entwicklungsphase im Kontext einer psychischen Störung große Schwierigkeiten bereitet. Neben anderen Problemen, beispielsweise Leistungs-, Selbstwert- oder Gleichaltrigenproblemen, sind konfliktreiche, hoch belastete Beziehungen zwischen Eltern und ihren jugendlichen Kindern ein zentraler Vorstellungsgrund. Eltern wie Jugendliche beklagen oft vehement, dass es in der Familie meistens nicht gelingt, Probleme in angemessener Form anzusprechen und Konflikte zu lösen. Dabei machen sich die Streitigkeiten häufig an ganz alltäglichen, adoleszententypischen Themen fest, beispielsweise Mediennutzung, Schulleistungen, häusliche Pflichten, Freizeitgestaltung. Die Verhandlungen zwischen Eltern und Jugendlichen laufen nach recht kurzer Zeit „aus dem Ruder“: Es wird entweder mit hoher Frequenz und Intensität in aggressivem Ton gestritten oder aber schwierige Themen werden überwiegend vermieden und bis zum „großen Knall“ unter den Teppich gekehrt. Der Ausgang ist für die Beteiligten gleichermaßen frustrierend. Die Unfähigkeit, sich gegenseitig zu vermitteln, gemeinsam Lösungen zu finden, führt zu einer deutlichen Beeinträchtigung der Beziehungen, im ungünstigsten Fall zu einer Entfremdung zwischen Eltern und Jugendlichen, vor deren Hintergrund wichtige Unterstützungsfunktionen in der Familie nicht mehr geleistet werden können. Diese Einschränkung des psychosozialen Funktionsniveaus in der Familie ist für Eltern, aber insbesondere für solche Jugendliche tragisch, die bedingt durch eine psychische Störung noch stark auf Unterstützung in der Familie angewiesen sind.

In diesem Buch soll praxisnah über Erfahrungswerte mit systemisch-behavioralen Interventionen bei der Behandlung von Familienproblemen im Jugendalter berichtet werden. Zentral sind Interventionen bei Familienkonflikten mit Jugendlichen im Alter zwischen 13 bis 18 Jahren. Konkrete Fallbeispiele und Analysen sollen die psychotherapeutische Arbeit mit Familien praxisnah veranschaulichen. Die Interventionsbausteine sind in das störungsübergreifende Behandlungsmanual SELBST eingebunden, welches sich um eine effektive Behandlung von Selbstwert-, Leistungs- und Beziehungsproblemen bei Jugendlichen bemüht. Angelehnt an den Selbstmanagement-Ansatz von Kanfer legt dieses Vorgehen initial einen Schwerpunkt auf den Aufbau von Änderungsmotivation und Selbstwirksamkeit bei Jugendlichen. Bei Familienproblemen stehen zudem auch Änderungsmotivation, Selbstwirksamkeit der Eltern sowie Ressourcen der ganzen Familie im Behandlungsfokus, die im Rahmen eines gemeinsamen Störungsmodells und gemeinsamer Zieldefinitionen erarbeitet werden. Die systemisch-behavioralen Interventionen beziehen sich schließlich auf Faktoren, die in den jeweiligen Familien als problembedingend und/oder aufrechterhaltend identifiziert wurden. Dies können dysfunktionale kognitive Annahmen sowohl bei Eltern als auch bei Jugendlichen sein, aber auch übergeordnete ungünstige familiäre Strukturen und -prozesse, wie beispielsweise schwache elterliche Koalitionen, eine mangelnde Abgrenzung zwischen Eltern und Jugendlichen, unangemessene Nähe oder Distanz in bestimmten Beziehungen. In vielen Fällen profitieren die Eltern von einer ausführlichen Beratung hinsichtlich ihrer komplexen Rolle als Erziehende gegenüber dem adoleszenten Kind und von der Anwendung förderlicher Erziehungsstrategien im Jugendalter. Weitere Therapiebausteine zielen auf eine verbesserte Affektregulation sowie die Stärkung von Kommunikations- und Problemlösefertigkeiten durch konkrete Trainings mit der ganzen Familie ab. Fast immer geht es um die Stärkung oder den Wiederaufbau von Beziehungsressourcen im Familiensystem. Auch wenn die Interventionen grundsätzlich auf die Teilnahme von Jugendlichen und ihrer Bezugspersonen ausgerichtet sind, können diese leicht abgewandelt auch in der Einzelarbeit mit Jugendlichen oder Eltern genutzt werden.

Es ist ein schwieriger und nicht immer von Erfolg gekrönter Weg, Familienkonflikte zu vermindern, die häufig bereits seit dem Kindesalter persistieren und zudem oft im Wechselspiel mit psychischen Störungen von Eltern und/oder Jugendlichen stehen. Einige Familien sind trotz hohem Leidensdruck nicht ausreichend in der Lage, Therapieinterventionen im Familienalltag umzusetzen. Ergänzend wird deshalb in diesem Manual beschrieben, wann Videotherapie und andere digitale Medien zur Generalisierung des Gelernten im Familienalltag eingesetzt werden können. Zudem wurden zur Unterstützung der Jugendlichen Funktionen der JAY-App integriert, um „den Job der Woche" attraktiver zu machen. Schließlich geht es nicht darum, alle Familienprobleme in und während der Therapie zu lösen, sondern den Beteiligten Werkzeuge an die Hand zu geben, mit denen sie in der Lage sind, aktuelle und zukünftige Konfliktthemen gemeinsam konstruktiv aufzugreifen. In schwierigen Fällen wird der Einbezug weiterer Helfersysteme, wie z. B. der Jugendhilfe oder aber auch ergänzende einzeltherapeutische Unterstützung von Familienmitgliedern erforderlich sein und auch beschrieben. Gelingt es aber in der gemeinsamen Arbeit mit Eltern und Jugendlichen ein größeres Verständnis zwischen den Familienmitgliedern wiederherzustellen, Ressourcen zu aktivieren und Fertigkeiten zur Konfliktbewältigung zu steigern, so wird damit eine wichtige Weiche, insbesondere für eine weitere positive Entwicklung von Jugendlichen gestellt.

SELBST-Familienprobleme ist nach dem Grundlagenband (Walter et al., 2007) und den Bänden zu Leistungsproblemen (Walter & Döpfner, 2009) und zu Gleichaltrigenproblemen (Dresbach & Döpfner, 2020) der vierte Band des Therapieprogramms für Jugendliche mit Selbstwert-, Leistungs- und Beziehungsstörungen (SELBST). SELBST-Familienprobleme ist als Zusatzmodul zu SELBST-Grundlagen konzipiert, kann aber eigenständig eingesetzt werden. Ein herzlicher Dank der Autoren geht an die Mitherausgeber:innen des Therapieprogramms SELBST, Daniel Walter, Stephanie Schürmann und Eva Dresbach für ihre Geduld und langjährige kollegiale Unterstützung.

Wir hoffen, dass der Band SELBST-Familienprobleme Therapeut:innen in der Ausbildung, aber auch erfahrenen Kolleg:innen konkreten Input im Abgleich mit ihrem eigenen Tun gibt. Bleibt nur noch den Leser:innen sowie den Therapeut:innen viel Erfolg und Ausdauer bei der Umsetzung dieser Interventionen zu wünschen.

Köln, Juni 2024

Christiane Rademacher
und *Manfred Döpfner*

Kapitel 1

Übersicht über SELBST-Familienprobleme

1.1 Das Therapieprogramm SELBST

SELBST ist ein Therapieprogramm für Jugendliche mit Selbstwert-, Leistungs- und Beziehungsstörungen, das in fünf Bände unterteilt ist:

- *Grundlagen der Selbstmanagementtherapie bei Jugendlichen* (SELBST-Grundlagen; Walter, Rademacher, Schürmann & Döpfner, 2007): Im ersten Band werden wichtige Grundlagen des Therapieprogramms SELBST skizziert. Das therapeutische Vorgehen in den sieben Behandlungsphasen wird detailliert und anhand von zahlreichen Beispielen dargestellt. Eine Vielzahl von diagnostischen und therapeutischen Materialien ist auf einer CD-ROM enthalten. Therapeutische Besonderheiten und Voraussetzungen für die Therapie mit Jugendlichen werden beschrieben, der Umgang mit schwierigen Therapiesituationen wird ausgeführt. Spezielle kognitiv-behaviorale Interventionen in den vier Interventionsbereichen werden in den Folgebänden dargestellt.
- *Leistungsprobleme im Jugendalter* (SELBST-Leistungsprobleme; Walter & Döpfner, 2009): Der Band fokussiert die Behandlung von Jugendlichen mit Leistungsproblemen – in der Schule oder am Ausbildungsplatz. Hierbei werden Leistungsstörungen in den Mittelpunkt gestellt, die nicht allein durch Begabungsdefizite, wie Intelligenzminderungen oder Teilleistungsstörungen erklärt werden können.
- *Gleichaltrigenprobleme im Jugendalter* (SELBST-Gleichaltrigenprobleme, Dresbach & Döpfner, 2020): Dieser Band thematisiert häufig auftretende Beziehungsstörungen zu Gleichaltrigen, die sich im Sinne einer dimensionalen Sicht manifestieren. Diese können von ausgeprägtem sozialem Rückzug mit wenigen Kontakten zu Gleichaltrigen bis hin zu deutlich aggressiver Beziehungsgestaltung mit häufigen Streitigkeiten und Beziehungsabbrüchen reichen.
- *Familienprobleme im Jugendalter* (SELBST-Familienprobleme): Im vorliegenden Band steht die Verminderung von ausgeprägten Beziehungsstörungen zwischen Jugendlichen und Eltern, die sich zumeist als chronifizierte Konflikte und Streitigkeiten äußern, im Mittelpunkt.
- *Selbstwert- Aktivitäts- und Affektprobleme im Jugendalter* (SELBST-Selbstwertprobleme, in Vorbereitung) beschreibt die Behandlung von Jugendlichen mit Selbstwertstörungen. Störungen des Selbstwertes umfassen Fehleinschätzungen der eigenen Person, der Umwelt und der Zukunft und treten häufig in Kombination mit dysphorisch-depressivem Affekt sowie einem reduzierten Niveau an Aktivitäten auf; mitunter findet sich eine überhöhte Einschätzung der eigenen Person.

Während der Grundlagenband von SELBST (Walter et al., 2007) das problemübergreifende therapeutische Vorgehen mit dem Jugendlichen unter Einbezug der relevanten Bezugspersonen differenziert beschreibt, sind die übrigen vier Bände stark auf die jeweiligen Probleme ausgerichtet. Jeder Band ist jedoch für sich genommen eigenständig einsetzbar. Deshalb sind auch Überschneidungen zwischen den einzelnen Bänden notwendig. Die in Band 1 ausführlich dargestellten grundlegenden Vorgehensweisen werden in den Folgebänden, die sich auf die spezifischen kognitiv-behavioralen Interventionen in einzelnen Störungsbereichen beziehen, nur noch zusammenfassend beschrieben. Es ist daher durchaus sinnvoll, den Grundlagenband zusammen mit den jeweiligen Folgebänden zu verwenden. Eine Kombination von Bausteinen aus den verschiedenen Therapiemanualen ist häufig hilfreich und notwendig.

SELBST lässt sich durch folgende Merkmale charakterisieren (vgl. Walter et al., 2007):

- es ist *störungsübergreifend,* d.h. es orientiert sich nicht an den gängigen Störungskategorien der Klassifikationsschemata, und es ist
- *problemorientiert,* indem es die konkreten Probleme im Bereich von Selbstwert-, Leistungs- und Beziehungsschwierigkeiten von Jugendlichen aufgreift. Es ist darüber hinaus
- *lösungsorientiert* und versucht, konkrete Problembewältigungen mit dem Jugendlichen und seinen Bezugspersonen zu erarbeiten und sie bei der Umsetzung zu unterstützen. Schließlich ist es
- *ressourcenorientiert,* weil es neben den Problemen auch die Stärken des Jugendlichen und seiner Umwelt aufgreift und in die Lösungen mit einbindet.

Damit werden mit dem SELBST-Programm wesentliche Kennzeichen der multimodalen Kinder- und Jugendlichenpsychotherapie realisiert (vgl. Döpfner et al., 2007).

Wie im Grundlagenband bereits dargestellt (Walter et al., 2007), umfasst das Therapieprogramm SELBST in Anlehnung an den von Kanfer et al. (2000, 2012) beschriebenen Selbstmanagementansatz sieben Behandlungsphasen (*vertikale Ebene,* vgl. Abbildung 1, Walter et al., 2007). In der Regel steht die Arbeit mit dem Jugendlichen im Vordergrund, relevante Bezugspersonen (z.B. Eltern, Geschwister, Lehrkräfte, Betreuer:in) können aber in Abhängigkeit von der Problematik intensiv mit einbezogen werden. Das Therapieprogramm ist in zwei unterschiedliche Behandlungssegmente aufgeteilt: Problem- und Zielanalyse (Phasen 1 bis 4) sowie Intervention und Verlaufskontrolle (Phasen 5 bis 7). In Phase 5 (Durchführung von Interventionen, *horizontale Ebene,* vgl. Abbildung 2) werden kognitiv-behaviorale Interventionen durchgeführt, welche die vier Problembereiche von SELBST ansprechen. Die Phasen 1 bis 4 dauern in Abhängigkeit von der Problematik etwa 5 bis 20, die Phasen 5 bis 7 bei hoher Varianz im Durchschnitt etwa 10 bis 35 Behandlungsstunden. Normalerweise werden die Phasen nacheinander durchlaufen, ein Rückgriff auf frühere Behandlungsphasen ist jedoch jederzeit möglich.

Das Programm ist modular aufgebaut und besteht aus vielen unterschiedlichen Bausteinen, die auf die verschiedenen Problembereiche von SELBST zugeschnitten sind. Es wurden Bausteine für Jugendliche, Eltern und Lehrkräfte entwickelt. Allerdings werden nicht alle Bausteine in einer Therapie eingesetzt, sondern es wird für jeden Fall individuell ein Behandlungspaket aus verschiedenen Bausteinen mit jugendlichen- und elternzentrierten Interventionen, ggf. unter Einbezug weiterer relevanter Bezugspersonen (z.B. Lehrkräfte, Geschwister) zugeschnitten.

Vertikale Ebene (Abbildung 1):

1. *Phase 1 (Screening der Eingangsbeschwerden, Beziehungsaufbau, Informationsvermittlung):* Die Eingangsphase hat den Aufbau initialer Behandlungsmotivation und Kooperationsbereitschaft, den Beziehungsaufbau zum Jugendlichen und wichtigen Bezugspersonen, das Sammeln und Bereitstellen von Informationen, sowie das Herstellen von Transparenz zum Ziel. Hierzu werden zunächst der Vorstellungsanlass sowie die Probleme und Erwartungen des Jugendlichen, der Eltern und eventuell weiterer Bezugspersonen erfragt. Anschließend wird über den Ablauf der Behandlung informiert

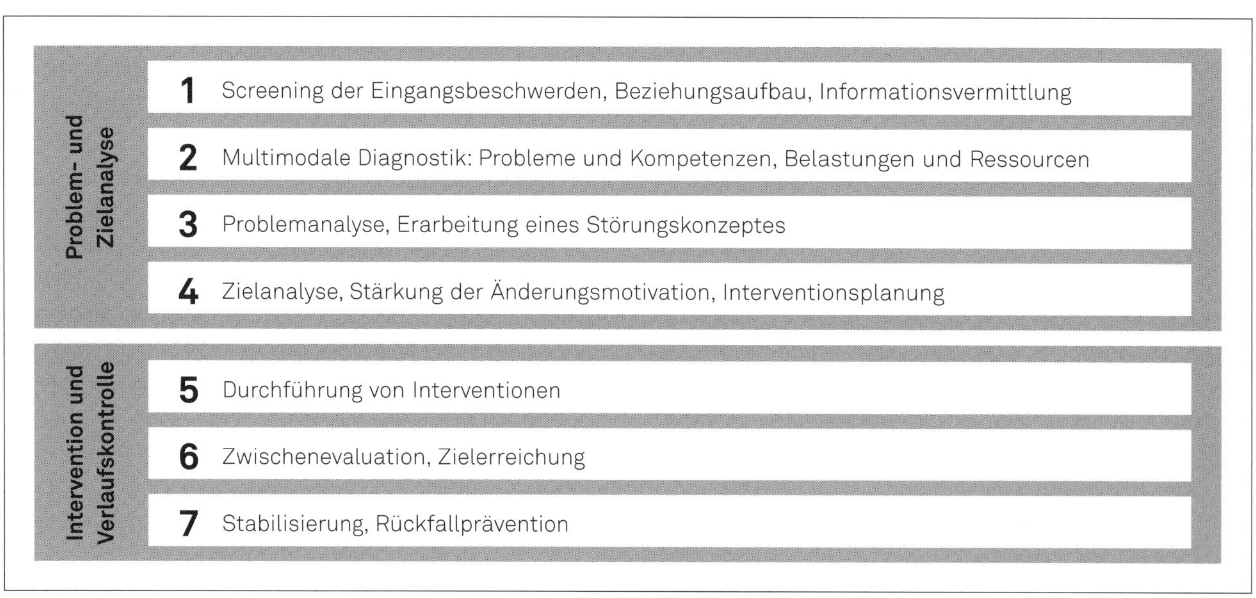

Abbildung 1: Die 7 Phasen von SELBST

und die nächsten Schritte werden mit allen Beteiligten abgestimmt. Hierbei berücksichtigt der Therapeut besonders die Wünsche der Jugendlichen. Wenn gar keine oder nur geringe Behandlungsmotivation vorhanden ist, wird angestrebt, die Jugendlichen zumindest dahingehend zu ermuntern, einen zweiten Termin als Probestunde in Anspruch zu nehmen, um eine Entscheidung für oder gegen eine weitere Mitarbeit auf einer breiteren Grundlage treffen zu können. Bereits in dieser Phase werden Jugendliche auch ohne die Anwesenheit der Bezugspersonen exploriert.

2. *Phase 2 (Multimodale Diagnostik: Probleme & Kompetenzen, Belastungen & Ressourcen):* Weitergehende Informationen über die Problematik werden erhoben. Gleichzeitig fokussiert der Therapeut Kompetenzen und Ressourcen bei Jugendlichen und ihren Bezugspersonen (z. B. Eltern, Lehrkräfte), damit diese in die Behandlungsplanung integriert werden können. Die Informationssammlung basiert hauptsächlich auf der Exploration der Jugendlichen, der Eltern, der Lehrkräfte und gegebenenfalls weiterer relevanter Bezugspersonen. Eltern und Jugendliche werden sowohl getrennt als auch gemeinsam exploriert. Um sich einen Überblick über die Probleme innerhalb der verschiedenen Interventionsbereiche zu verschaffen, werden selbst entwickelte symptomorientierte Screening-Fragebögen, Checklisten und Explorationsleitfäden eingesetzt. Auch standardisierte Leistungs-, psycho- und familiendiagnostische Verfahren einschließlich Selbst- und Fremdbeurteilungsskalen werden angewendet (vgl. Walter et al., 2007; Döpfner et al., 2000, 2017).
3. *Phase 3 (Problemanalyse, Erarbeitung eines Störungskonzeptes):* Ziel dieser Phase ist zum einen die Eingrenzung der jeweils subjektiv relevanten Probleme aus der Sicht aller Beteiligten, zum anderen wird ein umfassendes Störungsmodell erarbeitet. Die Arbeit mit den Jugendlichen steht wiederum im Zentrum. Eine differenzierte Problemanalyse mit Erfassung der auslösenden Bedingungen, des konkreten Verhaltens sowie der nachfolgenden kurz- und langfristigen Konsequenzen wird ausführlich erarbeitet. Gemeinsam mit den Jugendlichen werden die kurz- und langfristigen Vor- und Nachteile seines Verhaltens herausgearbeitet. Anschließend werden subjektive Störungskonzepte mit den Beteiligten getrennt erarbeitet. Im nächsten Schritt wird in gemeinsamen Gesprächen eine Übereinstimmung über das Störungskonzept angestrebt. Hierzu werden ursächliche und aufrechterhaltende Faktoren identifiziert, um anschließend daraus für alle nachvollziehbare Interventionen abzuleiten.
4. *Phase 4 (Zielanalyse, Stärkung der Änderungsmotivation, Interventionsplanung):* Diese Phase ist ein Eckpfeiler des Behandlungsprogramms und stellt die Basis der nachfolgenden Interventionen dar. Zu Beginn werden individuelle Therapieziele mit allen Beteiligten definiert. Die Änderungswünsche der Jugendlichen finden besondere Berücksichtigung, wobei die Ziele auf ihre Realisierbarkeit hin überprüft werden. Hierdurch kann die Änderungsmotivation der Jugendlichen gestärkt werden. In einem weiteren Schritt versuchen Therapeut:innen, einen Konsens zwischen den Problemdefinitionen (vgl. Phase 3) und Zielen der Jugendlichen, jenen der Eltern und möglicherweise auch anderer Bezugspersonen zu erreichen. Abschließend werden Therapieziele gemeinsam festgelegt, die in einer ersten Interventionsphase realisiert werden sollen. Schließlich planen Therapeut:innen die nachfolgenden Interventionen von Phase 5.
5. *Phase 5 (Durchführung von Interventionen):* Die Durchführung von kognitiv-verhaltenstherapeutischen Interventionen im engeren Sinne steht in Phase 5 im Zentrum. Ausgehend von den ausgewählten Therapiezielen und den im gemeinsam Störungskonzept erarbeiteten auslösenden und aufrechterhaltenden Faktoren erfolgt die Zuordnung zu den vier Problembereichen (*horizontale Ebene*, s. u.). Eine zentrale Funktion nehmen regelmäßige Therapieaufgaben (JOBs der Woche) ein, mit denen der Transfer verbessert werden soll.
6. *Phase 6 (Zwischenevaluation, Zielerreichung):* In regelmäßigen Abständen wird mit den Beteiligten eine Zwischenbilanz gezogen, in der eruiert wird, inwieweit Verhaltensänderungen realisiert und in welchem Umfang zuvor definierte Therapieziele bereits erreicht werden konnten. Wenn nötig, müssen Faktoren bearbeitet werden, die der Zielerreichung entgegenstehen (Misserfolgs- bzw. Widerstandsanalyse). Ist das entsprechende Teilziel erreicht worden, ist es möglich, neue Ziele zu definieren (Rückkehr zu Phase 4) und weitere Interventionen durchzuführen.
7. *Phase 7 (Stabilisierung, Rückfallprävention):* Die Stabilisierung der erreichten Verhaltensänderungen und die Rückfallprävention steht am Ende der Behandlung im Zentrum. Um die Stabilität der Behandlungseffekte zu gewährleisten, wird die therapeutische Unterstützung schrittweise zurückgenommen. Mögliche Problemsituationen oder auch Rückfälle in alte Verhaltensprobleme werden angesprochen, darüber hinaus werden geeignete Bewältigungsstrategien eingeübt. In Auffrischungssitzungen (Booster-Sitzungen), die in regelmäßigen niederfrequenten Abständen (z. B. alle drei Monate) oder bei Bedarf angesetzt werden, kann die

Bewältigung der aktuellen Probleme mithilfe der erworbenen Verhaltenskompetenzen thematisiert werden.

Abbildung 2 gibt einen kurzen Überblick über die verhaltenstherapeutischen Interventionen von Phase 5 *(Durchführung von Interventionen)*, gegliedert nach den vier Problembereichen.

Horizontale Ebene:

- *Selbstwertprobleme:* Interventionen zur Stärkung des Selbstwertes, zur Erhöhung des Aktivitätsniveaus sowie zur Verbesserung der Affektregulation stehen im Zentrum dieses Interventionsbereichs (vgl. Selbstwertprobleme im Jugendalter; in Vorbereitung). Positive Aktivitäten werden aufgebaut und weiter stabilisiert und die Genussfähigkeit wird verbessert. Fehleinschätzungen der eigenen Person, der Umwelt und der Zukunft werden herausgearbeitet und korrigiert, ein selbstwertstützender Umgang mit Problemen eingeübt. Um die Emotionsregulation zu verbessern, kann ein Emotionsregulationstraining durchgeführt werden.
- *Leistungsprobleme:* Der Band SELBST-Leistungsprobleme beinhaltet Interventionen zur Verminderung von Leistungsstörungen, die nicht hauptsächlich auf Begabungsdefizite zurückgeführt werden können. Hierzu wird zunächst eine adäquate schulische Platzierung sichergestellt und bei Teilleistungsschwächen werden Fördermaßnahmen eingeleitet. Dysfunktionale leistungsbezogene Kognitionen werden korrigiert, damit die Anstrengungsbereitschaft gesteigert und Leistungsängste vermindert werden können. Darüber hinaus kommen Maßnahmen zur Optimierung von Lernstrategien und Arbeitsorganisation, zur Verbesserung der Mitarbeit im Unterricht und zur Verminderung von Wissenslücken zum Einsatz.
- *Gleichaltrigenprobleme:* Interventionen bei Gleichaltrigenproblemen zielen auf eine Veränderung der problematischen sozialen Informationsverarbeitung, dysfunktionaler Überzeugungen und interpersonaler Schemata ab. Zudem soll eine verbesserte Emotionsregulation und/oder eine Steigerung defizitärer sozialer Fertigkeiten erfolgen. Zusätz-

Selbstwertprobleme

- Aufbau/Stabilisierung positiver Aktivitäten/ Genusssensibilisierung
- Korrektur dysfunktionaler kognitiver Prozesse und Inhalte
- Problemlösetraining
- Affekt-/Impulskontrolltraining

Leistungsprobleme

- Einleitung einer adäquaten schulischen Platzierung
- Einleitung von Fördermaßnahmen bei Teilleistungsschwächen
- Korrektur verzerrter Kognitionen/Förderung der Leistungsmotivation
- Vermittlung von planerischen Fertigkeiten/ Lernstrategien
- Verbesserung der Mitarbeit im Unterricht/ Abbau von Störverhalten
- Interventionen zum Aufholen verpasster Lerninhalte

Gleichaltrigenprobleme

- Strukturelle Interventionen auf Familien-/ Schul-/Gleichaltrigenebene
- Korrektur verzerrter Informationsverarbeitungsprozesse und kognitiver Problemlösestrategien
- Korrektur dysfunktionaler Grundannahmen
- Affekt-/Impulskontrolltraining
- Soziales Fertigkeitentraining
- Kontingenzmanagement

Familienprobleme

- Veränderungen im Familiensystem
- Stärkung positiver Beziehungselemente
- Korrektur dysfunktionaler Grundannahmen
- Familien-Problemlösetraining
- Kommunikationstraining

Abbildung 2: Verhaltenstherapeutische Interventionen in Phase 5

lich werden problemaufrechterhaltende Verstärkungsprozesse verändert (vgl. Dresbach & Döpfner, 2020).

- *Familienprobleme:* Interventionen in diesem Bereich fokussieren auf eine Verbesserung der Eltern-Jugendlichen-Beziehung sowie auf eine Erhöhung der Konfliktlösekompetenzen in der Familie. Ungünstige, problemerhaltende Familienstrukturen und -prozesse sollen verändert, dysfunktionale Einstellungen bearbeitet sowie Problemlöse- und Kommunikationsfertigkeiten eingeübt werden. Durch die Stärkung von positiven Beziehungselementen soll die Verbindung zwischen Eltern und Jugendlichen wieder enger werden.

1.2 Entwicklungspsychologische Relevanz von Familienproblemen in der Adoleszenz

Familienprobleme, die sich häufig auch als Familienkonflikte äußern sind im Rahmen der Autonomieentwicklung von Jugendlichen zu erwarten, wenn nicht gar unausweichlich. Eine zentrale Entwicklungsaufgabe des Jugendalters besteht darin, dass Jugendliche eine eigene Identität entwickeln und sich zunehmend von den Eltern abgrenzen. Die „zweite Geburt“, wie die Phase der Adoleszenz von der französischen Psychoanalytikerin Dolto auch genannt wird, kann ein zeitweise schmerzlicher und anstrengender Prozess für Eltern und Jugendliche gleichermaßen (Dolto, 1995) sein, in dem auch die Eltern komplexe Anpassungsleistungen erbringen müssen. Andererseits konnte eine Metaanalyse von Laursen et al. (1998) eine Zunahme von Konflikten im Alter von 10 bis 22 Jahren nicht durchgängig bestätigen, sondern verwies auf einen weitgehend kontinuierlichen Rückgang der Konflikthäufigkeit im Verlauf zwischen frühem und spätem Jugendalter (Walper et al., 2018). Im Übergang vom frühen zum mittleren Jugendalter wurden allerdings emotional intensivere Konflikte hervorgehoben. Sinnvollerweise werden Konflikte von vielen Familien als normal bewertet und stellen keine grundlegende Belastung der familiären Beziehungen dar. Cox et al. (1999) verweisen darauf, dass die Verhandlungen von Meinungsverschiedenheiten in engen Beziehungen notwendig sind und nicht pathologisiert werden sollten (vgl. Walper et al., 2018). Als zentrales Thema der Eltern-Kind-Konflikte kann der Widerspruch zwischen dem elterlichen Kontrollwunsch und dem Autonomiestreben der Jugendlichen benannt werden. Dabei erleben Jugendliche mit ihren Müttern bedingt durch die meist höhere Reibung in alltäglichen Situationen intensivere Konflikte als mit ihren Vätern. Der Kontrollwunsch der Mutter wird als negativ wahrgenommen (Pinquart & Scrugies, 1999), die Auseinandersetzungen mit der Mutter werden im Vergleich zu denen mit dem Vater aber als konstruktiver und die Beziehung als näher erlebt (vgl. Laursen & Collins, 2009, in Walper et al., 2018). Loeber et al. (2000) verweisen aber darauf, dass ernsthafte Beziehungsstörungen zwischen Eltern und Jugendlichen selten sind und in der Regel nicht erst im Jugendalter auftreten (Walper et al., 2018). Walper et al. (2018) belegen weiterhin durch eine Vielzahl von Studien, dass intensive, persistierende, feindselige Konflikte zwischen Eltern und Jugendlichen eine Belastung für die Jugendlichen darstellen, hier allerdings neben der Konfliktintensität ein autoritär-kontrollierender Erziehungsstil, anhaltende Feindseligkeit, elterliche Ablehnung und eine geringe familiäre Kohäsion zusätzlich eine Rolle spielen und die Beziehung zwischen Eltern und Jugendlichen durch zahlreiche Kontextfaktoren innerhalb und außerhalb der Familie beeinflusst wird. Die Autoren benennen Bindungssicherheit, die Verbundenheit zu den Eltern, aber auch die sozioökonomischen Ressourcen in einer Familie als relevante Einflussgrößen. Schließlich wird auch die psychische Belastung von Jugendlichen als Faktor für die Beziehungsprobleme in der Familie benannt. Diese können sich vor dem Hintergrund familiärer Belastungen entwickeln, aber auch ihrerseits negative Auswirkungen auf die Eltern-Jugendlichen-Beziehung haben (vgl. Walper et al., 2018, und Kapitel 1.2.1 im Folgenden).

Mit zunehmendem Alter gelingt es Jugendlichen laut Pinquart und Scrugies (1999) häufiger, einen Kommunikationsstil einzusetzen, der zu einer positiven Problemlösung führt, was die Anspannung in der Familie sukzessive vermindern dürfte. Das Jugendalter kann nach Pinquart und Scrugies (1999) als eine positive Zeit erlebt werden, wenn zwischen Eltern und Jugendlichen eine neue Balance zwischen Autonomie und Verwurzelung entstanden ist. Die Loslösung vom Elternhaus gilt als gelungen, wenn Jugendliche die Werte und Normen der Eltern hinterfragt haben, ein selbstständiges Leben führen und sich ihren Eltern dennoch verbunden fühlen können.

Um die Relevanz von Familienproblemen im Jugendalter einordnen zu können, ist es wichtig, die anstehenden Entwicklungsaufgaben des Jugendalters nachzuvollziehen und im therapeutischen Rahmen den individuellen Entwicklungsstand von Jugendlichen in diesem Kontext zu reflektieren. Zudem muss beim Vorliegen von Familienproblemen berücksichtigt werden, dass diese Lebensphase nicht nur an die Jugendlichen, sondern auch an die Eltern und letztendlich an die gesamte Familie spezielle Anforderungen stellt. Der Erfolg der elterlichen Unterstützung im Zusammenhang mit den elterlichen Erziehungskompetenzen im Jugendalter wirkt sich wiederum maßgeblich auf den Umgang mit den Jugendlichen aus und sollte in das Verständnis der Eltern-Jugendlichen-Interaktionen miteinbezogen werden.

Definition Jugendalter: Der Beginn des Jugendalters wird in der Regel durch biophysiologische Veränderungen, die sogenannte Pubertät eingeleitet, die den Anstoß für weitere psychische Prozesse gibt (Grob & Jaschinski, 2003). Die Pubertät kennzeichnet sich durch die Ausbildung und Entwicklung von primären und sekundären Geschlechtsmerkmalen, einem erheblichen Wachstumsschub, Veränderungen im Herz-Kreislauf- sowie Atmungssystem, Veränderungen der Statur und das Erreichen der Geschlechtsreife. Diese stellt sich bei den Mädchen durch das Einsetzen der Menarche durchschnittlich bei etwa 12,8 Jahren (Kahl et al., 2007) ein. Bei Jungen lassen sich im Mittel nach Brämswig und Dommers (2009) mit 13,4 Jahren erste Spermien im Urin nachweisen (vgl. Konrad & König, 2018). Im Rückblick auf die letzten 120 Jahre zeigt sich, dass sich die pubertäre Entwicklung bei Jungen wie Mädchen vor allem durch verbesserte Ernährungsbedingungen zeitlich immer weiter nach vorn verschoben hat, wodurch sich die Phase der Kindheit sukzessive verkürzt. In den 80er und 90er Jahren des 20. Jahrhunderts konnte der Trend der „sekulären Akzeleration" in europäischen Ländern allerdings nicht gemessen werden, so dass sein Fortbestehen diskutiert wird (Ravens-Sieberer et al., 2007a, b).

Neben hormonell bedingten Veränderungen konnten neue Erkenntnisse in den Neurowissenschaften zeigen, dass es während der Adoleszenz zu einer grundlegenden Reorganisation des Gehirns kommt, welche auf eine größere Plastizität und Formbarkeit hinweist als bisher angenommen. Die zunehmende Myelisinisierung von Axonen (Aufbau weißer Substanz) und der Abbau verzichtbarer neuronaler Synapsen (Abbau grauer Substanz) führt zu einer besseren Vernetzung und einer stark beschleunigten Informationsweitergabe zwischen verschiedenen Hirnarealen des Jugendlichen. Vorrübergehende kognitive Leistungsverschlechterungen können auftreten, werden aber schnell von einem „enormen kognitiven Leistungsschub" abgelöst (vgl. Konrad & König, 2018)

Allerdings verdeutlicht sich auch ein Ungleichgewicht zwischen dem früher reifenden lymbischen System und dem Belohnungssystem und einem noch nicht voll ausgereiften präfrontalen Kontrollsystem. Es wird vermutet, dass dieses Ungleichgewicht für den adoleszenztypischen, eher emotionalen Reaktionsstil sowie für die Häufung von risikoreichen Verhaltensweisen im Jugendalter (z.B. sensation seeking) verantwortlich gemacht werden kann (Konrad et al., 2013). Das Jugendalter umfasst allerdings weit mehr als nur biologische Veränderungsprozesse und ist bedingt durch seine unterschiedlichen Entwicklungsaufgaben, die unterschiedliche Fähigkeiten und Fertigkeiten des Jugendlichen erfordern, sehr vielschichtig. Man unterscheidet die Phase der frühen Adoleszenz (ca. 10–13 Jahre Jahre), der mittleren Adoleszenz (ca. 14–16/17 Jahre) und der späten Adoleszenz (ca. 17–20 Jahre). Das Ende des Jugendalters kennzeichnet sich soziologisch gesehen in der Regel durch die Verselbstständigung der jungen Erwachsenen, indem diese beruflich, partnerschaftlich, familiär und politisch selbstbestimmt und unabhängig agieren.

Wenngleich der Begriff der „Jugendkrise" nach Pinquart (2003) vor dem Hintergrund der Tatsache, dass ein Großteil der Jugendlichen problemlos durch diese Phase kommt (vgl. Oerter & Montada, 2002; Shell Jugendstudie, 2015), durchaus kritisch diskutiert werden muss, verweisen Reiß et al. (2024) durch Ergebnisse der HBSC-Studie 2009/10–2022 darauf, dass etwa die Hälfte der Mädchen und ein Drittel der Jungen von multiplen psychosomatischen Gesundheitsbeschwerden berichten mit einem deutlichen Anstieg im zeitlichen Verlauf. Insbesondere ältere Jugendliche, Mädchen und Genderdiverse würden ein erhöhtes Risiko für ein geringes Wohlbefinden aufweisen. Die subjektive Gesundheit und Lebenszufriedenheit habe sich über den untersuchten Verlauf hin zu letzten Erhebung deutlich verschlechtert.

Die Bewältigung von anstehenden Entwicklungsaufgaben wie die Ausbildung eines positiven Selbstbildes, inklusive eines positives Körperbildes, eines stabilen Selbstwertgefühls, die Verankerung von eigenen Wert- und Normvorstellungen verbunden mit einer angemessenen Verantwortungsübernahme und Selbstregulation, finden im Austausch mit Alltagsproblemen, kritischen Lebensereignissen, aber auch nachvollziehbar vor dem Hintergrund gesamtgesellschaftlicher Belastungen, z.B. durch die COVID-19-Pandemie, durch die Klimakrise sowie durch den Krieg in der Ukraine statt. Reiß et al. (2024) sprechen sich für eine zielgruppenspezifische Prävention, Gesundheitsförderung und ein kontinuierliches Gesundheitsmonitoring aus.

Schließlich ist bei einer aktuellen Betrachtung des Jugendalters zu berücksichtigen, dass sich die Anforderungen an Jugendliche und somit auch indirekt an die Eltern in den westlichen Industrieländern durch verschiedene gesellschaftliche und ökonomische Entwicklungen verändert haben. So müssen sich Jugendliche heute auf eine deutlich verlängerte Ausbildungszeit und auf lebenslanges Lernen einstellen. Sie stehen vor einer Vielzahl möglicher Lebensentwürfe und Wertesysteme, können im Rahmen ihrer Identitätsentwicklung länger experimentieren, sowohl in Partnerschaften als auch im Beruf. Sie wachsen in unterschiedlichen, teils wechselnden Familienstrukturen auf und verbleiben insgesamt länger dort. Das Jugendalter beginnt durch ein früheres Einsetzen der Pubertät nicht nur früher, sondern findet auch später seinen Abschluss, wenn man diesen durch eine ökonomische und soziale Unabhängigkeit definiert. Arnett (2004) hat mit dem Begriff „Emerging Adulthood" die oben angegebenen Besonderheiten der Lebensphase von 18- bis 25-Jährigen beschrieben.

1.2.1 Die Bedeutung von Familienkonflikten im Kontext psychischer Störungen

Familienkonflikte sind bereits im Kontext unterschiedlichster Störungsbilder wie z. B. Essstörungen, Sucht, Persönlichkeitsstörungen oder Psychosen als ein relevanter Faktor bei der Entwicklung und/oder Aufrechterhaltung der psychischen Störung bei Kindern und Jugendlichen untersucht worden. In der Regel werden Familienkonflikte allerdings in Studien nicht spezifisch, sondern im Kontext mit anderen familiären Risikofaktoren, wie einem unangemessenen elterlichen Erziehungsverhalten, der psychopathologischen Belastung der Eltern, Ehekonflikten sowie Scheidung der Eltern untersucht. Dabei kann ihnen die Rolle eines „Stressors" zugewiesen werden, der in Kombination mit anderen Stressoren zu psychopathologischen Auffälligkeiten bei Kindern oder Jugendlichen führt (vgl. McMahon et al., 2003; Herrenkohl et al., 2008). Häufig werden Familienkonflikte aber auch als soziale Prozesse verstanden, welche die Weiterverarbeitung eines Stressors (z. B. belastende Lebensereignisse) wesentlich gestalten, somit mittelbar als Mediator einen Einfluss auf die psychopathologische Entwicklung des Kindes oder Jugendlichen nehmen. Schlack et al. (2021, S. 14) weisen nach Datenanalyse einer Stichprobe von jungen Erwachsenen der KIGGS-Kohorte (KIGGS Welle 2, 2014–2017) darauf hin, dass sich, auch wenn in den Datenanalysen die Schutzfaktoren nicht hinsichtlich verschiedener Dimensionen bewertet wurden, „die Verfügbarkeit psychosozialer Schutzfaktoren in Kindheit oder Jugend am stärksten hinsichtlich der späteren psychischen Gesundheit, Lebenszufriedenheit und der gesundheitsbezogenen Lebensqualität bemerkbar macht". Familiären und sozialen Schutzfaktoren werden von den Autoren wichtige Funktionen dabei zugemessen, Risiken für spätere psychische Störungen zu verringern.

Studien sowohl zu Mediator- als auch Moderatoreffekten von Familienproblemen im Kontext psychischer Störungen bei Jugendlichen sowie weitere Studien zu der Frage, inwieweit die psychischen Störungen von Jugendlichen ihrerseits zu einer Verringerung von Familienfunktionen führen, sind noch wünschenswert (reziproke Effekte, vgl. Hughes & Gullone, 2008). Allen et al. (2004) konnten zeigen, dass eine erhöhte Depressivität bei Jugendlichen einen Verlust an Bindungssicherheit und eine Verminderung der Beziehungsqualität zu den Eltern mit sich bringt; Branje et al. (2010) konnten im Gegenzug umgekehrte Effekt demonstrieren (vgl. Walper et al., 2018).

Dennoch gibt es insbesondere bei externalisierenden Verhaltensstörungen eine belastbare Studienlage, die auf einen sich selbstverstärkenden „Teufelskreis" der sozialen Interaktion verweist, der sich bereits im Kindesalter zwischen defizitärem elterlichen Erziehungsverhalten und provokativem, schwierigem Verhalten des Kindes in Form von Konflikten manifestiert und aggressives Verhalten stabilisiert (Cierpka, 1999; Patterson, 1982; Kendall et al., 2005; Döpfner, 2007). Barkley et al. (1991) konnten zeigen, dass hyperaktive Jugendliche und ihre Mütter stärker negativ-kontrollierendes Verhalten und weniger positiv-unterstützendes Verhalten in den Interaktionsdyaden zeigten, als dies in der Kontrollgruppe der Fall war. Zudem berichteten auch die Mütter hyperaktiver Adoleszenten von vergleichsweise verstärktem psychologischen Distress. Ein ähnliches Ergebnis wurde bereits bei der Eingangsmessung im Kindesalter gefunden, so dass die Autoren konstatieren, dass die Entwicklung und Aufrechterhaltung von oppositionellem Verhalten bei hyperaktiven Kindern wesentlich durch Aggressionen und negative Eltern-Kind-Interaktionen in der Kindheit bedingt werden. Auch Edwards et al. (2001) benennen das Ausmaß an „Feindseligkeit", welches von den Eltern im Kontext mit gehäuften Konflikten berichtet wird, als wesentliche Bedingung für den Schweregrad der Ausprägung der oppositionellen Symptomatik bei Jugendlichen.

Gleichermaßen gibt die Studienlage im Kontext der internalen Verhaltensstörungen Hinweise für eine starke Vorhersagekraft von Familienkonflikten im Jugendalter. Das Aufwachsen in „feindlichen" Beziehungen führt nach Annahmen mehrerer Autoren zu einem defizitären Stressmanagement gegenüber belastenden Lebensereignissen und Selbstbestrafungstendenzen bei jungen Erwachsenen, die anschließend sowohl in Partnerschaften wie Arbeitsverhältnissen Probleme entwickeln, die depressive Symptome nach sich ziehen (Herrenkohl et al., 2008; Lewandowski, 2009).

Alaie et al. (2019) konnten anhand der Daten von 382 Jugendlichen im Rahmen der Uppsala Longitudinal Adolescent Depression Study zeigen, dass ausgeprägte Eltern-Jugendlichen-Konflikte bei depressiven Jugendlichen das Risiko für eine Depression im Erwachsenenalter deutlich erhöhen und somit überdauernde Gesundheitsprobleme hervorrufen.

Döpfner et al. (2018) konnten anhand einer Studie mit dem Family Relations Test zeigen, dass psychisch auffällige Jugendliche aus einer Klinikstichprobe insgesamt in ihren Familien stärkere negative Beziehungen als Jugendliche in einer repräsentativen Feldstichprobe erleben. Innerhalb der Klinikstichprobe konnten zum Teil deutliche Korrelationen zwischen dem Ausmaß der internalen und der externalen Auffälligkeiten der Jugendlichen und den berichteten Familienbeziehungen festgestellt werden.

Auch wenn die Untersuchungen nicht immer spezifische Aussagen zulassen und die Zusammenhänge häufig nur unidirektional untersucht wurden, verweisen die Ergebnisse doch klar darauf, dass es sinnvoll ist, Funktionen wie Kommunikation und Problemlösefähigkeit im Familiensystem zu verbessern, um die psychische Belastung von Jugendlichen auch vorausschauend für ihre weitere Entwicklung zu vermindern. Gleichsam erscheint es sinnvoll, Risiko-Familien präventiv hinsichtlich solcher Fertigkeiten zu trainieren.

1.2.2 Entwicklungsaufgaben von Jugendlichen

Havighurst (1953, 1972) entwickelte bereits in den dreißiger und vierziger Jahren des letzten Jahrhunderts das Konzept der Entwicklungsaufgaben im Jugendalter, um das pädagogische Handeln im Umgang mit Jugendlichen auf eine breitere Informationsbasis zu stellen. Dabei wird eine Entwicklungsaufgabe als ein Bindeglied im Spannungsverhältnis zwischen individuellen Bedürfnissen und gesellschaftlichen Anforderungen verstanden. Dreher und Dreher (1985) untersuchten angelehnt an Havighurst die Gültigkeit dieser Entwicklungsaufgaben für Jugendliche in der Gesellschaft und definierten folgende relevanten Bereiche:

- *Gleichaltrigenbeziehungen:* Jugendliche stehen vor der Aufgabe, einen Freundeskreis aufzubauen, d.h. zu Gleichaltrigen verschiedenen Geschlechts neue, reifere Beziehungen herzustellen.
- *Intimbeziehungen:* Eine engere, intime (romantische) Beziehung zu einer anderen Person wird angestrebt.
- *Körperveränderungen:* Jugendliche müssen die Veränderungen des Körpers und des eigenen Aussehens akzeptieren.
- *Geschlechtsidentität:* Jugendliche stehen vor der Aufgabe im Austausch mit bestehenden Rollenbildern eine eigene Geschlechtsidentität zu entwickeln.
- *Selbstbild:* Jugendliche versuchen zunehmende Klarheit über das Bild zu erlangen, dass sie von sich selbst haben (Selbsteinschätzung) sowie darüber, wie sie von anderen gesehen werden (Fremdeinschätzung).
- *Ablösung:* Jugendliche zielen auf eine zunehmende Loslösung und emotionale Unabhängigkeit von den Eltern und anderen Erwachsenen.
- *Berufsfindung/Qualifizierung:* Jugendliche versuchen sich zunehmend in Richtung Berufswahl und Ausbildung zu orientieren.
- *Familie und Partnerschaft:* Jugendliche entwickeln zunehmend Vorstellungen darüber, wie sie die eigene zukünftige Familie bzw. Partnerschaft gestalten wollen.
- *Werteklärung:* Eine eigenes Wertesystem wird angestrebt, das bestimmt, an welchen Werten und ethischen Prinzipien man sein Handeln ausrichten will.
- *Zukunftsperspektive:* Schließlich geht es darum, eine Zukunftsperspektive zu entwickeln, indem man Ziele anstrebt und sein Leben dahingehend plant.

In der Shell Jugendstudie (2015) wird ergänzend als aktuelle Entwicklungsaufgabe der Umgang mit Konsum-, Medien- und Freizeitangeboten hervorgehoben.

Aus der Fülle dieser Aufgaben lässt sich leicht schließen, dass das Jugendalter für Jugendliche eine Herausforderung darstellt, in der sie vielen Anforderungen nachkommen müssen, die auch verunsichern können. Andererseits erlangen Jugendliche durch die erfolgreiche Bewältigung dieser Aufgaben ein immer größeres Maß an Autonomie, welche ihnen ein selbstständiges Leben als Erwachsene ermöglicht. Schließlich gilt es zu berücksichtigen, dass sich die Bewältigung einer Entwicklungsaufgabe über mehrere Zeitabschnitte der Lebensspanne erstrecken kann, also keine in sich geschlossene Einheit darstellt. Havighurst (1972) spricht in diesem Kontext von „teachable moments“ und meint damit sensitive Perioden des Lernens, die für den Vollzug der Lernprozesse besonders günstig sind. Ein optimaler Zeitpunkt hierfür ist gegeben, wenn (1) die körperlichen Voraussetzungen zum Erlernen eines Inhalts gegeben sind; (2) der Inhalt seitens der Gesellschaft gefordert ist und (3) das Individuum auch gewillt ist, eine Aufgabe anzugehen.

1.2.3 Entwicklungsaufgaben der Eltern

Die Art und Weise, wie die Umwelt auf die Entwicklung von Jugendlichen reagiert, hat maßgeblichen Einfluss auf die erfolgreiche Bewältigung ihrer Entwicklungsaufgaben. Betrachtet man die Familie als wichtigen Umweltfaktor der Jugendlichen, so stellt sich die Frage, wie förderlich die Eltern mit den Entwicklungsaufgaben der Jugendlichen umgehen können. Mit der Stärkung von „life skills" (Botvin, 1998, zitiert in Eschenbeck & Knauf, 2018) können Eltern durch Anleitung bei Stressbewältigung und Problemlösen sowie durch Unterstützung von Kommunikation, Eigenverantwortung und Selbstvertrauen die individuellen Bewältigungsressourcen der Jugendlichen im Umgang mit den anstehenden Entwicklungsaufgaben stärken.

Dreher und Dreher ermittelten bereits 1985 im Rahmen einer Befragung von 120 jungen Erwachsenen, drei relevante elterliche Haltungen, die in der Adoleszenz als unterstützend erlebt wurden:

- Erweiterung der Handlungsspielräume und materielle Unterstützung durch die Eltern (z. B. durch Schaffung von Kontaktmöglichkeiten, Ermöglichung von Urlaub und Freizeitgestaltung).
- Vertrauen und Akzeptanz gegenüber der Werteüberzeugung und den Freunden des Kindes.
- Erziehung zur Selbstständigkeit, Leistung von Hilfestellungen ohne Autonomieeinschränkung des Jugendlichen.

Auch Drieschner (2007) bezeichnet „Selbstständigkeit" von Heranwachsenden als Schlüsselqualifikation und somit wichtiges Erziehungsziel. Gleichsam betonen Ecarius et al. (2017) Selbstwirksamkeit, Selbststeuerung, Eigenverantwortung und Selbstkontrolle als notwendige zu vermittelnde Kompetenzen. Walper und Stemmler (2013) verweisen auf die zentrale Rolle von Eltern/Familie im Entwicklungs- und Bildungskontext, indem diese über die materielle Ausstattung des Haushalts und die Gestaltung von Beziehungen und Interaktionen Lern- und Entwicklungsgelegenheiten für das Kind eröffnen. Sie lenken kindliche Neugier und Lernmotivation und liefern Richtlinien für angemessenes Verhalten. Zudem vermitteln sie direkt und indirekt den Zugang zu außerfamilialen Erfahrungsräumen, die ihrerseits unterschiedliche Lern- und Bildungsprozesse ermöglichen. Ähnlich betonen Eschenbeck und Knauf (2018) die Notwendigkeit elterlicher Unterstützung in der Berufsorientierung und bei der Suche nach Ausbildungs- und Studienplätzen. Betont wird auch eine „entwicklungssensitive" Gesundheitsförderung durch die Eltern. Minsel (2011) fasst die Bedeutung der Eltern als „einen der wichtigsten Einflussfaktoren für die psychische, soziale und physische Entfaltung des Kindes" (Minsel, 2011, S. 865) zusammen.

Bereits die Aufzählung verdeutlicht den hohen Anspruch an die elterlichen Kompetenzen, die durch diese Entwicklungsphase eingefordert werden. Zudem sind die elterlichen Ressourcen im Rahmen von veränderten Familienstrukturen zu betrachten (z. B. wachsen Jugendliche mit beiden Elternteilen, mit nur einem Elternteil, in einer Patchwork-Familie auf? Welchen psychosozialen Belastungen sind die Eltern ausgesetzt?), wobei nicht die Art der Familienstruktur, sondern die wahrgenommene Beziehungsqualität und das Gelingen von familiären Prozessen für eine positive Entwicklung des Jugendlichen maßgeblich sind (vgl. Grob & Jaschinski, 2003). Umso relevanter scheint es zu beleuchten, welche Entwicklungsaufgaben die Eltern selbst zum Zeitpunkt der Adoleszenz ihres Kindes zu bewältigen haben und inwieweit sie vor diesem Hintergrund in der Lage sind, den Heranwachsenden angemessen beratend zur Seite zu stehen.

Um Kompetenzen, aber auch Probleme von Eltern in diesem Kontext zu erfassen, befand es Havighurst bereits (1972) als sinnvoll, auch die Entwicklungsaufgaben, die sich den Eltern selbst in dieser Phase stellen, zu reflektieren. Er definierte für das mittlere und spätere Erwachsenenalter folgende Entwicklungsaufgaben für Eltern: Den Eltern obliegt die Aufgabe, den häuslichen Lebensbereich zu gestalten und Kinder auf unterschiedlichem Entwicklungsstand angemessen zu erziehen. Bei jugendlichen Kindern kommt es zu einer Lockerung der Eltern-Kind-Bindung. Die Paarbeziehung der Eltern rückt stärker in den Vordergrund und erfordert zeitweise neue Definitionen. Gleichsam haben die Eltern wieder mehr Zeit für sich zur Verfügung, die es sinnvoll zu gestalten gilt. Die Eltern wenden sich häufig verstärkt den eigenen Eltern zu, die eventuell pflegebedürftig werden. Auch kann der Verlust der eigenen Eltern Trauerprozesse erforderlich machen.

1.2.4 Konfliktthemen und Konfliktmanagement in der Familie

Storch (1994) fand in einer Befragung von Familien heraus, dass Eltern andere Konfliktthemen benennen als die Jugendlichen selbst. Eltern erlebten solche Themen als stärker konfliktbehaftet, die um die Aufrechterhaltung familiärer Strukturen kreisen (z. B. Haushaltspflichten, Medienkonsum, gemeinsame Mahlzeiten). Die Jugendlichen im Alter von 13 bis 15 Jahren hingegen benannten häufiger solche Themen als konfliktreich, die ihre eigenen Autonomiebestrebungen betrafen, beispielsweise „Kleidung", „politische Fragen", „außerfamiliäre Kontakte" und „Kaufentscheidungen". Weiterhin wurden geschlechtsspezifische Unterschiede deutlich. Mädchen benannten stärker Themen wie „Kleidung" und „gleichgeschlechtliche Freunde" als Thema, während Jungen eher Themen wie „Kaufentscheidung" und „Politik" fokussierten. Hoppig (2001) ermittelte im Rahmen einer Untersuchung zu Eltern-Jugendlichen-Konflikten mittels der Issue-Conflict-Checklist Cologne (ICC) folgende Themen als relevant: Helfen im Haushalt, Zimmer aufräumen, Anziehsachen wegräumen, Streit mit Geschwistern, den Eltern frech antworten, Ausbildung/Zukunftsplanung. Es zeigte sich, dass Themen, über die heftig gestritten wird, auch häufiger diskutiert werden. Vergleichsweise „heftigere" Diskussionen wurden in der Beziehung der Eltern zu ihren Söhnen gefunden. Jugendliche schätzten ihre Diskussionen mit dem Vater als weniger konflikthaft ein als solche mit der Mutter. Eine mögliche Erklärung zu diesem Sachverhalt könnte sein, dass Mütter sich im Alltag häufiger mit ihren jugendlichen Kindern auseinandersetzen müssen und es ihnen in diesem Kontext auch schlechter gelingt, eine sachliche Diskussion zu führen. Knox et al. (2001) ermittelten Themen über die Jugendliche ihre Eltern am häufigsten belügen. Hier wurden Punkte wie „Aufenthaltsort", „Freunde", „Alkoholkonsum" und „Sexualverhalten" genannt. Es ist naheliegend, dass Jugendliche bei diesen Themen häufiger lügen, um der elterlichen Kontrolle zu entgehen und Konflikte mit ihren Eltern präventiv zu vermeiden.

Deutsche Jugendliche im Alter von 14 bis 16 Jahren benannten 2023, erhoben durch das Statista Research Department, folgende Streitthemen als führend gegenüber den Eltern: „Wieviel Zeit ich am Computer verbringe" (57 %); „Wie lange ich abends wegbleiben darf" (56 %), „Wofür ich mein Geld ausgebe" (55 %), „Meine Einstellung zur Schule bzw. Schulnoten" (49 %), „Wohin ich weggehe" (36 %) und „Was ich am Computer bzw. im Internet mache" (33 %), gefolgt von „Wie ich mit meinen Eltern umgehen, mit ihnen rede" (28 %), „Wie ich mich anziehe" (28 %), „Ob und wieviel ich TV schaue" (28 %), „Wieviel Alkohol ich trinke" (26 %), „über Piercing und Tatoos" (24 %), „Wie ich mich ernähre" (22 %); „Gegenseitige Übernachtung bei festem Freund/Freundin" (21 %); „Welche Freunde ich habe" (20 %).

Konfliktbewältigung: Die Art und Weise, in der es einer Familie gelingt, Konflikte wahrzunehmen, anzusprechen und konstruktiv zu lösen, kann als ein Bestandteil der allgemeinen Funktionstüchtigkeit des familiären Systems betrachtet werden. Wesentliche Komponenten familiärer Funktionstüchtigkeit sind nach Kaiser (2002) real praktizierte und für die Familienmitglieder verbindliche *Werte, Normen und Regeln.* Ein Zusammenleben kann nur funktionieren, wenn die Angehörigen genügend übereinander wissen (z. B. über Befinden, Bedürfnisse, Erlebnisse der Familienmitglieder) und dieses *Wissen* regelmäßig über Kommunikation aktualisiert wird. Gleichsam fließen die elterlichen *Modellvorstellungen* über Bindung in ihrem Verhalten gegenüber dem Kind ein und bestimmen unter anderem Rituale, Vermächtnisse und Delegationen. Familienmodelle lassen sich danach unterscheiden, ob sie misserfolgs- oder erfolgsorientiert sind. Um konsistentes Handeln und Erleben zu ermöglichen, müssen die Modelle zwischen den Angehörigen möglichst gut abgestimmt und widerspruchsfrei sein. *Konstruktive Kommunikations-, Entscheidungs- und Steuerungsfunktionen,* unter denen Konfliktbewältigungsstrategien einer Familie einzuordnen sind, stellen unverzichtbare Bestandteile eines ungestörten Familienlebens dar. Insbesondere dem Verhältnis von positiven zu negativen Kommunikationserfahrungen (optimal 5:1) kommt eine wichtige Bedeutung für Beziehungen zu (Gottmann & Silver, 2015), wobei Art und Qualität der Kommunikation in den Herkunftsfamilien ein Modell für die Folgegeneration darstellen und die Generationen sich wechselseitig beeinflussen. Wesentlich für den Erhalt familiärer Funktionstüchtigkeit sind zudem eine *sinnvolle Rollen- und Aufgabenverteilung* zwischen Partnern, Eltern und Kindern sowie eine mittlere Ausprägung von *Grenzen* nach außen und zwischen den Subsystemen, die klar und reflektiert in der Familie gehandhabt werden. Schließlich wird die *Beziehungsqualität,* welche aus einer Vielzahl zeitlich begrenzter Interaktionen zwischen den Familienmitgliedern entsteht und sich durch die Ebenen von Wechselseitigkeit, Macht und Intimität beschreiben lässt, als ein wichtiger Faktor familiärer Funktionsfähigkeit betrachtet. Zudem kommt der Kompetenz der Subsysteme in der Familie (z. B. defizitäre Funktionen der Elterndyade, Geschwisterkonflikte) eine wichtige Bedeutung für das familiäre Funktionieren zu (vgl. Kaiser, 2002).

Ergänzend kann hier eine Studie von Van Dorn et al. (2007) angeführt werden, die im Rahmen einer longitudinalen Untersuchung von 282 Jugendlichen und ihren Eltern mittels Fragebögen einen Zusammenhang zwischen dem ehelichen Konfliktverhalten der Eltern und dem Verhalten der Jugendlichen bei Konflikten mit ihren Eltern herausstellen konnten. Es zeigte sich, dass eine angemessene Konfliktbereitschaft und positives Problemlöseverhalten der Eltern im Rahmen der ehelichen Beziehung signifikant verbunden waren mit Konfliktbereitschaft und günstigen Konfliktlösestrategien des Jugendlichen bei Konflikten mit seinen Eltern zwei Jahre später. Hier bestätigt sich die „Spill-over"-Hypothese, die annimmt, dass die Art und Weise wie Partnerschaftskonflikte ausgetragen werden, sich auf die Qualität der Eltern-Kind-Beziehung auswirkt und somit gegebenenfalls Belastungen von der einen zur anderen Ebene über verschiedene Prozesse „überschwappen" (vgl. Schneewind et al., 2002) können.

Die Bedeutung von Erziehungsstilen: Baumrind (1991), die sich bereits in den 60er Jahren mit dem Einfluss elterlicher Erziehungsstile auseinandergesetzt hat, erachtete vier elterliche Erziehungsstile als wichtig, die sich hinsichtlich der elterlichen Anforderung und Zuwendung gegenüber dem Kind unterscheiden. Diese Stile wurden in weiteren Studien in Bezug auf ihre Auswirkungen auf die weitere Entwicklung, insbesondere auf die psychosoziale Anpassung der Kinder und Jugendlichen weiter untersucht. Dieser Zusammenhang lässt sich unter näherer Betrachtung der Rolle von Familienkonflikten folgendermaßen darstellen:

- Ein *autoritärer Erziehungsstil* der Eltern führt dazu, dass sich die Jugendlichen abhängiger, passiver, unsicherer, weniger wissbegierig und weniger sozial-kompetent entwickelten (McClun & Merrell, 1998). Mit strengen Regeln und einer hohen Gehorsamkeitserwartung schränken autoritäre Eltern die Autonomiebestrebungen ihrer Kinder eher ein. Es ist naheliegend, dass Konflikte in einer solchen Familie nicht angesprochen oder durch die Eltern dominant gelöst werden, so dass differenzierte Konfliktbewältigungsstrategien nicht ausreichend vorgelebt und somit auch nicht gelernt werden können.
- Jugendliche, deren Eltern einen *permissiven Erziehungsstil* praktizierten, zeigten sich im Vergleich zu anderen Gleichaltrigen weniger verantwortungsbewusst und eher daran orientiert, mit anderen konform zu sein. Sie waren nicht in der Lage, Führungspositionen zu übernehmen. Permissive Eltern wurden dadurch beschrieben, dass sie sich bezüglich der Disziplin ihrer Kinder eher passiv verhalten und den Kindern ein hohes Maß an Selbstbestimmung zugestehen. Daraus könnte man schließen, dass Eltern-Kind-Konflikte seltener entstehen, bzw. keine große Spannung entwickeln. Naheliegend ist dann aber auch, dass keine angemessenen Strategien zur Durchsetzung eigener Wünsche und Bedürfnisse erlernt werden, was einerseits zur erhöhten Konformität, aber auch zum verstärkten Einsatz von unangemessenen Strategien führen kann.
- Eine noch problematischere Entwicklung haben Kinder von Eltern mit einem *indifferenten Erziehungsstil* genommen. Diese Jugendlichen zeigen sich impulsiver und häufiger delinquent und experimentieren früher auf den Ebenen von Alkohol, Drogen und Sexualverhalten (Kurdek & Fine, 1994; Steinberg et al., 1994). Da indifferente Eltern in erster Linie das eigene Wohl fokussieren, sich wenig für den Nachwuchs interessieren und darauf bedacht sind, die Erziehungszeit insgesamt zu minimieren, ist es sehr wahrscheinlich, dass Konflikte zwar entstehen, aber nicht hinreichend identifiziert und entfaltet werden. Zudem können die Kinder aus dem inkonsistenten Erziehungsverhalten der Eltern keine Lernerfahrungen hinsichtlich einer sozial-kompetenten Lösungsstrategie ableiten.
- Nach Baumrind führt nur der *autoritative elterliche Erziehungsstil* zu einer gesunden psychosozialen Anpassung der Kinder. Dabei versuchen autoritative Eltern Grenzen gemeinsam mit den Kindern zu bestimmen und diese an die Bedürfnisse und Fähigkeiten der Kinder anzupassen. Konflikte werden in einem solchen Erziehungsmodell angesprochen und in einer problemorientierten Auseinandersetzung mit dem Kind gelöst.

Auch wenn die Kategorisierung von Erzielungsstilen in der Forschung noch kontrovers diskutiert wird, können drei wesentliche Kernelemente im Zusammenhang mit einem autoritativen Erziehungsverhalten benannt werden: (1) Das Ausmaß, in dem der Jugendliche akzeptiert und geliebt wird (Wärme). (2) Das Ausmaß und die Vermittlung von festen Regeln gegenüber dem Jugendlichen (Struktur) (3) Das Ausmaß, indem Eltern die Autonomiebestrebungen ihrer Kinder aktiv unterstützen (Unterstützung von Autonomie). Jugendliche entwickeln in einem solchen Klima größere psychosoziale Fähigkeiten. Sie sind verantwortungsbewusster, selbstsicherer, sozial-kompetenter und wissbegieriger. Sie bewerten die Beziehung zu ihren Eltern langfristig als stabil und positiv (Beyer & Goossens, 1999; Steinberg, 2001; Sun et al., 2000).

Miller et al. (2002) untersuchten die Auswirkungen von elterlichen Erziehungsstilen auf die Reaktion von Jugendlichen gegenüber hypothetischen Konflikten. 439 afro-amerikanische Jugendliche im Alter von 11 bis 14 Jahren wurden hinsichtlich der Wahrnehmung des mütterlichen Erziehungsstils befragt (autoritär, permissiv oder autoritativ) und zudem mit hypothetischen Konfliktsituationen konfrontiert, die nach drei unterschiedlichen Graden der geäußerten Gewalt (keine, mittel, hoch) kategorisiert wurden. Es zeigte sich, dass Jugendliche, die eine permissivere mütterliche Erziehung wahrnahmen, mehr intensive negative Reaktionen in Konfliktsituationen äußerten, wobei männliche Jugendliche dies deutlich stärker taten als weibliche Befragte.

Schneewind und Böhmert (2016) greifen in ihrem Konzept „Freiheit in Grenzen" die oben genannten Kernelemente für eine „gute Erziehung" auf und weisen elterliche Wertschätzung, Fordern und Grenzsetzung sowie Gewähren und Fördern von Eigenständigkeit als günstige Erziehungsprinzipien aus. Die autoritative Erziehung wird als das Erziehungskonzept bewertet, dass sich vor allem für den westlichen Kulturkreis am besten eignet. Während „Freiheit ohne Grenzen" einen permissiven oder gar vernachlässigenden Erziehungsstil beschreibt, in „Grenzen ohne Freiheit" ein autoritäres Erziehungsmodell zum Ausdruck kommt, beschreibt das Konzept „Freiheit in Grenzen" ein demokratisches Erziehungsverständnis, welches sich nicht nur für das Jugendalter als geeignet erwiesen hat. Erziehung gelingt nach diesem Konzept, wenn sich Eltern ihre Erziehungswerte und -ziele vergegenwärtigen und ihr Erziehungsverhalten angemessen darauf abstimmen. Um eine werte- und wachstumsorientierte Erziehung zu gewährleisten, sollen sich Eltern nicht nur als Erziehende und Lehrkräfte, sondern auch als Interaktionspartner (bindungsförderndes Elternverhalten) und „Arrangeure von Entwicklungsangelegenheiten" sehen, indem sie positive Entwicklungsumwelten für ihre Kinder auswählen und potenziell schädigende Umwelteinflüsse von ihnen abschirmen. Dies kann nur gelingen, wenn die Eltern ein „funktionierendes Erziehungsteam" sind und sich in Erziehungsfragen um eine hohe Übereinstimmung bemühen. Als für das Jugendalter spezifisch weisen die Autoren in Anlehnung an Thomas Gordon (1982) die Frage aus, „wer (Eltern oder Jugendlicher) eigentlich in bestimmten Situationen ein Problem hat", um daraus sinnvolles Elternverhalten ableiten zu können. Diese Klärung wird als wichtig erachtet, da es gerade im Jugendalter häufig darum geht, dass Jugendliche eigene Erfahrungen machen, den Konsequenzen ihres Handelns ausgesetzt werden und Eigenverantwortung erlernen. Somit sollten Eltern gut abwägen, ob sie sich in einer vermeintlich kritischen Situation einmischen oder nicht. Entscheiden sich die Eltern dafür, Grenzen zu setzen, werden im Rahmen dieses Konzepts Methoden auf der verbalen Ebene (z.B. klare Aussagen formulieren, begrenzte Wahlmöglichkeiten anbieten) und der Handlungsebene (natürliche, logische Konsequenzen, Auszeit) erörtert, die sich im Jugendalter umsetzen lassen.

1.3 Systemisch-behaviorale Konzepte zur Behandlung von Familienproblemen

Im Folgenden werden die Behandlungsansätze vorgestellt, die für die Entwicklung des vorliegenden Manuals maßgeblich waren. Die theoretische Darstellung der einzelnen Konzepte ist an dieser Stelle sehr knappgehalten, da viele Interventionen konkret im zweiten Kapitel unter Phase 5 (vgl. Kapitel 2.5) praxisnah vorgestellt werden.

1.3.1 Problem-Solving-Communication-Training (PSCT) nach Robin und Foster

Robin und Foster (1989) entwickelten einen Ansatz, der sich explizit mit der Behandlung von Eltern-Jugendlichen-Konflikten befasst und in dem behaviorale Techniken mit einer systemischen Sichtweise ergänzt werden. Familienkonflikte werden nicht per se als pathologisch definiert, sondern vor dem Hintergrund der adoleszenten Entwicklung und den Autonomiebestrebungen von Jugendlichen als Möglichkeit verstanden, ein neues Gleichgewicht in der Familie herzustellen (Familie als homöostatisches System). Nicht pathologische Konflikte kennzeichnen sich demnach dadurch, dass sie in der Regel zeitlich begrenzt sind und mittels Diskussion zu einer Lösung führen. Pathologische Konflikte entstehen hingegen immer dann, wenn es der Familie nicht gelingt, die familiären Lösungsmuster den biologischen, kognitiven und sozialen Änderungen der Adoleszenz anzupassen. Pathologische Konflikte kennzeichnen sich anschließend durch eine hohe Frequenz und Intensität von Streitigkeiten in der Familie, ohne dass eine Lösung erzielt wird (vgl. Abbildung 3).

Robin und Foster (1989) benennen vier Interventionsbereiche, die hinsichtlich ihrer Dysfunktionalität überprüft und gegebenenfalls verändert werden sollen:

1. *Familienstruktur:* In diesem Interventionsbereich steht die Identifizierung und Veränderung von dysfunktionalen Familienstrukturen im Vordergrund, die häufig im Kontext von Familienkonflikten anzutreffen sind. Folgende dysfunktionale Muster werden benannt (vgl. Schritt 3 in Kapitel 2.5.2.3):
   - Umkehrung der Familienhierarchie,
   - Starre Koalitionsbildungen,
   - Triangulationen,
   - Kohäsionsprobleme und
   - Ehekonflikte.

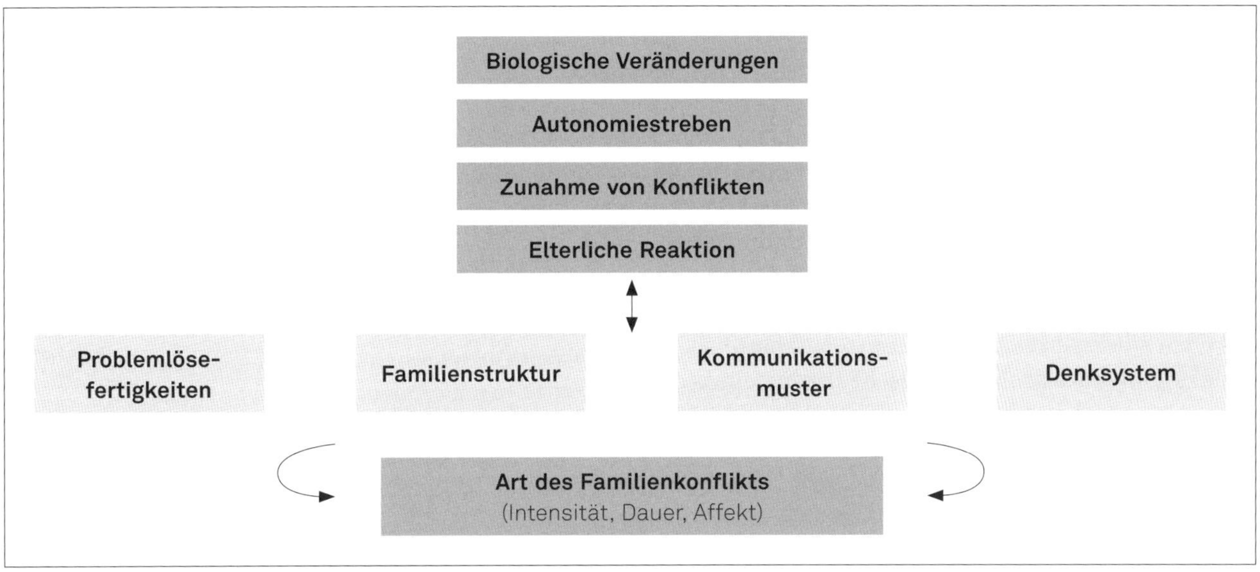

Abbildung 3: Bedingungsmodell für Eltern-Jugendliche-Konflikte nach Robin & Foster (1989)

Im Rahmen der Therapie sollen diese dysfunktionalen Familienstrukturen für die Familienmitglieder transparent gemacht werden und in ihren Auswirkungen auf pathologische Familienkonflikte erarbeitet und verändert werden.

2. *Problemlösefertigkeiten:* Die Familie wird dahingehend untersucht, ob sie Defizite bezüglich des Durchlaufens eines allgemeingültigen fünfstufigen Problemlöseprozesses aufweist. Die Schritte werden folgendermaßen benannt:
   - Definition und Beschreibung des Problems;
   - Erarbeitung von Alternativen;
   - Entscheidung für die beste Alternative;
   - Planung der Umsetzung;
   - Überprüfung.

   Die Familienmitglieder sollen im Rahmen der Therapie dazu angeleitet werden, Konfliktsituationen nach dem vorgegebenen Muster zu bearbeiten und die erlernten Strategien zunehmend in den Alltag zu transferieren. Der Therapeut bzw. die Therapeutin vermindert seine/ihre unterstützende Funktion in dem Prozess sukzessive, um die Selbstkontrolle und Selbstwirksamkeit der Familie zu fördern. Feedback und Hausaufgaben stellen bei diesem Vorgehen wichtige Elemente dar, die jede Stunde eingesetzt werden.
3. *Kommunikationstraining:* Dem Kommunikationstraining liegt die Annahme zugrunde, dass konflikthafte Familien Schwierigkeiten haben, Kommunikation konstruktiv einzusetzen. Alle Mitglieder sollen anschließend lernen, offen, lösungsorientiert und kongruent zu ihren Gefühlen und dem nonverbalen Verhalten miteinander zu sprechen. Dazu werden spezifische Fertigkeiten des Sprechens und Zuhörens vermittelt, die sich bereits in der Paartherapie als wirksam erwiesen haben. Robin und Foster (1989) halten die Bearbeitung von folgenden negativen Kommunikationsmustern für relevant:
   - Durch Dritte sprechen;
   - Anklagende und verteidigende Aussagen;
   - Unterbrechungen;
   - Widerspruch zwischen verbalem und nonverbalem Verhalten;
   - Nicht Aufrechterhalten des Blickkontaktes;
   - Übermäßiges Zappeln oder unpassende Körperhaltung.
4. *Kognitive Umstrukturierung:* Das Verfahren der kognitiven Umstrukturierung beabsichtigt eine möglichst direkte Veränderung von dysfunktionalen Kognitionen, bzw. dysfunktionalen Prozessen, hier im Sinne der Bildung von angemesseneren Annahmen und einer angemesseneren Verarbeitung von Konfliktthemen zwischen Eltern und Jugendlichen. In Einzelkontakten wird sowohl eine Veränderung der kognitiven Inhalte als auch der Art, wie eine oder mehrere Personen denken (Veränderung der Denkstile) im Rahmen von Familienkonflikten angestrebt. Robin und Foster (1989) beschreiben das therapeutische Vorgehen in den folgenden fünf Schritten:
   - Vermittlung eines allgemeingültigen kognitiven Modells;
   - Identifizierung problematischer Kognitionen oder kognitiver Prozesse;
   - Prüfung des Realitätsgehaltes und Infragestellen der Kognitionen;
   - Reattribuierung und Disattribuierung;

- Test der alten und neuen Einstellung/Training der neuen Strategie und Einstellung.

Robin und Foster (1989), die das behavioral-systemische Manual evaluiert haben, konnten zeigen, dass sich bei über der Hälfte der rekrutierten Familien (n=45) eine Verminderung der Familienkonflikte im Vergleich zu einer Kontrollgruppe einstellte. Allerdings wurden die Familien über Zeitungsannoncen rekrutiert. Dieses Vorgehen lässt vermuten, dass die Familien einerseits eine hohe Bereitschaft hatten, sich auf das gemeinsame therapeutische Setting einzulassen und zudem nicht unbedingt mit Familien vergleichbar sind, bei denen eine psychische Störung des Jugendlichen und häufig auch der Eltern vorliegt.

1.3.2 Das Behandlungsmanual „Defiant Teens" von Barkley und Robin

Barkley und Robin (2014) stellen einen systemisch-behavioralen Behandlungsansatz vor, der zwei Konzepte aus verschiedenen Trainingsmanualen miteinander verbindet. Zum einen gründet der Ansatz auf den Erfahrungen und Ergebnissen des Programms „Defiant Children", welches Barkley 1987 veröffentlichte und ausführlich evaluierte. Barkley und Robin (2014) übertragen in dem Jugendlichenmanual die wirksamen Strategien des evaluierten Elterntrainings bei Kindern auf die Beratungssituation von Eltern mit Jugendlichen, welche sich durch externale Verhaltensprobleme kennzeichnen. Es richtet sich an Familien, in denen Jugendliche trotziges, oppositionelles oder verweigerndes Verhalten zeigen. „Defiant Teens" enthält neun Bausteine, mittels derer Eltern angeleitet werden, das Problemverhalten ihrer jugendlichen Kinder zu bewältigen *(adolescent behavior management)*. Um der Situation Rechnung zu tragen, dass sich Jugendliche verselbstständigen und ein höheres Maß an Selbstbestimmung anstreben, ergänzten die Autoren diese Elterntrainingskomponente durch neun weitere Bausteine, die sich an dem Problem-Solving-Communication-Training (PSCT) von Robin und Foster (vgl. Kapitel 1.3.1) orientieren. Somit beinhaltet der Ansatz ein klassisch verhaltenstherapeutisch orientiertes Elterntraining (Schritt 1 bis 9) und einen systemisch-behavioralen Ansatz (Schritt 10 bis 18), indem Eltern und Jugendliche gleichermaßen darin geschult werden, Konflikte und Probleme zu lösen, angemessen zu kommunizieren und dysfunktionale Annahmen zu überprüfen. Die Autoren gliedern das therapeutische Vorgehen in die in Kasten 1 dargestellten Schritte.

Kasten 1: Interventionsschritte aus dem Behandlungsmanual „Defiant Teens" (Barkley und Robin, 2014)

1. Mit den Eltern werden psychoedukative Gespräche über die Verhaltensprobleme der Jugendlichen und die diagnostische Einordnung ihrer Probleme geführt.
2. Die Prinzipien des Verhaltensmanagements werden erläutert. Ein Vier-Faktoren-Modell für die Entstehung von oppositionell-verweigerndem Verhalten wird vorgestellt, welches spezifische psychologische Charakteristiken des Kindes, der Eltern sowie die Stressbelastung der Familie insgesamt und den elterlichen Erziehungsstil berücksichtigt. Anschließend wird mit den Eltern erarbeitet, dass das Verhalten der Jugendlichen verändert werden kann, indem Eltern Verhaltensprobleme in bestimmten Situationen antizipieren und positive oder negative Konsequenzen darauf folgen lassen.
3. Hier wird der Aufbau positiver elterlicher Aufmerksamkeit erörtert. Die Eltern werden trainiert, positivem Verhalten ihres Kindes Aufmerksamkeit zu schenken und geringes Fehlverhalten zu ignorieren. Zudem wird eine 1:1-Zeit zwischen Eltern und Jugendlichen eingeführt, die analog der gemeinsamen Spielzeit mit Kindern das Ziel verfolgt, die Beziehung zwischen Eltern und Jugendlichen zu verbessern.
4. Die elterlichen Erfahrungen mit der 1:1-Zeit sollen vertieft werden. Zudem werden die Eltern dazu angeleitet, ihr Kind zu loben, wenn es kein Problemverhalten zeigt und/oder spontan kooperiert. Weiterhin wird eine Einführung in das Thema „effektive elterliche Aufforderungen" gegeben.
5. Die Etablierung eines formalen Verstärkersystems (Punkteplan oder Verhaltensvertrag) wird mit den Eltern erörtert, welche Privilegien der Jugendlichen mit kooperativem Verhalten verbindet. Parallel dazu wird der Abbau von eigenmächtigem elterlichen Verhalten gegenüber Privilegien der Jugendlichen besprochen.
6. Neben einer Belohnung für angemessenes Verhalten wird ein Punkte- oder Privilegienentzug bei unangemessenem Verhalten (Nichterfüllung von Aufgaben oder Regelverletzung) der Jugendlichen mit den Eltern erörtert.
7. Im Rückblick werden die Methoden resümiert, Schwierigkeiten der Umsetzung besprochen und neue Anwendungsmöglichkeiten überlegt.
8. Bei Vorliegen von besonders schwierigen Verhaltensproblemen wird mit den Eltern die Möglichkeit des graduierten Privilegienentzuges besprochen, wobei unter „Hausarrest" die Abwesenheit „jedweder positiven Verstärkung im Haus" definiert wird.
9. Mit den Eltern werden alle Lern- und Verhaltensprobleme der Jugendlichen in der Schule exploriert. Zudem werden Fördermöglichkeiten, die die Schule für entwicklungsverzögerte oder förderungsbedürftige Kinder anbietet, erörtert.

Den elternzentrierten Interventionen schließen sich gemeinsame Interventionen mit Eltern und Jugendlichen an (Schritt 10–18), die bereits in Kapitel 1.3.1 im Rahmen des systemisch-behavioralen Ansatz von Robin und Foster beschrieben wurden:

10. Einführung in das Problemlöse-Kommunikationstraining (PSCT)
11. Einübung des Problemlöseprozesses
12. Weiterführende Einübung Problemlöseprozess
13. Einführung von Kommunikationsfertigkeiten
14. Vertiefung von Kommunikationsfertigkeiten
15. Umgang mit unangemessenen Überzeugungen/Erwartungen
16. Einübung aller Techniken des PSCT, Schwerpunkt unangemessener Überzeugungen
17. Weiterführende Einübung
18. Therapieabschluss

Therapeut:innen kommt in diesem Behandlungsansatz die Rolle zu, die Therapieeinheiten für die Familie gut vorzustrukturieren und sicherzustellen, dass alle Familienmitglieder ein ähnliches Maß an Engagement zeigen. Dabei ist es wichtig, dass der Therapeut bzw. die Therapeutin seine/ihre Neutralität gegenüber allen Beteiligten aufrechterhält. Die Vorgehensweise kennzeichnet sich anfangs als sehr direktiv, da es um das Erlernen neuer Fertigkeiten geht. Im Verlauf ziehen Therapeut:innen die Unterstützung und Steuerung im Sinne eines Fadings immer weiter zurück. Wichtig für den Erfolg des Vorgehens sind die Therapieaufgaben, welche die Familienmitglieder in Form von gemeinsamen Übungen zu Hause zwischen den Sitzungen zu erledigen haben. Diese erhöhen die Wahrscheinlichkeit, dass die in den Sitzungen erworbenen Fertigkeiten auch auf alltägliche Situationen übertragen werden, also generalisiert werden können.

Aufgrund der Komplexität, die vor allem im zweiten Teil des Behandlungsmanuals in den gemeinsamen Sitzungen entsteht, wird ein Mindestalter von 13 Jahren bei den Jugendlichen für eine erfolgreiche Durchführung empfohlen. Die Autoren weisen ausdrücklich darauf hin, dass Familien mit jugendlichen Kindern, die externalisiertes Problemverhalten zeigen, voraussichtlich deutlich weniger von Therapieprogrammen profitieren, als dies im Kinderbereich der Fall ist (64 % aller teilnehmenden Familien profitieren von Interventionen im Kinderbereich. Nur 25 % bis 35 % profitieren von ähnlichen Interventionen mit Kindern im Jugendalter). Dies wird zum Teil auch auf vermutete genetische Einflüsse zurückgeführt, die mit zunehmendem Alter und bei schwindendem Elterneinfluss durch die Jugendlichen stärker ausgelebt werden. Außerdem wird darauf verwiesen, dass Eltern von Jugendlichen mit externalen Störungen selbst auch ein erhöhtes Risiko für das Auftreten von Familienkonflikten haben.

Barkley et al. führten 2001 eine Studie durch, in der 79 Jugendliche mit ADHS sowie ihre Familien entweder über 18 Sitzungen mit dem Problem-Solving-Communication-Training (PSCT) oder kombiniert mit einem Verhaltensmanagementtraining für die Eltern (neun Sitzungen Elternberatung) und neun Sitzungen PSCT behandelt wurden. Beide Trainings zeigten signifikante Verminderungen auf der Ebene der Eltern-Jugendlichen-Konflikte, unterschieden sich aber bei Messzeitpunkten zu Mitte und Ende der Behandlung nicht voneinander. In beiden Gruppen zeigten 23 % aller Familien bedeutsame Veränderungen und 31 % bis 70 % der Familien zeigten normalisiertes Verhalten. Allerdings schieden in der reinen PSCT-Gruppe signifikant mehr Familien durch Behandlungsabbruch aus. Bedenklicherweise zeigten 17 % der Familien eine signifikante Verschlechterung auf der Ebene der Familienkonflikte, insbesondere unter der reinen PSCT-Bedingung. Barkley (2004) nimmt an, dass diese Familien unter der Behandlung eventuell mit Konfliktthemen konfrontiert wurden, die sie unter anderen Umständen vermieden hätten.

1.3.3 Elternratgeber „Jugendliche kompetent erziehen“ von Schneewind und Böhmert

Schneewind und Böhmert (2016) veröffentlichten einen praxisorientierten Elternratgeber, der sich unter Einbezug von beispielhaftem Filmmaterial mit schwierigen Erziehungssituationen im Jugendalter beschäftigt und Eltern dazu anleitet, ein werte- und wachstumsorientiertes Erziehungsverhalten umzusetzen. Die Autoren legen ihrem Konzept „Freiheit in Grenzen“ ein demokratisches Erziehungsverständnis zugrunde, welches sich nicht nur für das Jugendalter als geeignet erwiesen hat. Erziehung gelingt nach diesem Konzept, wenn sich Eltern ihre Erziehungswerte und -ziele vergegenwärtigen und ihr Erziehungsverhalten angemessen darauf abstimmen. Um eine werte- und wachstumsorientierte Erziehung zu gewährleisten, sollen sich Eltern nicht nur als Erziehende und Lehrkräfte, sondern auch als Interaktionspartner (bindungsförderndes Elternverhalten) und „Arrangeure von Entwicklungsangelegenheiten“ sehen, indem sie positive Entwicklungsumwelten für ihre Kinder auswählen und potenziell schädigende Umwelteinflüsse von ihnen abschirmen. Dies kann nur gelingen, wenn die Eltern ein „funktionierendes Erziehungsteam“ bilden und sich in Erziehungsfragen um eine hohe Übereinstimmung bemühen. Als für das Jugendalter spezifisch weisen die Autoren in Anlehnung an Thomas Gordon (1982) die Frage aus, „wer (Eltern oder Jugendliche) eigentlich in bestimmten Situationen ein Problem habe", um daraus sinnvolles Elternverhalten ableiten zu können. Diese Klärung wird als wichtig erachtet, da es gerade im Jugendalter häufig darum geht, dass Jugendliche Eigenverantwortung übernehmen und an zumutbaren Konsequenzen ihres Handelns lernen können.

Als zentrale Erziehungselemente weisen die Autoren drei Prinzipien aus:

- *Elterliche Wertschätzung:* Die Eltern werden motiviert, die Einmaligkeit ihrer Kinder anzuerkennen, positive Aktivitäten mit diesen zu teilen, die Kinder bei Bedarf zu unterstützen und ihnen grundsätzlich respektvoll zu begegnen.
- *Fordern und Grenzsetzung:* Eltern sollen entsprechend dem Entwicklungsstand ihrer Kinder angemessene Forderungen stellen, den Kindern etwas zutrauen, aber auch Grenzen setzen. Zudem sollen sie als Modell für eine konstruktive Konfliktlösung dienen.
- *Gewähren und Fördern von Eigenständigkeit:* Eltern werden motiviert, ihren Kindern ein Optimum an eigenen Entscheidungen zu ermöglichen, diese möglichst viele eigene Erfahrungen machen zu lassen, um die Entscheidungsfähigkeit und Selbstverantwortlichkeit der Kinder zu stärken.

Beim Thema Grenzsetzung bei inakzeptablem Verhalten der Jugendlichen vermitteln die Autoren Methoden auf der verbalen Ebene (z.B. klare Aussagen formulieren, unterschiedliche Möglichkeiten erkunden, begrenzte Wahlmöglichkeiten anbieten) sowie auf der Handlungsebene (natürliche, logische Konsequenzen, Auszeit), die sich besonders für das Jugendalter eignen.

Schließlich werden zwölf Erziehungstipps für Eltern von Teenagern vorgestellt, die zentrale Punkte in der Interaktion zwischen Eltern und Jugendlichen berühren und sich gut für Psychoedukation und Beratung der Eltern eigenen (z.B. Kommunikation aufrechterhalten, Freiheitsbedürfnisse des Jugendlichen respektieren, Machtspielen aus dem Weg gehen, Einsatz von Absprachen und Konsequenzen).

Eine Besonderheit stellt bei diesem Elternratgeber die Möglichkeit des Einsatzes einer interaktiven DVD für Eltern von Jugendlichen dar. Hier werden Problemsituationen zwischen Eltern und Jugendlichen zu Themen wie Umgang mit Gewalt, Sexualität oder Drogen filmisch in Sequenzen angeboten und die Eltern haben die Gelegenheit, sich mit verschiedenen Reaktionsmöglichkeiten und deren Konsequenzen aktiv auseinanderzusetzen. Dabei wird stets vermittelt, dass es keine perfekte oder einzig richtige Entscheidung gibt. Vielmehr werden die Eltern aktiviert, die angebotenen Probleme genau zu definieren, Lösungsalternativen zu bilden und diese mit ihren Vor- und Nachteilen bewusst zu bewerten. Somit können Problemlöseprozesse bedingt durch die Realitätsnähe des filmischen Materials lebendiger und alltagsnäher durch die Eltern eingeübt werden.

1.4 Zielgruppe und Indikation für die Behandlung mit SELBST-Familienprobleme

1.4.1 Zielgruppe von SELBST-Familienprobleme

SELBST-Familienprobleme legt den Fokus auf Jugendliche im Alter von 12 bis 18 Jahren, die unter Beziehungsproblemen vor allem im Kontext ausgeprägter Konflikte in der Familie leiden. Ziel ist der Aufbau von Änderungsmotivation und Selbstwirksamkeit bei Jugendlichen *und* Eltern sowie die Veränderung dysfunktionaler Annahmen im familiären Kontext. Ungünstige familiäre Muster und Prozesse sollen gemeinsam erkannt und verändert werden. Kommunikations- und Problemlösefertigkeiten sollen trainiert sowie förderlichen Erziehungsstrategien erlernt werden.

Fallbeispiel: Marc

Der 15;4 Jahre alte Marc stellt sich gemeinsam mit seinen Eltern in der Ambulanz vor. Als Vorstellungsanlass werden neben einem deutlichen Leistungseinbruch in der neunten Klasse gehäufte Konflikte zwischen Marc und seinen Eltern thematisiert. Insbesondere mit dem Vater sei es zu lautstarken Konflikten gekommen, die vereinzelt auch auf körperlicher Ebene (gegenseitiges Schubsen) ausgetragen wurden. Nicht nur die Eltern, sondern auch die drei weiteren Kinder würden durch die Auseinandersetzungen mit Marc belastet.

Marcs Eltern berichten in der Exploration übereinstimmend, dass Marc das einzige Familienmitglied sei, das „konsequent jegliche Anstrengung vermeide". Dies sei in der Schule, aber auch zu Hause so. Pflichten, die es für jedes Familienmitglied gäbe, nehme Marc zwar im Gespräch an, handele dann aber keineswegs nach den Vereinbarungen. Er habe immer einen Grund, warum er seine Aufgaben gerade verschieben müsse, oder er erledige diese so flüchtig, dass niemandem damit geholfen sei. Dieses Verhalten sei gegenüber den anderen Geschwistern ungerecht und führe regelmäßig zu Diskussionen und Streit. Während Marcs Mutter offen einräumt, selbst sehr impulsiv zu sein, wahrscheinlich auch insgesamt „zu viel" zu reden, beschreibt sich Marcs Vater als ein zurückhaltender, in der Regel überlegt handelnder Mensch. Umso schlimmer seien für ihn die eskalierenden Auseinandersetzungen mit dem Sohn. Er habe Sorge, „immer schneller und immer heftiger" auf Marc in Diskussionen zu reagieren und am Ende ganz den Kontakt zu ihm zu verlieren. Seine Haut sei einfach „sehr dünn" geworden.

Marc berichtet in der ersten Therapiestunde von seinen Bemühungen, die schulische Problematik aktiv zu verringern und führt den Leistungseinbruch vor allem auf Probleme zurück, die sich in seinem Freundeskreis ergeben hätten. Er sei dort stark unter Druck geraten und habe in verschiedenen Beziehungen bereits bei kleinen Problemen „eher aggro" reagiert. Bezüglich seiner Probleme zu Hause gibt Marc an, dass seine Eltern ihn einfach zu stark kontrollieren würden. Als er gehäuft schlechte Noten nach Hause gebracht habe, hätten seine Eltern „kein anderes Thema mehr gehabt". Marc erklärt, dass er seine Mutter in der Familie mit vier Kindern als überfordert und schnell genervt erlebe. „Eigentlich meckert sie immer nur rum". Sein Vater komme oft spät und total gestresst von der Arbeit und würde dann von der Mutter über die Missetaten der Kinder, insbesondere über Marcs Vergehen aufgeklärt. Marc beschreibt seinen Vater als eher ruhig und zurückhaltend. Nur, wenn es ihm zu viel würde, raste er regelrecht aus, schreie dann herum und habe ihn in einer solchen Situation auch schon mal „geschubst". Marc bedauert explizit das belastete Verhältnis zum Vater. Früher hätten sie sogar gemeinsam Sport gemacht. Heute bemühe er (Marc) sich, so wenig wie möglich zu Hause zu sein, um Konflikte zu vermeiden.

1.4.2 Definition von Familienproblemen

Der Begriff „Familienprobleme" wird in der Literatur uneinheitlich verwendet und kann sich auf unterschiedliche Dimensionen bzw. Erklärungsansätze des Konstrukts Familie beziehen. So wird in diesem Kontext von Konflikten zwischen verschiedenen Familienmitgliedern (Paar-, Geschwister-, Eltern-Kind-Konflikte) gesprochen, aber beispielsweise auch von gestörten Familienstrukturen, widersprüchlichen Familienregeln, generationsübergreifenden Aufträgen oder Delegationen, dysfunktionalen Beziehungsdefinitionen, unklaren Rollenverteilungen, einer unangemessenen Nähe-Distanz-Regulation und mangelnden Strukturierungsprozessen in der Familie.

Familienprobleme können sich durch eine Häufung und Intensivierung familiärer Konflikte, aber auch durch eine völlige Vermeidung derselben ausdrücken. Es können viele negative Gefühle, Feindseligkeiten, Drohungen bis hin zu aggressiv-gewalttätigem Verhalten geäußert werden. Umgekehrt können extreme Harmonisierungs- und Bagatellisierungstendenzen in der Familie vorherrschen, die die Entfaltung selbst kleiner Konflikte unmöglich machen. In der Beziehungsgestaltung kann sich eine zunehmende Entfremdung und Distanzierung einzelner Familienmitglieder untereinander vollziehen. Es kann sich aber auch eine übersteigerte, teils symbiotische Nähe in einzelnen Beziehungen ergeben, die individuelle Entwicklungsmöglichkeiten und wichtige Familienfunktionen behindert. Zudem können sich auch unterschiedlich ausgeprägte Probleme in verschiedenen Beziehungen innerhalb einer Familie ausbilden, so dass Familienprobleme keineswegs einheitliche Konstrukte darstellen.

In dem vorliegenden Manual wird der Begriff „Familienprobleme" im Jugendalter deskriptiv eingesetzt und steht als Synonym für das Vorliegen von Konflikten zwischen Eltern und Jugendlichen, die sich in der Familie folgendermaßen äußern:

- Konfliktthemen (unterschiedliche Bedürfnisse) werden nicht angemessen angesprochen, beziehungsweise wahrgenommen;
- Konfliktlösungen werden im Familienalltag nicht gefunden oder nicht umgesetzt;
- negative Gefühle in der Familie werden nur unzureichend reguliert;
- es besteht ein Mangel an positiver gemeinsamer Zeit;
- (einzelne) Familienbeziehungen sind emotional belastet.

Auch wenn sich entsprechend dieser Definition Familienprobleme nicht notwendigerweise in offenen Konflikten zwischen Eltern und Jugendlichem äußern müssen, sondern sich auch durch innerfamiliäres Rückzugsverhalten und Konfliktvermeidung kennzeichnen können, orientieren sich die Anwendungsbeispiele dieses Bandes vor allem an Familien, in denen die Konflikte offen zu Tage treten und es zu strittigen Auseinandersetzungen kommt. Tatsächlich können die meisten Bausteine aus dem Manual aber auch hilfreich sein, um konfliktvermeidendes Verhalten in Familien zu vermindern, z.B. indem die Familienmitglieder angeregt werden, wieder mehr positive Zeit miteinander zu verbringen, und/oder indem durch ein Problemlöse- oder Kommunikationstraining Strategien an die Hand gegeben werden, wie Konflikte erfolgreich thematisiert und gelöst werden können.

1.4.3 Diagnostische Einordnung nach ICD-10/ICD-11 und DSM-5

Familienprobleme, insbesondere Konflikte unter einzelnen Familienmitgliedern, spielen als auslösende oder aufrechterhaltende Bedingung bei verschiedenen Diagnosen eine wichtige Rolle. Anschließend werden Diagnosen nach ICD-10/ICD-11 geschildert (mit ICD-10-Diagnosenummern in Klammern), bei denen Familienkonflikte erwartungsgemäß häufig vorkommen, teilweise sogar Gegenstand der diagnostischen Kriterien sind. Zudem besteht mittels einer Verschlüsselung auf den sechs Achsen des aus der ICD-10 abgeleiteten Multiaxialen Klassifikationsschemas für psychische Störungen im Kindes- und Jugendalter MAS (Remschmidt et al., 2017) die Möglichkeit, auf der fünften und sechsten Achse sowohl assoziierte aktuelle abnorme psychosoziale Umstände sowie das psychosoziale Funktionsniveau des Jugendlichen global zu beurteilen. Insbesondere die fünfte Achse eignet sich, um abnorme psychosoziale Situationen bezogen auf das familiäre Umfeld, beispielsweise in Form abnormer intrafamiliärer Beziehungen, abweichendem Verhalten oder Behinderung in der Familie, inadäquater oder verzerrter intrafamiliäre Kommunikation oder abnormen Erziehungsbedingungen abzubilden.

Bei nahezu allen psychischen Störungen von Adoleszenten können Familienkonflikte auftreten und entweder zur Auslösung oder zu Verschärfung von psychischen Störungen beitragen oder auch Folge psychischer Störungen sein.

Bei folgenden psychischen Störungen (nach ICD-10/ICD-11) können ausgeprägte Eltern-Jugendlichen-Konflikte ein wesentliches Symptomkriterium sein (ICD-10-Diagnosenummern in Klammern):

- *Störungen des Sozialverhaltens (F91, F92):* Äußern sich die Familienkonflikte im Rahmen von oppositionellem Verhalten der Jugendlichen (z.B. Jugendliche weigern sich, Familienregeln einzuhalten) oder finden sich begleitend weitere oppositionelle bzw. dissoziale Verhaltensprobleme (z.B. Jugendliche streiten viel oder lügen, um sich Vorteile zu verschaffen), können diese Symptome zur Diagnose einer Störung des Sozialverhaltens (F91) beitragen. Bei einer Störung des Sozialverhaltens mit oppositionellem Trotzverhalten (F91.3) konzentriert sich die Symptomatik auf oppositionell-verweigerndes Verhalten. Bei einer auf den familiären Kontext begrenzten Störung des Sozialverhaltens nach ICD-10 (F91.0) müssen Jugendliche (zusätzlich) dissoziales Verhalten in der Familie zeigen (z.B. lügen, nachts wegbleiben, in der Familie stehlen). Bei der Störung des Sozialverhaltens bei fehlenden oder bei vorhandenen sozialen Bindungen (F91.1, F91.2) muss das dissoziale Verhalten auf den außerfamiliären Kontext generalisiert sein. ICD-11 macht diese Subklassifikationen nicht mehr, sondern unterscheidet nur noch (analog zum DSM-5) zwischen Störungen des Sozialverhaltens mit dissozialem Verhalten mit Beginn im Kindesalter oder im Jugendalter.
  Zeigt sich die Störung des Sozialverhaltens in Kombination mit anhaltenden eindeutig depressiven Symptomen wie Traurigkeit, Interessenverlust und Aktivitätsmangel, ist die Diagnose einer Störung des Sozialverhaltens mit depressiver Störung (F92.0) zu vergeben. Schließlich treten Familienkonflikte und aggressiv-dissoziales Verhalten im Jugendalter auch gepaart mit anderen emotionalen Belastungen wie Depression, Angst oder sonstigen emotionalen Auffälligkeiten auf. In diesem Fall ist die kombinierte Störung des Sozialverhaltens und der Emotionen (F92) angemessen. Nach ICD-11 werden mehrere Diagnosen anstatt diesen Kombinationsdiagnosen gestellt.
- *Hyperkinetische Störungen des Sozialverhaltens (F90.1):* Exzessive Familienkonflikte und aggressives Verhalten von Jugendlichen in der Familie und außerhalb treten auch in Verbindung mit hyperkinetischen Symptomen auf. In diesem Fall ist die Kombinationsdiagnose einer hyperkinetischen Störung des Sozialverhaltens zu vergeben. Nach ICD-11 werden mehrere Diagnosen anstatt dieser Kombinationsdiagnose gestellt.
- *Anpassungsstörungen* (F43.2): Tritt das aggressive Verhalten von Jugendlichen in der Familie und außerhalb als Folge belastender Lebensereignisse im Umfeld der Jugendlichen auf (z.B. nach Trauerfall oder Trennung in der Familie; nach schwerer körperlicher Krankheit oder Trauma) und sind die Kriterien für eine andere Störung nicht erfüllt (z.B. Störung des Sozialverhaltens), dann kann eine Anpassungsstörung diagnostiziert werden.
- *Emotional instabile Persönlichkeitsstörungen* (F60.3): Häufige und intensive Familienkonflikte sind auch im Kontext dieser Diagnose zu erwarten. Die emo-

tionale Instabilität der Betroffenen mit erhöhter Impulsivität (F60.30) sowie die teils sehr intensive, aber unbeständige Beziehungsgestaltung beim Borderline Typus (F60.31) beinhalten in der Regel auch Konflikte in der Familie. ICD-11 führt die dimensionale Klassifikation von Persönlichkeitsstörungen ein (unter anderem negative Affektivität und Dissozialität), wobei ein sogenanntes Borderline-Muster weiterhin diagnostiziert werden kann.

Bei anderen psychischen Störungen können Familienprobleme entweder als ein störungsauslösender Faktor oder als Folgesymptomatik auftreten. Dazu zählen zum Beispiel depressive Störungen (F32), da Familienprobleme zur Auslösung und Verschärfung einer depressiven Symptomatik beitragen können, beispielsweise aufgrund von Hilflosigkeitserfahrungen in der Familie. Depressive Symptome können jedoch auch zu vermehrten Familienkonflikten führen, beispielsweise wenn der depressive Rückzug in der Familie oder der depressiv-dysphorische Affekt der Jugendlichen, gepaart mit einer erhöhten Reizbarkeit von den Eltern als sehr belastend empfunden wird und daraufhin Konflikte zwischen Eltern und Jugendlichen entstehen. Ähnliche Beziehungen lassen sich vor allem zwischen Familienproblemen und schädlichem Gebrauch von psychotropen Substanzen oder stoffunabhängigen Suchtformen (Medienkonsum) oder auch zwischen Angst- und Zwangsstörungen, Essstörungen nachweisen. Die Bedeutung von intensiven Familienkonflikten bei der Prognose für schizophrene Störungen ist ebenfalls gut belegt.

1.4.4 Pathogenetisches Modell von Familienkonflikten

Familienkonflikte im Jugendalter werden durch eine Vielzahl von Faktoren ausgelöst und aufrechterhalten und sind somit multifaktoriell bedingt. Eine effiziente Behandlung sollte daher im Rahmen einer multimodalen Kinder- und Jugendlichenpsychotherapie durchgeführt werden, die patientenzentrierte und eltern- und familienzentrierte Interventionen sowie bei Bedarf auch schulzentrierte Interventionen miteinander verbindet (Döpfner, 2007, 2013, 2020).

Im Folgenden wird der Versuch unternommen, wichtige Ebenen und Problembereiche im Rahmen eines Modells zu Familienkonflikten abzubilden, ohne den Anspruch zu erheben, der Komplexität, Dynamik und Vollständigkeit des Geschehens so ganz gerecht zu werden. Die Abgrenzung unterschiedlicher Ebenen ist künstlich und es ist von einer Wechselwirkung aller Faktoren untereinander auszugehen. Dieses heuristische Modell dient in erster Linie einer Strukturierung des therapeutischen Handelns bei Informationssammlung und Therapieplanung und macht deutlich, dass auf unterschiedlichen Ebenen Ansatzpunkte für therapeutische Interventionen zu finden sind.

Erste Ebene: Eltern-Jugendlichen-Konflikte sind dann als pathologisch einzuordnen, wenn sie in Häufigkeit und Intensität das normale Ausmaß von Auseinandersetzungen deutlich überschreiten und das familiäre Zusammenleben von eskalierenden Auseinandersetzungen dominiert wird, ohne dass aus den Konflikten Lösungen erwachsen. Diese auf der ersten Ebene dargestellten Familienprobleme werden durch sechs Faktoren unmittelbar beeinflusst, die in der zweiten Ebene abgebildet sind.

Zweite Ebene: Folgende sechs Faktoren werden als maßgeblich einflussnehmend bei der Genese von Familienkonflikten im Jugendalter angesehen:

1. *Unzureichende elterliche Erziehungskompetenzen:* Die Eltern zeigen sich grundsätzlich verunsichert darüber, wie sie mittels Erziehung positiven Einfluss auf ihr Kind nehmen können. Einigen Eltern fehlt es an konkretem Wissen über Grundprinzipien und förderliche Strategien im Umgang mit ihrem Kind. Andere Eltern zeigen sich insbesondere gegenüber ihren Heranwachsenden stark verunsichert, hinsichtlich der Angemessenheit ihrer Erziehungsstrategien. Unzureichende oder unangemessene Erziehungsstrategien, wie ein unklares Regelwerk, inkonsequentes und inkonsistentes elterliches Erziehungsverhalten, überbehütende oder übermäßig reglementierende Tendenzen oder ein Mangel an unterstützenden Maßnahmen gegenüber Jugendlichen führen dazu, dass es gehäuft zu Problemsituationen und Konflikten in der Familie kommt.
2. *Dysfunktionale Familienstrukturen:* Meist in Wechselwirkung mit unzureichenden Erziehungskompetenzen haben sich in der Familie häufig bestimmte Strukturen verfestigt, die Konflikte maßgeblich bedingen oder stabilisieren. So kann sich z.B. eine starre Koalition zwischen einem Elternteil und dem/der Jugendlichen gebildet haben, welche verhindert, dass die Eltern als Erziehungsteam gegenüber dem/der Jugendlichen konsistent handeln. Ein anderes Beispiel wäre eine unzureichende Abgrenzung zwischen elterlicher und jugendlicher Lebenswelt, indem z.B. Mutter und Töchter „beste Freundinnen“ sind, die Mutter vor diesem Hintergrund aber nicht mehr als erwachsene Erziehungsperson von der Jugendlichen akzeptiert wird.
3. *Dysfunktionale familienbezogene Kognitionen:* Im Rahmen von Familienkonflikten weisen sowohl Eltern wie auch Jugendliche in der Regel eine Reihe

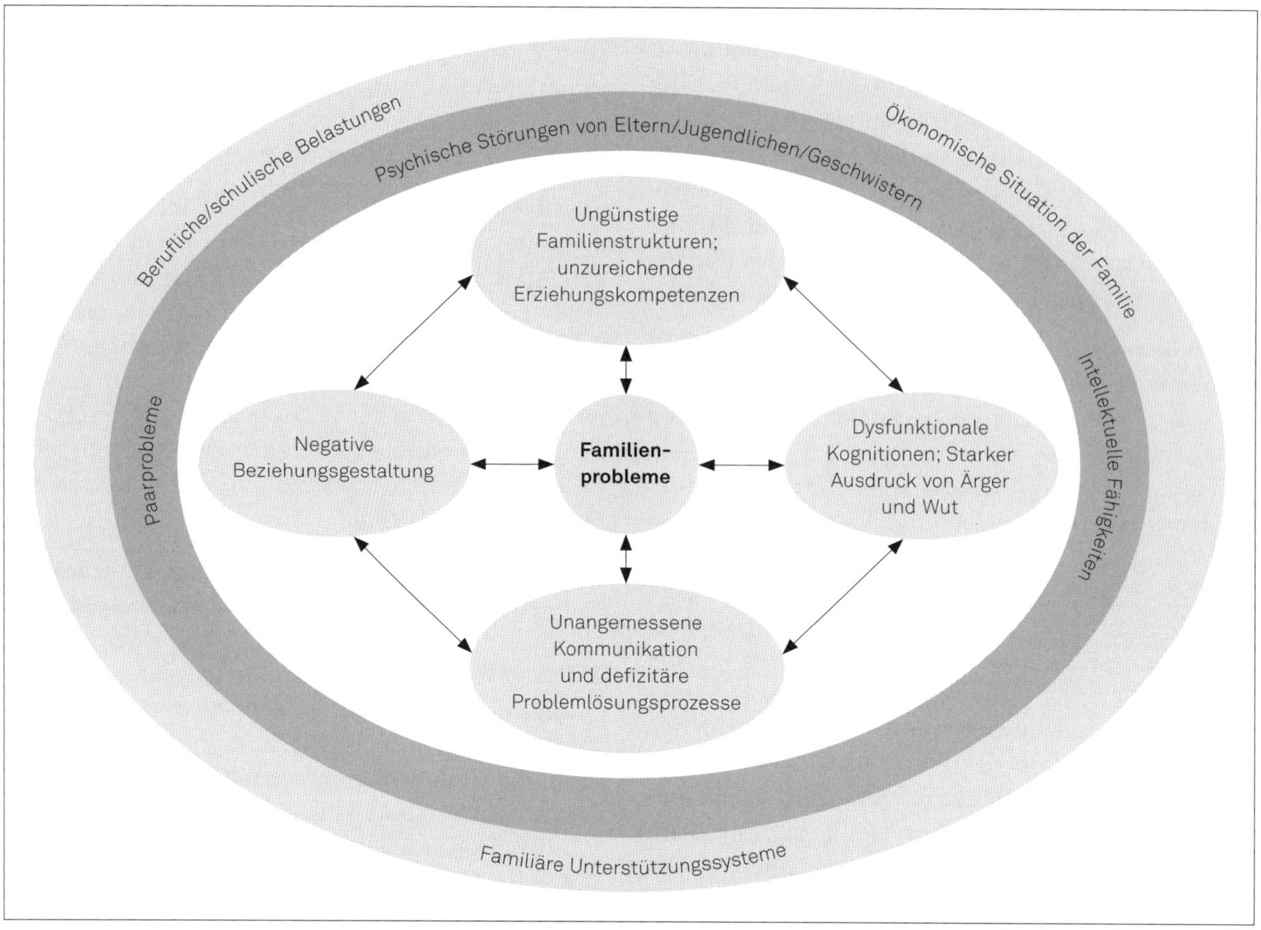

Abbildung 4: Pathogenetisches Modell von Familienproblemen

von dysfunktionalen Annahmen zu ihrer Position in der Familie sowie zum Funktionieren von familiären Prozessen auf. So können einerseits dysfunktionale kognitive Stile wie z.B. die Tendenz zur Übergeneralisierung („Immer machst du ..."), Katastrophisierung („Meine Eltern verhindern jeden Erfolg in meinem Leben.") und Negativismus („Wir haben noch nie Einfluss auf unser Kind nehmen können.") Probleme verschärfen. Zudem gibt es insbesondere vor dem Hintergrund der Autonomieentwicklung der Jugendlichen einige inhaltlich verzerrte Annahmen seitens einzelner Familienmitglieder wie z.B. „Mir sollte absoluter Freiraum gegeben werden, das zu tun, was ich will." (Jugendliche) versus „Mein Kind sollte jetzt alt genug sein, um zu wissen, welche Dinge im Leben wichtig sind." (Eltern), die immer wieder Konflikte herstellen.

4. *Unangemessene Kommunikation und mangelnde Affektkontrolle:* Viele Familienkonflikte werden maßgeblich dadurch bedingt, dass es den Familienmitgliedern nicht gelingt, grundlegende Kommunikationsregeln, wie sich ausreden lassen, aktiv zuhören, anklagende Äußerungen oder Verallgemeinerungen vermeiden, zu befolgen. Eskalierende Konfliktgespräche kennzeichnen sich durch einen impulsiven Schlagabtausch, bei dem häufig mehrere Themen oberflächlich und sehr emotional angeschnitten werden und die Interaktion oft sowohl Macht- als auch Ohnmachtsgefühle bei den Beteiligten hervorruft. Anschließend geht es häufig nicht mehr um das konfliktauslösende Thema, sondern darum, in einer Diskussion „zu gewinnen" oder sich um jeden Preis „durchzusetzen". Ein wichtiger Faktor im Kontext von Konflikten ist zudem das Ausmaß, indem es den Eltern und Jugendlichen gelingt, negative Gefühle, vor allem den Ausdruck von Ärger und Wut ausreichend zu regulieren.
5. *Defizitäre Problemlösestrategien:* Konfliktgespräche können in einer Familie auch deshalb erfolglos verlaufen, weil es den Familienmitgliedern nur unzureichend gelingt, die Stufen eines Problemlöseprozesses angemessen zu durchlaufen. Probleme können sich darin zeigen, dass die Problemdefinitionen seitens Eltern oder Jugendlichen diffus oder ausufernd sind. Weiterhin werden häufig zu wenig Problemlösungen generiert und diese werden vorschnell seitens der Beteiligten abgewer-

tet und verworfen. Eventuell gefundene Lösungen werden in ihrer Praktikabilität nicht ausreichend hinterfragt und nicht kleinschrittig genug geplant, so dass Misserfolge wahrscheinlich sind und der Familie ihre Misserfolgserwartung bestätigen.

6. *Defizit an positivem Austausch und positiver gemeinsamer Zeit:* In konfliktbelasteten Familien zeigt sich häufig ein eher kontaktvermeidendes Verhalten seitens einzelner Familienmitglieder. Da die Beteiligten immer wieder die Erfahrung gemacht haben, dass es in bestimmten Konstellationen sehr schnell zu Streit kommt, sind diese geneigt, sich möglichst viel aus dem Weg zu gehen. Dieses nachvollziehbare Verhalten führt allerdings dazu, dass einerseits Distanzierungs- und Entfremdungsprozesse in bestimmten Beziehungen zunehmen und wichtige Informationen zwischen den Beteiligten nicht mehr ausgetauscht werden. Zudem bleiben aber auch positive Erfahrungen in den Interaktionen völlig aus, so dass der negative Eindruck, der im Rahmen von Konfliktgesprächen entsteht, dominiert und die Ressourcen, die es in jeder Beziehungskonstellation fraglos gibt, nicht mehr wahrgenommen werden.

Dritte Ebene: Auf dieser Ebene sind allgemeine Fähigkeiten von Eltern und Jugendlichen abgebildet, welche die sechs vorher genannten Faktoren beeinflussen: Intellektuelle Fähigkeiten, Empathie, grundlegende Fähigkeiten der Impulskontrolle und Emotionsregulation, biologische Reifung, Erziehungserfahrung der Eltern, psychische Störungen der Eltern oder der Jugendlichen, allgemeine gesundheitliche Verfassung von Eltern und Jugendlichen, Partnerschaftsprobleme der Eltern.

Vierte Ebene: Auf dieser Ebene sind die Rahmenbedingungen aufgeführt, welche die allgemeinen Fähigkeiten auf der dritten Ebene und die spezifischen auslösenden aufrechterhaltenden Faktoren von Eltern-Jugendlichen-Konflikten auf der zweiten Ebene beeinflussen: Die Einbindung der Familie in soziale Unterstützungssysteme (z. B. erweiterte Familie, Freundeskreis, Nachbarschaft), ökonomische Situation der Familie, berufliche Belastungen der Eltern, schulische Belastungen der Jugendlichen, Einflüsse durch Gleichaltrige (z. B. soziale Isolierung oder Einbindung in deviante Gleichaltrigengruppe).

1.4.5 Voraussetzungen für eine ambulante Therapie

Die grundsätzlichen Voraussetzungen für eine ambulante Therapie mit dem SELBST-Programm wurden im SELBST-Grundlagenband (Walter et al., 2007) bereits ausführlich dargestellt. Bei der Behandlung mit SELBST-Familienprobleme wird von wöchentlichen Sitzungen à 50 Minuten ausgegangen, die je nach Therapiestand von den Jugendlichen, den Eltern oder beiden zusammen wahrgenommen werden können. Bei zusätzlichen schulischen Problemen sollte die zuständige Lehrperson zumindest telefonisch miteinbezogen werden. Folgende Punkte sind als notwendige Voraussetzungen zu überprüfen:

- *Ressourcen und Kompetenzen der Jugendlichen und ihrer Bezugspersonen:* Grundsätzlich sollten die Familienmitglieder die Bereitschaft signalisieren mindestens einmal wöchentlich zur Therapie zu erscheinen. Es ist wichtig, dass Therapeut:innen gleich in den ersten Sitzungen verdeutlichen, dass sich Familienprobleme nur effizient verändern lassen, wenn sich Eltern und Jugendliche gemeinsam auf den Therapieprozess einlassen. Somit müssen nicht nur die Jugendlichen, sondern auch die Eltern, regulär mindestens ein Elternteil, zeitliche und organisatorische Ressourcen haben, um regelmäßig zu erscheinen. Therapeut:innen sollten sich bemühen, Behandlungsblöcke, die sich schwerpunktmäßig auf bestimmte Familienmitglieder konzentrieren, im Voraus anzukündigen, um den Beteiligten Planungsmöglichkeiten zu geben. Wenn die Eltern sehr früh signalisieren, dass eine aktive Teilnahme ihrerseits nicht realistisch ist, sollte die Durchführung einer ambulanten Therapie zur Reduktion von Familienkonflikten gemeinsam mit den Eltern kritisch überdacht und die Grenzen eines ausschließlich patientenzentrierten Vorgehens deutlich gemacht werden. In solchen Fällen gelingt es meist nicht, Familienkonflikte deutlich zu verringern, im besten Fall ist eine Art „Überlebenstraining“ für den Jugendlichen möglich, um die Familienkonflikte zumindest erträglich zu machen. Mitunter ist es in solchen Fällen besser, das Behandlungsziel der Verminderung von Familienkonflikten fallen zu lassen, insbesondere wenn die Jugendlichen drohen in eine Sündenbockrolle gedrängt zu werden. Erfahrungsgemäß fällt es Jugendlichen zu Beginn sehr schwer, das therapeutische Angebot anzunehmen und die notwendige Therapiemotivation zu entwickeln. In der ersten Phase des Therapieprozesses (vgl. Kapitel 2.1) wird daher ausführlich auf diese Problematik eingegangen. Demonstrieren die Eltern bereits am Anfang eine geringe Bereitschaft, sich aktiv in die Therapie einzubringen, so wird es sehr schwer sein, Jugendliche glaubwürdig zu motivieren, zudem die Interventionen im Therapieverlauf auf Veränderungen im Alltag der Familie abzielen, die von allen Familienmitgliedern umgesetzt werden sollen.

Daher gilt es in der ersten Phase nicht nur eine angemessene Therapiemotivation bei dem Patienten, sondern auch bei den beteiligten Familienmitgliedern aufzubauen.

- *Psychische Störungen mit anderem Behandlungsfokus:* Vor allem bei folgenden Störungen sollten zunächst andere Interventionen im Vordergrund stehen, da sie den Problemen spezifischer gerecht werden: Psychosen, Anorexia oder Bulimia nervosa, schwere Angst- und Zwangsstörungen, schwerer Substanzabusus, ausgeprägte chronifizierte Verhaltensauffälligkeiten, die den Verdacht einer Persönlichkeitsstörung nahe legen, schwere Störungen des Sozialverhaltens mit ausgeprägter Delinquenz. Verschiedene Bände von SELBST, so auch SELBST-Familienprobleme, können aber ergänzend eingesetzt werden. So ist es möglich, dass beispielsweise bei Patientinnen mit Anorexia nervosa nach deutlicher Verminderung der Anorexie-Symptomatik nun Beziehungsprobleme in der Familie stärker in den Fokus rücken, bei denen Interventionen aus dem vorliegenden Band indiziert sein können.
- *Therapeutisch nicht veränderbare oder unmittelbar gefährdende psychosoziale Bedingungen:* Hinweise für ausgeprägte Vernachlässigung/Verwahrlosung, körperliche Misshandlung oder sexuellen Missbrauch stellen Bedingungen dar, die das Kindeswohl unmittelbar gefährden. Auch wenn hier Familienkonflikte stark ausgeprägt sein können, sind zuerst Jugendhilfemaßnahmen, ggf. auch gegen den erklärten Willen der Eltern einzuleiten. Jugendhilfemaßnahmen sollten auch erwogen werden, wenn Jugendliche eng in eine deviante Gleichaltrigengruppe eingebunden sind, die ihr Verhalten maßgeblich steuern und welche die Einflussmöglichkeiten der Eltern deutlich reduziert.
- *Stark eingeschränktes psychosoziales Funktionsniveau:* Einige Jugendliche sind aufgrund des Ausprägungsgrades ihrer psychischen Störung in der Bewältigung ihres Alltags bereits sehr stark eingeschränkt. Gehen Jugendliche beispielsweise nur unzureichend oder gar nicht mehr zur Schule oder zeigen ausgeprägtes soziales Rückzugsverhalten und/oder extremen Medienkonsum mit Hinweisen auf eine Suchtentwicklung, oft verbunden mit einem verschobenen Tag-Nacht-Rhythmus, so ist eine ambulante Therapie möglicherweise nicht ausreichend. Mit allen Beteiligten kann vor diesem Hintergrund eine ambulante Probetherapie vereinbart werden, wo sich in einem klar definierten Rahmen, z.B. sechs bis acht Stunden, deutliche Veränderungen einstellen müssen, um ein ambulantes Vorgehen weiter zu rechtfertigen. Ansonsten muss eine Intensivierung der Behandlung, beispielsweise im Rahmen einer teilstationären oder stationären Therapie erwogen werden, da eine Fortführung der ambulanten Therapie bei Ausbleiben einer zeitnahen Verbesserung nach klinischen Erfahrungen eher eine Chronifizierung der Symptomatik unterstützt.

1.4.6 Kombination mit anderen Maßnahmen

SELBST-Familienprobleme richtet sich an Jugendliche und Eltern, die über häufige und intensive familiäre Konflikte klagen, die eine Belastung auf der Beziehungsebene wahrnehmen und wenig positive gemeinsame Zeit verbringen. Die familiären Auseinandersetzungen stehen im Zentrum der Behandlung. Zu Beginn oder im Verlauf einer solchen Behandlung kann sich aber verdeutlichen, dass zusätzlich noch andere psychotherapeutische Interventionen notwendig sind.

1.4.6.1 Andere SELBST-Manuale

Häufig liegen neben ausgeprägten Konflikten in der Familie bei Jugendlichen zusätzlich Leistungs-, Selbstwert- oder Gleichaltrigenprobleme vor, so dass hier Interventionen aus den anderen SELBST-Bänden (SELBST-Leistungsprobleme oder SELBST-Gleichaltrigenprobleme) ergänzend sinnvoll sein können. Beispielsweise können Jugendliche neben massiven Familienproblemen zusätzlich deutliche Probleme im Umgang mit Gleichaltrigen aufweisen, entweder indem sie auch mit Gleichaltrigen gehäuft in Konflikte geraten oder sich sozial stark zurückgezogen haben. Weiterhin können auch Schulprobleme mit Familienproblemen einhergehen, so dass durchaus einzelne leistungsbezogene Interventionen hilfreich sein können. Sehr häufig sind bei Familienproblemen ergänzend Interventionen aus dem Bereich Selbstwert sinnvoll, da sich Familienkonflikte und Selbstbild, Selbstwert und Selbstvertrauen der Jugendlichen gegenseitig stark beeinflussen. Art, Kombination und Abfolge der Interventionen richten sich in Anlehnung an Walter et al. (2007) nach folgenden Gesichtspunkten:

- *Art und Schweregrad:* Wenn bei Jugendlichen vorwiegend Familienprobleme vorliegen, so ist in der Regel die Durchführung von SELBST-Familienprobleme ausreichend. Um die Motivation der Beteiligten zu unterstützen, sollte in dem Bereich begonnen werden, der im Vordergrund der Beschwerden steht, andererseits aber auch veränderbar ist und die meiste Entlastung bringt. Im zweiten Schritt können Bausteine aus anderen Therapiemanualen eingesetzt werden. Konnten erste Verbesserungen im familiären Rahmen erzielt werden, z.B. durch eine Klärung von Zuständigkeiten für ein Problem sowie durch die Einübung eines Problemlösetrainings, können ergänzend auch Gleichaltrigenprobleme der Jugendlichen aufgegriffen werden. Gegebenenfalls können auch Interventionen, die zur Klärung von Familienkonflikten hilfreich waren, wie beispielsweise Übungen zur Affektregulation auf den anderen Problembereich mit Gleichaltrigen übertragen werden, so dass die Beteiligten hier von Synergieeffekten zwischen den SELBST-Behandlungsmanualen profitieren können.

- *Funktionalität und Dringlichkeit:* Die Abfolge und Kombination von Interventionen richtet sich auch nach den Ergebnissen der funktionalen Bedingungsanalyse bzw. des gemeinsamen Störungsmodells (vgl. Kapitel 2.3). So werden beispielsweise familiäre Konflikte mit den Eltern häufig durch Leistungsprobleme angestoßen. Konfliktthemen kreisen dann in hohem Maße um schulbezogene Themen, zum Beispiel, wenn die Eltern überdauernd eine mangelnde Anstrengungsbereitschaft der Jugendlichen gegenüber der Schule beklagen. Ist in der Schule tatsächlich eine deutliche Leistungsproblematik bei Jugendlichen vorhanden, sollte die Behandlung auch diese schulischen Leistungsprobleme in den Vordergrund stellen, da davon auszugehen ist, dass sich die familiären Konflikte vermindern, wenn es gelingt die schulischen Probleme abzubauen. In diesem Fall sind Interventionen aus SELBST-Leistungsprobleme weiteren Interventionen aus SELBST-Familienprobleme zur Verringerung intrafamiliärer Streitigkeiten vorangestellt. Umgekehrt kann es aber auch sein, dass Jugendliche einen starken Leistungsabfall im Rahmen einer familiären Krise, beispielsweise bei geäußerten Trennungsgedanken der Eltern zeigen. Auch wenn es hier sinnvoll sein kann, kurzfristig Interventionen aus SELBST-Leistung zur Stabilisierung bzw. Verbesserung der schulischen Situation zu etablieren (Dringlichkeit), würde doch die Arbeit an den Familienproblemen als Schwerpunkt der Behandlung definiert und ein entsprechendes Störungsmodell mit den Beteiligten erarbeitet werden. Gleichermaßen können Jugendliche Probleme mit Gleichaltrigen entwickeln, weil sie durch die Konflikte in der Familie so belastet sind, dass sie sich nicht mehr den Themen mit Gleichaltrigen altersgerecht widmen können. Umgekehrt können Probleme mit der Peergroup durch Jugendliche massiv in die Familie hineingetragen werden, so dass es auch hier zu vermehrten und intensiven Konflikten kommt. Wie immer sollten die Funktionalität und Dringlichkeit der Problematik die Reihenfolge der Interventionen vorgeben.
- *Veränderungswünsche und Veränderbarkeit der Problematik:* Zu welchem Zeitpunkt welche Art von Intervention eingesetzt werden kann, richtet sich nach der Reihenfolge der Therapieziele von Jugendlichen und Eltern. Dabei ist es wichtig, die Therapieziele miteinander zu verschränken und sich nicht einseitig auf die Erreichung von Therapiezielen beispielsweise der Eltern zu beschränken (vgl. Kapitel 2.4). Nicht selten demonstrieren Jugendliche erst das Bedürfnis andere Themenbereiche, z.B. Probleme mit Gleichaltrigen oder in der Schule, zu bearbeiten, bevor sie sich einer Klärung der familiären Themen zuwenden wollen. Vertrauensbildung spielt häufig eine wichtige Rolle. Zeitweise erleben aber auch die Jugendlichen die Auseinandersetzungen zu Hause als weniger belastend als die Eltern oder sie befürchten einen Therapieverlauf, in dem nur die Wünsche der Eltern berücksichtigt werden. In jedem Fall ist es notwendig, die aktuellen Bedürfnisse und Ziele der Beteiligten ausreichend wahrzunehmen und wenn möglich miteinander zu verbinden, so dass dem Elternwunsch (z.B. verbesserte Absprachen in der Familie) und dem Bedürfnis der Jugendlichen (z.B. mehr Autonomie/Unternehmungen mit Gleichaltrigen) Rechnung getragen werden kann. *Veränderbarkeit:* Um das Kompetenzvertrauen und die Selbstwirksamkeitserwartungen aller Beteiligten zu stärken, ist es sinnvoll, große Therapieziele, die in der Regel auf chronischen Schwierigkeiten gründen, auf kleine Teilziele herunterzubrechen. So werden beispielsweise zu Beginn einer Therapie ganz kleine Einheiten gemeinsamer Zeit zwischen Eltern und Jugendlichen angestrebt oder bereits bestehende gemeinsame Beschäftigungen explizit verordnet, um die Erfolgswahrscheinlichkeit einer Intervention in der Familie zu maximieren.

1.4.6.2 Andere psychotherapeutische Interventionen und Trainings

Zeigt sich im Verlauf der Behandlung, dass die Familienprobleme stark auf einer Angstproblematik von Jugendlichen (z.B. Trennungsangst, soziale Phobie, Zwangsstörung) fußen, z.B. indem es zu Familienkonflikten bezüglich des verweigernden Verhaltens der Jugendlichen kommt, sind eine Expositionsbehandlung und ggf. auch ein Fertigkeitentraining bei Jugendlichen primär indiziert. Elemente aus dem Therapieprogramm für Angst- und Zwangsstörungen THAZ (Suhr-Dachs & Döpfner, 2015) können beispielsweise bei diesen Patienten hilfreich sein. Im zweiten Schritt oder ergänzend können dann Bausteine aus dem Manual SELBST-Familienprobleme eingesetzt werden.

Wird übermäßiger Medienkonsum von Jugendlichen als ein zentrales Konfliktthema benannt und wird dieser auch klinisch als problematisch eingeschätzt, ist im Verlauf kritisch zu überprüfen, inwieweit Jugendliche wirklich bereit sind, ihren Medienkonsum zu reduzieren. Kristallisiert sich heraus, dass es sich bereits um eine Suchtproblematik der Jugendlichen handelt, sollte dieses Problem auch als solches benannt und mit einem Fokus auf die Jugendlichen, ggf. auch in einem stationären Setting, behandelt werden.

1.4.6.3 Medikamentöse Therapie

Die Behandlung von Familienproblemen, so wie sie in diesem Manual vorgestellt wird, legt primär nicht die medikamentöse Therapie von Jugendlichen nahe, zudem eine solche Intervention immer die Gefahr birgt, dass die psychischen Probleme der Jugendlichen ausschließlich als Grund für die bestehenden Familienprobleme vom Bezugssystem definiert werden. Eine solche Sichtweise erschwert den Beteiligten häufig erheblich den Blick auf den interaktiven Charakter der Schwierigkeiten in der Familie. Andererseits kann es vereinzelt Entwicklungen geben, bei denen die individuelle psychische Belastung der Jugendlichen aktuell zu hoch ist, um von einer rein psychotherapeutischen Intervention zu profitieren, so dass zu einem späteren Zeitpunkt eine medikamentöse Therapie ergänzend hinzugenommen wird. In jedem Fall sind die Effekte genau zu überprüfen.

Im Kontext von Familienkonflikten im Jugendalter kann im Wesentlichen vor allem bei zwei Störungsbildern eine kombinierte Behandlung mit Medikation indiziert sein:

- Bei Jugendlichen mit einer Aufmerksamkeitsdefizit-/Hyperaktivitätsstörung mit oder ohne begleitende Störungen des Sozialverhaltens kann eine medikamentöse Therapie die Aufmerksamkeitsleistung verbessern, die motorische Unruhe vermindern und impulsive bzw. aggressive Verhaltensweisen verringern. Es ist möglich, dass es Jugendlichen vor diesem Hintergrund besser gelingt, sich auch in Konfliktsituationen in der Familie erfolgreicher zu steuern, ihre Affekte stärker zu kontrollieren und effizientere Konfliktlösestrategien zu zeigen. Wirkstoffe der ersten Wahl stellen die Psychostimulanzien dar (Döpfner et al., 2013).
- Bei Vorliegen einer ausgeprägt depressiven Symptomatik mit starker trauriger und gedrückter Stimmung und Antriebsarmut kann sich auch die Teilnahme an normalerweise positiv erlebten Familienaktivitäten für Jugendliche als eine Überforderung herausstellen. Innerhalb der antidepressiven Medikamente im Jugendalter stellen die selektiven Serotonin-Wiederaufnahme-Hemmer (SSRI), unter ihnen das Fluoxetin, Medikamente der ersten Wahl dar (vgl. Ihle et al., 2012).

Bei beiden Medikamentengruppen sollte im Falle einer Kombination von Psychotherapie mit Psychopharmaka nach Möglichkeit sequenziell vorgegangen werden, indem man beispielsweise zunächst mit Psychotherapie allein beginnt und zu einem späteren Zeitpunkt eine medikamentöse Therapie initiiert, wenn die Psychotherapieeffekte allein nicht ausreichen. Gleichsam sollte auch die Reduktion oder das Ausschleichen aus der Medikation als Thema mit in die Psychotherapie integriert werden.

1.4.6.4 Ambulante und stationäre Maßnahmen der Jugendhilfe und stationäre Therapie

Bei einigen Familien sind die familiären Ressourcen, die zur Umsetzung einer ambulanten Therapie notwendig sind, von Beginn an so stark eingeschränkt, dass alleinige ambulante psychotherapeutische Interventionen nicht aussichtsreich erscheinen oder sich im Verlauf der Behandlung als nicht effizient erweisen. Mangelnde familiäre Ressourcen drücken sich beispielsweise dadurch aus, dass es den Eltern kaum gelingt, grundlegende Alltagsstrukturen im Zusammenleben mit den Kindern aufrechtzuerhalten, z.B. regelmäßige Mahlzeiten, Organisation und Begleitung des Schulbesuches, Schlafenszeiten. Häufig werden nur wenig klare Regeln vorgegeben, bei deren Einhaltung oder Nichteinhaltung kaum angemessene Konsequenzen durch die Eltern folgen. Der elterliche Erziehungsstil kennzeichnet sich in hohem Maß durch inkonsequentes und inkonsistentes Verhalten. Es zeigen sich häufige Konflikte auf der Paarebene. Zeitweise sind die Beziehungen zwischen Eltern und Jugendlichen sehr eng und zu wenig abgegrenzt, beispielsweise wenn Mutter und Tochter einen ähnlichen Lebensstil pflegen. Jugendliche können sich aber auch schon sehr stark von den Eltern abgekoppelt haben und „nach ihren eigenen Regeln leben“. In beiden Fällen gelingt es den Eltern nicht, die jugendliche Entwicklung angemessen zu begleiten und zu fördern (mangelndes elterliches Monitoring). Familienkonflikte sind vor diesem Hintergrund gewissermaßen vorprogrammiert, in der Regel auch schon lange vorhanden, die Interventionen aus SELBST-Familienprobleme erscheinen auch durchaus passend, allerdings ist eine wirkliche Umsetzung der therapeutischen Absprachen in den Alltag sehr fragwürdig. In solchen Fällen sind zuerst oder kombiniert unterstützende Maßnahmen der Jugendhilfe indiziert, die ihrerseits ambulante Hilfen (z. B. Einzelfallhelfer:in, sozialpädagogische Familienhilfe) bis hin zu stationären Maßnahmen (z. B. therapeutische Wohngruppe) beinhalten können.

Während sich die Einzelfallhilfe stärker auf die individuelle Förderung von Jugendlichen bezieht (z. B. bessere Integration in den Gleichaltrigenverband, Förderung von Interessen, berufliche Orientierung), nehmen Familienhilfen stundenweise am familiären Alltag teil, unterstützen die Eltern in Organisations- und Erziehungsfragen, können sogar Konfliktgespräche moderieren und begleiten. Durch den aktiven Einbezug einer Einzelfall- und/oder Familienhilfe in die ambulante Therapie, ergibt sich die Chance, Therapiethemen mit der Familie zeitlich intensiver zu diskutieren und neue Verhaltensweisen im familiären Alltag begleitet zu trainieren. Therapieinhalte und Ziele können eng mit Zielen der Jugendhilfe, wie sie in Hilfeplangesprächen regelmäßig vereinbart werden, abgestimmt werden. Kann kurz- oder langfristig die belastende Situation für Jugendliche in der Familie nicht verändert werden, bietet die Jugendhilfe Möglichkeiten einer stationären Hilfe an, die aus einer Wohngruppe mit oder ohne Therapieangebot, sowie bei älteren Jugendlichen aus Verselbstständigungsgruppen besteht, wo Jugendliche auf das selbstständige Leben in einer eigenen Wohnung vorbereitet werden.

Leider haben Eltern häufig, teils wegen eigener schlechter Erfahrungen, teils aber auch aufgrund von bedrohlichen Gerüchten, die um die Jugendhilfe kreisen („die nehmen einem die Kinder weg"), deutliche Vorbehalte, sich an das Jugendamt zu wenden und um Hilfe zu bitten. Es kann ein naheliegendes therapeutisches Ziel bei der Behandlung von Familienproblemen sein, den elterlichen Weg zur Jugendhilfe mittels therapeutischer Gespräche zu bahnen. Gleichsam ist auch die Beratung von Eltern und Jugendlichem in dem Fall bedeutsam, wenn die beste Lösung für die Familie darin gesehen wird, dass der Jugendliche zukünftig in einer Wohngruppe lebt. Da auch nach diesem Schritt die Familie weiterbesteht und die Familienbeziehungen nach wie vor relevant sind, können Interventionen aus SELBST-Familienprobleme z. B. bei der Gestaltung von Besuchskontakten sinnvoll sein.

Eine stationäre Aufnahme in einer kinder- und jugendpsychiatrischen Klinik ist dann indiziert, wenn primär die psychische Problematik der Jugendlichen eine besonders intensive Behandlung benötigt. Die Familie wird über Elterngespräche in die stationäre Therapie miteingebunden, ggf. werden auch im stationären Rahmen bereits ambulante Maßnahmen der Jugendhilfe geplant, um die familiären Ressourcen bei Rückkehr der Jugendlichen in die Familie zu stärken. Auch im stationären Setting können Interventionen aus SELBST-Familienprobleme eingesetzt werden.

1.5 Aufbau des Therapiemanuals SELBST-Familienprobleme

In diesem Kapitel werden die Therapiebausteine und ihre Kombinationsmöglichkeiten sowie das Setting der Therapiesitzungen vorgestellt.

1.5.1 Übersicht über die Therapiebausteine

Familienprobleme bei Jugendlichen stellen einen von insgesamt vier Interventionsbereichen dar, die durch SELBST abgedeckt werden (vgl. Kap 1.1). Das Therapiemanual von SELBST-Familienprobleme (vgl. Kapitel 2) besteht aus sieben Behandlungsphasen (vgl. vertikale Ebene, Kap 1.1). In der Regel werden alle Behandlungsphasen nacheinander durchlaufen, die rekursive Struktur des Modells ermöglicht jedoch jederzeit eine Rückkehr zu früheren Behandlungsphasen, beispielsweise um bei der Zwischenevaluation (vgl. Kapitel 2.6) gemeinsam zu entscheiden, ob weitere Therapieziele festgelegt und erarbeitet werden sollen (Rückkehr zu Phase 4, vgl. Kapitel 2.4). Phasen 1 bis 4 schaffen die Grundlage für die erfolgreiche Implementierung systemisch-behavioraler Strategien in Phase 5. In den vorangegangenen Phasen muss die Änderungsmotivation bei Eltern- und Jugendlichen erarbeitet worden sein. Nur auf der Basis einer tragfähigen therapeutischen Beziehung, einer individuellen Problem- und Zieldefinition mit den Beteiligten, der Erarbeitung eines gemeinsamen Störungsmodells und der Abstimmung von realistischen Therapiezielen lassen sich die Interventionen von Phase 5 wirkungsvoll umsetzen.

Die Phasen 1 bis 4, 6 und 7 werden in SELBST-Grundlagen (Walter et al., 2007) ausführlich dargestellt und im vorliegenden Band SELBST-Familienprobleme zusammenfassend für Familienprobleme bei Jugendlichen beschrieben. Für Phase 5 werden alle systemisch-behavioralen Interventionen des Therapieprogramms SELBST, die bei Familienproblemen im Jugendalter eingesetzt werden können, umfassend und praxisnah dargestellt. Die Therapiephasen enthalten jugendlichen- und elternzentrierte Interventionen.

Abbildung 5 zeigt die Therapiebausteine in Phase 5, die sich an Jugendliche und/oder Eltern richten. In Abhängigkeit von den Therapiezielen und den funktionalen Bedingungen werden die indizierten Therapiebausteine individuell zusammengestellt und durchgeführt. Dabei ist die Abfolge der Therapiebausteine in Abbildung 5 nicht zwingend, spiegelt teilweise aber eine gewisse Logik in der Behandlung wider. So ist es beispielsweise sinnvoll, beim Vorliegen einer stark verzerrten kognitiven Verarbeitung seitens Eltern oder Jugendlichen (beispielsweise in Form massiver Übergeneralisierung von Problemen) zuerst den problematischen kognitiven Verarbeitungsstil zu verändern, bevor Kommunikations- und Problemlösestrategien in der Therapie eingeführt werden. Auch ist es in den meisten Fällen ratsam, Eltern und Jugendlichen zuerst bestimmte Formen der Affektkontrolle zu vermitteln, bevor gemeinsam Konflikte thematisiert werden. Grundsätzlich sollen sich Therapeut:innen aber in der Auswahl der Therapiebausteine an der vorliegenden Problemkonstellation in der jeweiligen Familie orientieren. In der praktischen Arbeit ist es häufig notwendig, einen bereits durchgeführten Baustein erneut aufzugreifen oder zu aktualisieren, da eine Veränderung von chronifizierten Konfliktmustern Zeit benötigt und neue Strategien/Sichtweisen von den Beteiligten immer wieder eingeübt werden müssen.

Im Folgenden werden die Therapiebausteine aus Phase 5 von SELBST-Familienprobleme kurz skizziert (vgl. Kapitel 2.5). Das Therapiemanual für alle sieben Behandlungsphasen findet sich in Kapitel 2.

- *Psychoedukation (F-Edu).* Zu Beginn einer Therapie stellen *psychoedukative Gespräche* über das Jugendalter einen guten Einstiegs- sowie Ausgangspunkt für die weiterführende Beratung von Eltern und

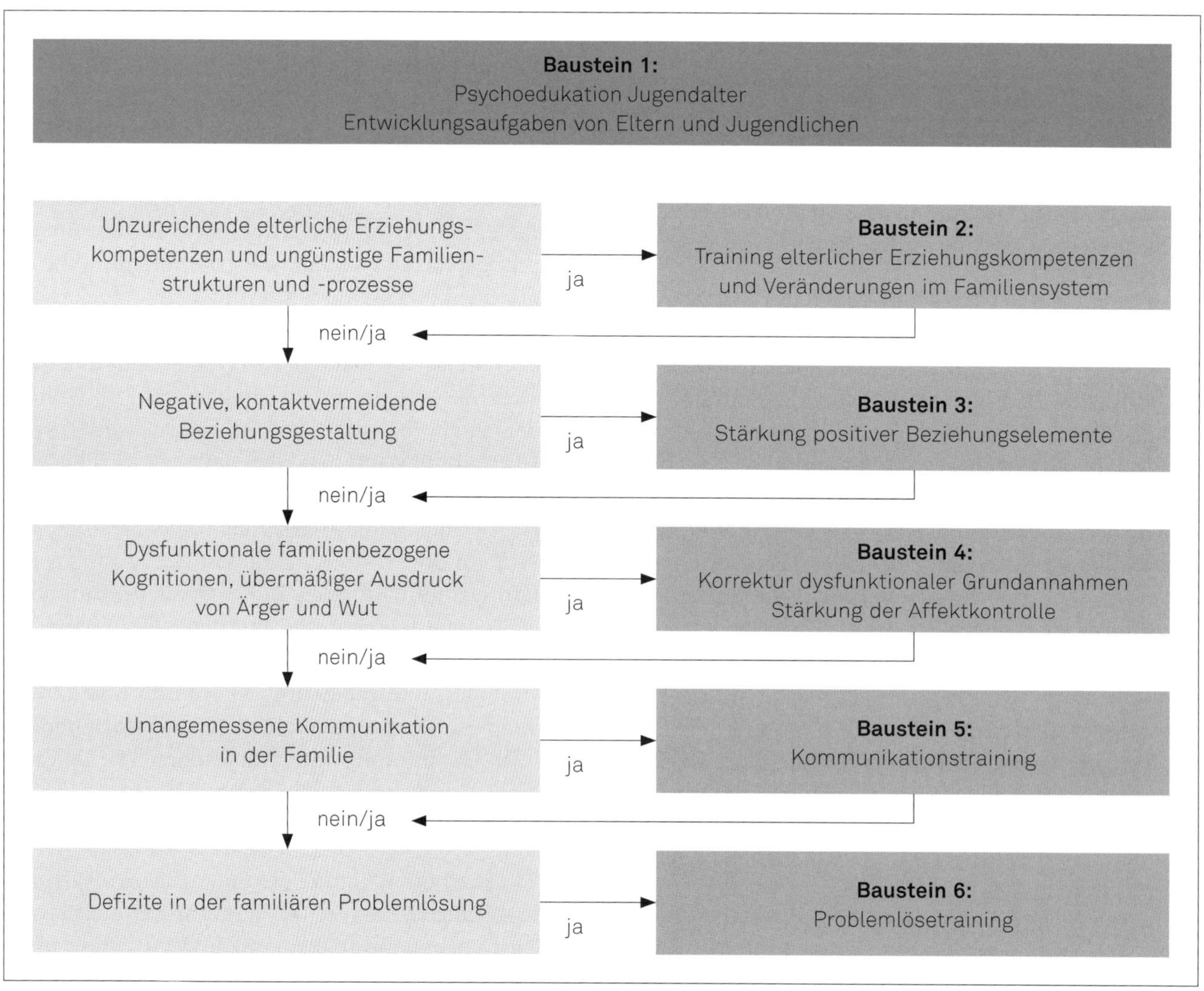

Abbildung 5: Entscheidungsbaum zur Auswahl der Therapiebausteine in Phase 5

Jugendlichen dar. Eltern wie Jugendliche werden angeregt über die aktuelle Entwicklungsphase des Jugendalters und die damit verbundenen Aufgaben zu reflektieren. Häufig beginnen solche Gespräche schon im Rahmen der Diagnostik, in der viele Fragen darum kreisen, wie sich Jugendliche im Vergleich zu anderen Jugendlichen entwickeln, welche Befürchtungen, aber auch Ressourcen seitens Eltern und Jugendlichen wahrgenommen werden. Die Eltern erhalten Raum, um ihre Position gegenüber einem zunehmend autonomer werdenden Kind, aber auch ihre Erwartungen an sich selbst in diesem Kontext zu klären (Entwicklungsaufgaben des Jugendlichen und der Eltern in dieser Phase; Welche Möglichkeiten eröffnen sich für die Eltern durch zunehmende zeitliche Freiräume?). Jugendliche habe Gelegenheit ihre Bedürfnisse, aber auch Sorgen zu äußern und gleichermaßen ihre Erwartungen gegenüber den Eltern zu verbalisieren.

- *Veränderungen im Familiensystem (F-Sys).* Veränderungen im Familiensystem sollten in den Blick genommen werden, wenn das Problemverhalten der Jugendlichen maßgeblich durch die familiäre Beziehungskonstellation ausgelöst oder aufrechterhalten wird. Dieser Fall tritt beispielsweise ein, wenn die Paarebene der Eltern gestört ist und es den Jugendlichen über ein Problemverhalten überdauernd gelingt, die Eltern zu spalten (z. B. indem die Mutter ein Problemverhalten des Sohnes gegenüber dem Vater immer verteidigt) und Jugendliche damit Ziele erreichen. Ungünstige familiäre Strukturen- und Prozesse sollen für die Beteiligten transparent gemacht und im Kontext mit den Familienkonflikten möglichst lebendig herausgearbeitet werden. Die Beteiligten sollen angeregt werden, über neue Wege nachzudenken, wie Probleme in der Familie gelöst und Bedürfnisse befriedigt werden können.
- *Training elterlicher Erziehungskompetenzen (F-Ek).* Häufig werden Familienprobleme und Konflikte durch unangemessene Erziehungspraktiken der Eltern mitbedingt. Diese sollen in einem rein elternzentrierten Baustein bearbeitet werden. In der Elternberatung kann der elterliche Erziehungsstil thematisiert werden, der sich in der Regel zwischen den Polen „laissez faire“ oder „überkontrollierend“ ansiedelt. Wie im Kindesalter sind die Erziehungsprobleme häufig durch ein unklares zugrundeliegendes Regelsystem, diffuse Aufforderungen, inkonsequentes und inkonsistentes elterliches Verhalten bestimmt. An dieser Stelle soll gemeinsam mit den Eltern erarbeitet werden, welche Erziehungsstile insbesondere im Jugendalter passend und für sie hilfreich sind. Eine enge Begleitung der Eltern bei der Einübung neuer Verhaltensstrategien soll die Selbstwirksamkeitserfahrungen der Eltern erhöhen.
- *Stärkung positiver Beziehungselemente (F-Bez).* Da sich vor dem Hintergrund von meist chronischen Familienproblemen in der Regel mindestens eine Beziehung zwischen Jugendlichen und Elternteil als emotional belastet kennzeichnet und sich neben den Einschränkungen, die den Betroffenen direkt daraus entstehen, auch eine schwierige Dynamik für das ganze Familiensystem ergibt, sollen mit diesem Baustein positive Beziehungsaspekte und Erfahrungen belebt oder wiederaufgebaut werden. Dem Aufbau gemeinsamer Aktivitäten und der verstärkten positiven Rückmeldung sollte ein mit Jugendlichen und Eltern ausführlich erarbeitetes Störungsmodell vorausgehen, infolgedessen die Beteiligten die Intervention als sinnvoll erachten und wirkliche Motivation dafür aufbringen. Zentral ist dabei, dass sich die Beteiligten wieder annähern und positive Beziehungsqualität erleben, die ihrerseits wieder motiviert, auch in schwierigen Situationen aufeinander zuzugehen bzw. weiter an den bestehenden Problemen zu arbeiten.
- *Korrektur dysfunktionaler Grundannahmen (F-Kog) und Stärkung der Affektkontrolle (F-Affkon).* Nicht selten werden bereits im Rahmen der psychoedukativen Gespräche unangemessene, dysfunktionale Annahmen seitens der Eltern in Bezug auf ihre Elternrolle und auf das Verhalten der Jugendlichen geäußert (z. B. „Ich bin dafür verantwortlich, dass mein Kind stets die besten Chancen erhält und ihm kein Leid widerfährt“). Umgekehrt äußern Jugendliche teils wenig realistische und dysfunktionale Annahmen bezüglich ihrer eigenen Rolle und der Position der Eltern in dieser Entwicklungsphase (z. B. „Mit 15 Jahren kann ich völlig selbstständig Entscheidungen treffen und meine Eltern haben sich nicht mehr einzumischen“). Die vorliegenden dysfunktionalen Annahmen und Erwartungshaltungen gehen stark automatisiert mit negativen Gefühlen wie Frustration, Wut, Ärger, möglicherweise aber auch mit der Wahrnehmung von Insuffizienz- und Schuldgefühlen einher. In der Regel können diese negativen Gefühle nur sehr bedingt von den Beteiligten kontrolliert werden und befördern weitere destruktive Auseinandersetzungen. Nach Einführung des kognitiven Modells sollen sowohl mit den Eltern als auch mit den Jugendlichen im sokratischen Dialog dysfunktionale Annahmen und ungünstige kognitive Stile herausgearbeitet und hinterfragt werden. Negative Affekte sollen im ersten Schritt wahrgenommen und benannt werden, stark negative Affekte kurzfristig reguliert werden. Langfristig sollen dysfunktionale Annahmen und Verarbeitungsstile im Familienkontext in einem

fortlaufenden Prozess sukzessive durch angemessenere, hilfreichere Annahmen ersetzt und im Alltag erprobt werden.
- *Kommunikationstraining (F-Kom).* Beim Vorliegen von Familienproblemen kennzeichnen sich die Diskussionen zwischen den Familienmitgliedern häufig durch einen angespannten, emotionalen, eher unsachlichen verbalen Austausch. Oft gelingt es den Beteiligten nicht, Konflikte ruhig zu besprechen, u.a. weil sich die Gesprächsteilnehmer:innen ständig ins Wort fallen, sehr schnell aggressiv auf eine Äußerung reagieren oder in sehr anklagendem Ton sprechen. Meist werden solche kommunikativen Defizite in der Therapie selbst deutlich oder zumindest berichtet. Es ist naheliegend, dass aufgrund dieser Defizite ein zielführender Problemlöseprozess stark eingeschränkt wird. Das Kommunikationstraining vermittelt sowohl für die Sprechenden als auch die Zuhörenden bestimmte Strategien, die sich für ein lösungsorientiertes Gespräch als günstig erwiesen haben. Während Therapeut:innen in der Anfangsphase eine eher direktive, anleitende Rolle übernehmen, ziehen sie sich im Verlauf des Trainings immer weiter zurück, mit dem Ziel, dass die Familie die Kommunikationsfertigkeiten zunehmend selbstständig in den Familienalltag integriert.
- *Familien-Problemlösetraining (F-PL).* Das Problemlösetraining zielt darauf ab, den Prozess des Problemlösens in der Therapiesituation mit der Familie einzuüben und die erlernten Strategien zunehmend in den Alltag der Familie zu transferieren. Gegenstand des Problemlösetrainings ist das stark formalisierte Durchlaufen eines 6-Punkte-Schemas von der Problemdefinition bis zur konkreten Umsetzung einer Problemlösung. Dabei kann der Prozess reversibel sein. Sollte die Familie Probleme mit einem bestimmten Stadium haben, kann sie auf das Stadium davor zurückgreifen. Auch hier vermindern Therapeut:innen ihre unterstützende Funktion in dem Prozess sukzessive, um die Selbstkontrolle und Selbstwirksamkeit der Familie zu fördern.

1.5.2 Abfolge und Kombination von Therapiebausteinen

Welche systemisch-behavioralen Interventionen in Phase 5 eingesetzt werden, wird am Ende von Phase 4 individuell geplant. Art und Abfolge der Interventionen richten sich nach dem gemeinsamen Störungsmodell und den mit allen Beteiligten festgelegten Therapiezielen. In der Regel werden Familienkonflikte durch verschiedene Problembereiche aufrechterhalten, so dass eine Kombination von Maßnahmen notwendig ist. Der Baustein „Stärkung positiver Beziehungselemente“ ist in einem Großteil der Fälle indiziert und meist schon zu Beginn nach der Psychoedukation sinnvoll. Auch ist häufig eine kognitive Bearbeitung von verzerrten Annahmen bei Jugendlichen und Eltern eine wichtige Voraussetzung, um überhaupt konstruktiv in einen gemeinsamen Problemlöseprozess eintreten zu können. Zu Beginn der Therapie wird, auch vor dem Hintergrund der Vertrauensbildung, eher mit Eltern und Jugendlichen getrennt gearbeitet, wobei spätestens bei Phasenabschluss die Ergebnisse in gemeinsamer Runde besprochen werden sollten. Der Baustein zur Förderung elterlicher Erziehungskompetenzen richtet sich ausschließlich an die Eltern, so dass der Jugendliche dann nur in größeren Abständen gesehen wird. Je konkreter Konfliktlösefertigkeiten in der Familie bearbeitet werden, wie z.B. im Rahmen von Kommunikations- und Problemlösetraining, desto häufiger sollten gemeinsame Termine durchgeführt und vorausschauend in der Planung berücksichtigt werden.

1.5.3 Setting und Strukturierung der Therapiesitzungen

Im Folgenden wird zunächst darauf eingegangen, wer in welchem Umfang an den Sitzungen teilnimmt (Jugendliche, Eltern, Geschwister), wie häufig die Sitzungen stattfinden, wie lange sie dauern und wie die Sitzungen allgemein aufgebaut sind. Abschließend wird auch auf die Möglichkeit eingegangen, zur aktiven Therapiegestaltung und zur Unterstützung des Transfers in den Alltag die JAY-App einzusetzen.

1.5.3.1 Teilnehmende an den Sitzungen

SELBST-Familienprobleme stellt jugendlichen-, eltern- und familienzentrierte Interventionen zur Verfügung:
- *Jugendlichenzentrierte Interventionen* stellen die Arbeit mit dem Jugendlichen in den Vordergrund. Die Sitzungen finden mehrheitlich mit dem Jugendlichen allein statt. Sie stellen ein zentrales Element der Phasen 1 bis 4 dar und sind Voraussetzungen für den Beziehungsaufbau zum Jugendlichen sowie den Aufbau von Therapiemotivation. Darüber hinaus bilden sie einen Schwerpunkt der Phase 5.
- *Elternzentrierte Interventionen* beinhalten die Arbeit mit den Eltern allein, z.B. psychoedukative Gespräche oder Interventionen zur Erhöhung der el-

terlichen Erziehungskompetenzen. Hier ist es sinnvoll, beide Elternteile gemeinsam einzuladen, insbesondere dann, wenn wichtige Inhalte von SELBST-Familienprobleme erarbeitet werden, wie die Abstimmung von Therapiezielen oder die Erhebung von subjektiven Störungsmodellen. Der oder die Jugendliche wird vorab über die Gespräche mit den Eltern informiert und sollte auch sein/ihr Einverständnis dazu erteilt haben.

- *Familienzentrierte Interventionen* werden regelmäßig in Form von Familiensitzungen durchgeführt. Dies ist bereits in Phase 3 und 4 der Fall, wenn es darum geht, subjektive Störungsmodelle in einem gemeinsamen Störungsmodell zu integrieren, Problemdefinitionen zusammenzuführen und Behandlungsziele abzustimmen. Aber auch viele andere Interventionsbausteine in Phase 5 von SELBST-Familienprobleme sollten in gemeinsamen Gesprächen erörtert und ggf. auch in Familiensitzungen gemeinsam trainiert werden. Schließlich ist es auch beim Ziehen einer Zwischenbilanz immer wieder wichtig, alle Beteiligten dazu zu befragen, inwiefern Veränderungen im Alltag erreicht wurden (vgl. Kap 2.6).

Geschwister können oder müssen, je nach Problemstellung, bei der Behandlung von Familienproblemen miteinbezogen werden, da sie ein wichtiger Bestandteil des familiären Systems sind, bedeutsame Informationen liefern können und häufig auch in konkrete Problemlöseprozesse der Familie mit einzubeziehen sind. Im Einzelfall kann es auch sinnvoll sein, andere nahe Verwandte/Freunde der Familie mit einzubeziehen, die die Familie unterstützen. In jedem Fall sollten Jugendliche ihr ausdrückliches Einverständnis zum Einbezug weiterer Personen gegeben haben.

1.5.3.2 Sitzungsfrequenz und -dauer

In der Regel wird eine Sitzung pro Woche durchgeführt. Die Sitzungsdauer beträgt durchschnittlich 45 bis 50 Minuten. Insbesondere im Rahmen der Familiensitzungen kann es hilfreich sein, die Dauer geplant auf 80 bis 90 Minuten auszudehnen.

Wenn die familiäre Situation sehr zugespitzt ist oder auch eine längere Elternberatung angedacht ist, kann es sinnvoll sein, mehrere Sitzungen pro Woche anzuberaumen. So ist es beispielsweise denkbar, im Rahmen der ersten vier Behandlungsphasen zunächst in einer Sitzung mit dem Jugendlichen allein zu arbeiten und in einer weiteren Sitzung der gleichen Woche ein Elterngespräch durchzuführen. Im Rahmen konkreter Interventionen in der Behandlungsphase 5 kann es sinnvoll sein, Kontakte mit der Familie per Telefon oder Video zwischen den Terminen einzuplanen, um die konkrete Umsetzung von Interventionen besser begleiten zu können. Sind Videoaufnahmen, z.B. von einem Problemlösetraining im häuslichen Rahmen ohne therapeutische Begleitung erstellt worden, so muss vorab geplant werden, wann Therapeut:innen das Material sichten können, um dann ggf. in einer Familiensitzung dazu Rückmeldung geben zu können.

1.5.3.3 Aufbau der Sitzungen

Wie in SELBST-Grundlagen bereits dargestellt bietet sich in der Regel folgendes Vorgehen an (vgl. Walter et al., 2007):

- *Gespräch über die Ereignisse seit der letzten Sitzung:* Zu Anfang jeder Sitzung werden Vorkommnisse seit der letzten Sitzung exploriert. Therapeut:innen tragen dafür Sorge, dass neben belastenden, ungünstigen Ereignissen auch positive, weniger problematische Ereignisse thematisiert werden. Diese Phase dient der Aufwärmung und erleichtert die therapeutische Orientierung. Werden keine besonderen Vorkommnisse berichtet, ist eine Dauer von ungefähr 5 Minuten ausreichend. Es ist günstig, dafür Sorge zu tragen, dass dieses Gespräch nicht zu sehr ausufert, weil ansonsten die Gefahr besteht, dass nur aktuelle Probleme aufgegriffen werden und ein systematisches Bearbeiten zentraler Schwierigkeiten nicht möglich ist.
- *Bearbeitung der Problem- oder Ziellisten:* Zum Ende der Phase 4 werden konkrete Behandlungsziele und auch die Reihenfolge der zu erreichenden Therapieziele festgelegt. Die Familienprobleme, die durch die nachfolgenden Interventionen der Phase 5 vermindert werden sollen, werden als aktuelle Schwierigkeiten auf einer Problemliste oder als zu erarbeitende Therapieziele auf einer Zielliste erfasst (vgl. Kapitel 2.4). Diese werden von nun an in jeder Sitzung von den anwesenden Beteiligten ausgefüllt. Wird innerhalb eines Therapiebausteins über einen längeren Zeitraum mit einer Partei allein gearbeitet (beispielsweise über vier Sitzungen nur mit den Jugendlichen), sollte therapeutisch etwa nach jeder vierten Sitzung Kontakt zu den Eltern aufgenommen und die Problem-/Zielliste telefonisch erfragt werden, um auch die elterliche Beurteilung in die Therapiesitzung mit den Jugendlichen einbringen zu können. Das gleiche Prozedere gilt auch für den umgekehrten Fall.
- *Besprechen der Therapieaufgaben:* In der Regel werden am Ende jeder Sitzung *Therapieaufgaben* (JOB der Woche) bis zur nächsten Sitzung festgelegt, die zumeist Interventionen im häuslichen Setting be-

inhalten. Dazu kann ab Phase 5 das Arbeitsblatt „JOB der Woche – Protokoll" (G13) eingesetzt werden, auf dem Therapeut:innen mit den jeweiligen Familienmitgliedern festlegen, mit welchem Ziel welche Therapieaufgabe zu welcher Tageszeit im Laufe der Woche durchgeführt werden soll. Zusätzlich können Erinnerungshilfen an den JOB der Woche notiert werden. Zeitweise kann es hilfreich sein, auch zwischen den Therapiesitzungen mit der Familie in Kontakt zu bleiben. Es ist darüber hinaus sehr wichtig, die Beteiligten dazu anzuleiten, ihre Therapieaufgaben im Alltag auch zu protokollieren und in die nächste Therapiesitzung mitzubringen. Im nachfolgenden Kapitel 1.5.3.4 wird für Jugendliche der ergänzende Einsatz der Jay-App beschrieben. Hierdurch lässt sich der Transfer in den Alltag häufig verbessern. Die Erfahrungen der Jugendlichen bzw. der Eltern bei der Durchführung der Therapieaufgabe werden in der nächsten Sitzung exploriert, ggf. werden Schwierigkeiten bei der Durchführung bearbeitet. Häufig werden Therapieaufgaben beim ersten Versuch nicht vollständig erledigt und müssen den individuellen Bedingungen angepasst werden. Bearbeitung der Problem- bzw. Ziellisten und Besprechen der Therapieaufgaben dauern normalerweise etwa zehn Minuten. In Einzelfällen kann es vorkommen, dass Schwierigkeiten bei der Erledigung der Therapieaufgaben die gesamte Sitzung in Anspruch nehmen und Therapeut:innen von dem geplanten Ablauf der Behandlungsstunde abweichen.

- *Bearbeitung eines Therapiebausteins:* Mit den Anwesenden wird der durchzuführende Therapiebaustein anhand des Therapiemanuals (vgl. Kapitel 2) erarbeitet. Hierbei kann ein neuer Baustein begonnen oder ein zuvor begonnener Baustein vertieft werden. Dabei sollte die Gesprächsführung auf zentrale Inhalte der Intervention unter Zuhilfenahme der vorgesehenen Materialien gelenkt werden. Das Therapiemanual enthält die wichtigsten Schritte eines Bausteins, diese müssen aber therapeutisch den individuellen Bedingungen der Jugendlichen und der jeweiligen Familie angepasst werden.
- *Festlegen der Therapieaufgabe:* Den Abschluss einer Sitzung bildet das gemeinsame Vereinbaren der Therapieaufgabe (JOB der Woche) bis zur nächsten Sitzung. Die Therapieaufgabe greift die Inhalte des aktuellen Therapiebausteins auf und legt Interventionen fest, die von Jugendlichen bzw. den Bezugspersonen bis zur nächsten Sitzung durchgeführt werden (vgl. Kapitel 2). Dabei sollte darauf geachtet werden, dass die Therapieaufgaben von den Beteiligten akzeptiert werden und mögliche Überforderungen ausgeschlossen sind, um die Wahrscheinlichkeit von Misserfolgen gering zu halten. So müssen sich Jugendliche, Eltern oder die ganze Familie dazu bereit erklären, festgelegte Interventionen durchführen zu wollen. Fehlt die Bereitschaft, eine Therapieaufgabe durchzuführen, ist es wichtig, subjektive Gründe zu explorieren und auszuräumen. Ist die Verweigerung grundsätzlicher Natur, sollten therapeutisch im Rahmen einer Widerstandsanalyse mögliche Gründe exploriert und Bedingungen modifiziert werden (vgl. Kap 2.6).

1.5.3.4 Aktive Therapiegestaltung und Alltagstransfer mit der JAY-App

An dieser Stelle soll der Einsatz von konkreten Gestaltungsmitteln und Materialien, inklusive der Anwendung der JAY-App, beschrieben werden, die sich in der Praxis bewährt haben, um Jugendliche und Eltern in und außerhalb der Therapie in einem möglichst aktiven Arbeitsprozess zu halten. Hinweise zum Aufbau von Änderungsmotivation durch therapeutische Gesprächsführung sind hier nicht Gegenstand, sondern werden in Phase 4 (vgl. Kapitel 2.4) ausführlich beschrieben.

Allen SELBST-Bänden ist gemein, dass sie entsprechend der zu erarbeitenden Themen diverse Arbeitsblätter für den Einsatz in der Therapiestunde anbieten. Zudem stehen zusätzlich Materialien für den „Job der Woche" für Jugendliche und/oder Eltern bereit, um die Umsetzung von Therapieinhalten im Alltag zu fördern. Konkrete Hinweise dazu, wann Therapiestunden ergänzend mit Videotherapie oder durch Einsatz digitaler Medien zur Umsetzung der einzelnen systemisch-behavioralen Bausteine dieses Manuals sinnvoll anzubieten sind, finden sich spezifisch in den Kapitel 2.5.1 bis 2.5.6. Immer dann, wenn die Teilnahme einzelner Familienmitglieder dadurch gesteigert werden kann, dass auch Videotherapie angeboten wird, sollte der Versuch gemacht werden, auch in diesem Format zu arbeiten. In der Praxis zeigt sich eine flexible Handhabung von Videotherapie und Terminen vor Ort als praktikabel, gleichwohl davon abgeraten wird, sich bei Familienproblemen vorab auf ein reines Videotherapie-Format verpflichten zu lassen. Vor allem wenn mehrere Familienmitglieder zusammen in einer Sitzung beobachtet oder angeleitet werden sollen, können Therapeut:innen häufig besser Eindrücke und Informationen in der Durchführung vor Ort sammeln. Geht es im weiteren Verlauf aber um die Einübung von schon gelernten Strategien im Familienalltag, kann eine Begleitung von Übungen durch Videotherapie (z. B. beim gemeinsamen Problemlösen) sogar indiziert sein. Ist es sinnvoll, von Familienmitgliedern erstellte Audio- oder Videoaufnahmen (z. B. per Mobiltelefon) in die Therapie zu integrieren, sollte zur Sichtung des Materials therapeutisch genug Zeit eingeplant werden. Die Freiwilligkeit aller Mitwirkenden muss selbstverständlich gegeben sein.

Arbeitsblätter werden von Eltern und Jugendlichen unterschiedlich aufgenommen. Die einen freuen sich über die Möglichkeit, gemeinsam mit Therapeut:innen ein Arbeitsblatt aktiv bearbeiten und ausfüllen zu können. Andere – häufiger Jugendliche – zeigen sich gegenüber der Bearbeitung eines Arbeitsblattes sowohl während der Therapiesitzung als auch außerhalb – trotz grundsätzlich gegebener Behandlungsmotivation – auch im Rahmen des Gesprächs teilweise unmotiviert. Einige erleben das Schreiben als aversiv und beklagen, dass die Bearbeitung der Arbeitsblätter am Tisch „wie in der Schule sei". Um Ermüdungsprozessen in der Therapiestunde entgegenzuwirken, sollten Therapeut:innen bemüht sein, bei der Erarbeitung von Inhalten unterschiedliche didaktische Mittel (vgl. Dübbelde, 2017) einzusetzen. Grundsätzlich sind alle zur Verfügung gestellten Arbeitsmaterialien/Medien selbstverständlich als Optionen zu verstehen und es obliegt immer der klinischen Einschätzung in jeder Stunde, wann und wie viele der vorgegebenen Optionen genutzt werden. Der Erfolg einer Therapie misst sich nicht an der Menge durchgearbeiteter Arbeitsblätter, wohl aber an einer guten Sitzungsstrukturierung durch Therapeut:innen (auch dafür können Materialien Anhaltspunkte geben), und einer möglichst engen Verzahnung von Erkenntnissen in der Therapiestunde mit Lernerfahrungen der Beteiligten im Familienalltag.

Folgende didaktische Hilfsmittel/Methoden können in der Stunde dabei helfen, die „Arbeitssituation" abwechslungsreicher zu gestalten, die Beteiligten zu aktivieren und die Aufmerksamkeit gegenüber den Themen aufrecht zu erhalten:

- Nutzen Sie statt eines DIN A-Blattes auf dem Tisch häufiger einen Flipchart, auf dem Sie die Struktur des Arbeitsblattes abbilden. Lassen Sie ihre Gesprächspartner:innen aufstehen und selbst Begriffe auf dem Flipchart eintragen. Alternativ können Sie auch Karteikarten beschreiben (lassen) und mit einer Klammer an einer Leine aufhängen. Zum Beispiel zum Thema Konfliktsituationen: „Was mich in der Familie besonders aufregt".
- Visualisieren Sie Zusammenhänge, indem Sie diese in einem Schaubild zusammenfassen. Erarbeiten Sie Mindmaps, die Sie auch über mehrere Stunden sukzessive ergänzen, z. B. Entwicklung eines Genogramms oder auch „Stärken in der Familie/einzelner Familienmitglieder". Möglicherweise lassen sich Symbole entwickeln, die gut im Gedächtnis bleiben und in der nächsten Stunde wieder aufgegriffen werden können?
- Stoßen Sie möglichst viel freie Assoziationsbildung/Brainstroming zu Themen an: Dies kann geschehen, indem Sie beispielsweise nur einen Begriff auf ein Blatt oder das Flipchart schreiben und die Teilnehmenden auffordern, ungefiltert alle Eindrücke zu benennen, die ihnen einfallen (stummer Impuls), zum Beispiel zum Thema „Jugenddalter" oder „Familienzeit".
- Erproben Sie den Einsatz der Kartensets „Satzergänzungen für Jugendliche" (Gräßer & Hovermann, 2024b) sowie „Satzergänzungen für Erwachsene" (Gräßer & Hovermann, 2024a). Mit einer Auswahl von 180 Satzanfängen aus bis zu 18 Kategorien können Sie die Teilnehmer spontan um die Vervollständigung von Sätzen bitten. Die Autor:innen regen diverse Durchführungsvarianten (z. B. Einzeln oder in der Gruppe; als Tempo-Variante oder als Hausaufgabe; als Interviewspiel oder der Reihe nach) an.
- Gleichsam können Sie die Teilnehmenden auffordern, einfach zu einem Thema für einen kurzen Zeitraum drauf loszuschreiben (free writing), ggf. übernehmen Sie als Therapeutin das Schreiben, wenn dieses als aversiv erlebt wird. Schauen Sie später gemeinsam über den Text und tauschen Sie Eindrücke aus (zum Beispiel „Ein völlig verrückter Tag mit meinem Kind/Partner/Elternteil").
- Schreiben Sie einen zentralen Begriff auf ein Blatt oder das Flipchart und fordern Sie die Teilnehmenden auf, zu jedem Buchstaben ein thematisch relevantes Wort zu finden (Wortbild), zum Beispiel zum Thema REGELN (R: relevant; E: Einverständnis; G: grundsätzlich; E: eindeutig, L: langweilig, N: notwendig). Auf diesem Weg können zum Beispiel auch Inhalte der letzten Therapiestunde wieder aktualisiert werden.
- Leiten Sie ein Thema mit einer kurzen Geschichte/Anekdote ein und regen Sie die Beteiligten an darüber nachzudenken, warum Sie diese erzählen. Anregungen für Geschichten finden Sie u. a. in dem Buch „Therapeutische Metaphern für Kinder und das Kind in uns" von J. C. Mills und R. J. Crowley (2021).
- Leiten Sie ein Thema ein, indem Sie mitgebrachte Gegenstände dazu ausstellen (Vernissage) und Reaktionen dazu einsammeln, z. B. eine kleine Duftkerze beim Thema Selbstversorgung; ein Wollknäul bei der Ergründung von verschiedenen Konfliktperspektiven, eine Packung Streichhölzer beim Thema explosible Streitsituationen.
- Machen Sie sporadisch provokative Äußerungen zu Themen. Befördern Sie humorvoll den Austausch

verschiedener Standpunkte, z. B. „Was spricht dafür, sich in einer Familie oft und energisch zu streiten?“ oder „Was müsstest du/Was müssten Sie tun, um möglichst viel Ärger mit Person X zu haben?“

- Fordern Sie die Beteiligten auf, einen Sachverhalt vom möglichst entgegengesetzten Standpunkt zu betrachten (Kopfstandmethode): „Welchen ‚guten Grund‘ könnte Person X haben, um sich zu diesem Thema mit dir/Ihnen in einen Konflikt zu begeben?“
- Fordern Sie die Beteiligten auf, sich gegenüber einem Thema/einer Situation unterschiedliche „Denkhüte“ aufzusetzen. Wer den roten Hut aufhat, fokussiert auf Gefühle/Ahnungen; wer den blauen Hut trägt, fokussiert auf die sachlichen Inhalte/ist distanziert; wer den schwarzen Hut aufhat, fokussiert auf eine negative Sicht, wer den gelben Hut aufhat, demonstriert eine optimistische Sichtweise, wer den grünen Hut aufhat, fokussiert auf neue Ideen/Denkweisen (z. B. Einführung eines Diskussionsthemas in der Familie: Wie können in einer Familie Aufgaben möglichst gerecht verteilt werden? In der nachfolgenden Diskussion sollen die verschiedenen Sichtweisen hinsichtlich ihres Informationsgehaltes gewürdigt werden).
- Spielen Sie Situationen, z. B. Konflikte möglichst häufig mit Beteiligten in Rollenspielen durch. Dabei können/sollen die Beteiligten nicht nur sich selbst, sondern auch andere Beteiligte spielen, und die Therapeut:innen schlüpfen alternierend in verschiedene Rollen. Das Rollenspiel hilft dabei, Situationen tiefergehend zu ergründen (z. B. indem Gedanken/Gefühle/Verhalten der Beteiligten) herausgearbeitet und so zugänglich gemacht werden. Darüber hinaus können im Rollenspiel neue Verhaltensstrategien eingeübt werden (vgl. Hilfreiche Methoden bei Rollenspielen in „Gleichaltrigenprobleme im Jugendalter“; Dresbach & Döpfner, 2020). Bei Familienkonflikten ist es empfehlenswert, Rollenspiele zuerst in der Dyade (Therapeut – Jugendliche oder Therapeut – Eltern) durchzuführen, um die Situation gut zu ergründen und kompetentes Verhalten schrittweise einzuüben.
- Machen Sie Videoaufnahmen von Rollenspielen/Gesprächen in der Stunde und analysieren Sie diese gemeinsam mit den Beteiligten nach bestimmten Gesichtspunkten (z. B. Positive Kommunikationsstrategien in einer Unterhaltung).
- Nutzen Sie die Technik der „Stuhlübung“, um die Ressourcen und das emotionale Erleben der Klienten zu aktivieren, den Perspektivwechsel und neue emotionale Ausdrucksformen zu unterstützen. Stuhlübungen wurden bei der Erprobung dieses Manuals vor allem zur Unterstützung des Perspektivwechsels genutzt, indem ein Familienmitglied zum Beispiel hinter dem (leeren) Stuhl eines anderen Mitgliedes steht und angeleitet durch den Therapeuten imaginiert, was diese Person z. B. in einer zurückliegenden Konfliktsituation gedacht und gefühlt hat. Stuhlübungen eignen sich aber auch dazu, dass der Klient in einen imaginativen Dialog mit einem anderen Familienmitglied tritt, entweder indem er mit dem leeren Stuhl spricht oder indem sich die Therapeutin stellvertretend auf dem Stuhl sitzend in die Rolle der imaginierten Person begibt und ausgehend von dieser Rolle danach in den Dialog mit dem Klienten tritt. Darüber hinaus können Stuhlübungen dabei helfen, innere Anteile eines Familienmitgliedes, z. B. übermäßig ängstliche/impulsive Ausprägungen oder stark ausgeprägte selbstkritische Stimmen, zu bearbeiten und sie können Klient:innen in einem Dialog zur Überprüfung von dysfunktionalen Kognitionen unterstützen. Eine gute Anleitung vermittelt S. Hedlund (2011) in ihrem Buch „Mit Stift und Stuhl. Illustrationen und Stuhlübungen für Psychotherapie, Beratung und Coaching“.
- Etablieren Sie eine „take home message“, indem Sie die Beteiligten anregen, in den letzten drei Minuten ein bis zwei Kernsätze aus der Stunde zu formulieren. Diese Kernsätze können gut für einen Wiedereinstieg in die nächste Stunde genutzt werden.
- Regen Sie die Beteiligten z. B. bei Stundenende an, in 60 Sekunden alle relevanten Informationen zu einem Thema/einer Idee zu „bewerben“.

Die vorgestellten Mittel/Methoden können die Gesprächssituation am Tisch auflockern und eine höhere Aktivierung der Beteiligten herstellen. Indem die Teilnehmenden spontaner agieren, werden mehr Gefühle und Ressourcen aktualisiert, die therapeutisch gut nutzbar sind (lesenswert in diesem Kontext auch Beaulieu, 2021, „Impacttechniken für die Psychotherapie“). Spontanität im therapeutischen Setting setzt aber auch ein gewisses Vertrauensverhältnis zu Therapeut:innen voraus, dem Rechnung getragen werden muss. So werden Rollenspiele häufig initial von Familienmitgliedern als anstrengend, teils auch peinlich erlebt. Hier ist es hilfreich, wenn Therapeut:innen selber als Modell möglichst unbefangen agieren, graduierte Anforderungen stellen und sich nicht vorschnell von Ideen abbringen lassen. Die Beteiligten sollen selbstverständlich für ihre spontane Mitwirkung ausdrücklich positiv verstärkt werden.

Einbezug der JAY-App (Journaling App for Youth)

Eine weitere Motivationshilfe kann der Einsatz von digitalen Medien darstellen. Deshalb wurde die Journaling App for Youths – JAY (Görtz-Dorten & Döpfner, 2021) integriert, deren Funktionen auf Smartphone oder Tablet-PC Jugendliche altersgerecht dabei unterstützen können, therapierelevante Inhalte im Alltag zu erheben und zu integrieren.

JAY ist als Therapiebegleitung gedacht und sollte nur unter Anleitung von approbierten oder sich in Ausbildung befindlichen (Kinder- und Jugendlichen-)Psychotherapeut:innen verwendet werden. JAY dient neben der Förderung des Transfers von Bewältigungsstrategien, die in der Therapie erarbeitet wurden, auch der Unterstützung einer spezifischen Diagnostik und der Verlaufskontrolle. JAY kann spezifische Informationen über erlebte Problemsituationen aus der Jugendlichenperspektive im Alltag liefern (so auch über Familienkonflikte) und den Transfer von erarbeiteten Bewältigungsstrategien (zum Beispiel der Ärgerkontrolle) in den Alltag der Jugendlichen erleichtern und überprüfen. Die App kann die Motivation von Jugendlichen zur Durchführung von Therapieaufgaben erhöhen. Sie ist für den Altersbereich von etwa 13 bis 17 Jahren konzipiert und kann auch spezifisch bei verschiedenen Störungsbildern im Jugendalter eingesetzt werden (vgl. Abbildung 6):

- Störungen des Sozialverhaltens (Aggressives Verhalten, Oppositionelles Verhalten, Begrenzte
- prosoziale Emotionalität),
- Angststörungen,
- Depressive Störungen,
- Zwangsstörungen und
- Aufmerksamkeitsdefizit-/Hyperaktivitätsstörungen.

Besonders gut kann die App in Kombination mit verhaltenstherapeutischen Behandlungsprogrammen, wie z. B. den Therapieprogrammen für Jugendliche mit Selbstwert-, Leistungs- und Beziehungsstörungen (SELBST, Band 1–4) oder dem Therapieprogramm für Kinder und Jugendliche mit Angst- und Zwangsstörungen (THAZ), eingesetzt werden. Eine alleinige Verwendung der App ohne therapeutische Anbindung wird nicht empfohlen.

Die Nutzung der App in einem therapeutischen Rahmen sollte auch mit den Sorgeberechtigten sowie weiteren Bezugspersonen der Jugendlichen besprochen werden. Die Einträge der Jugendlichen in den einzelnen Funktionen werden auf dem Smartphone gespeichert. Daher ist es wichtig, mit ihnen über die Vertraulichkeit der von ihnen in die App eingegebenen Informationen zu sprechen und sie dafür zu sensibilisieren, auf ihr Smartphone und auf ihre Daten zu achten.

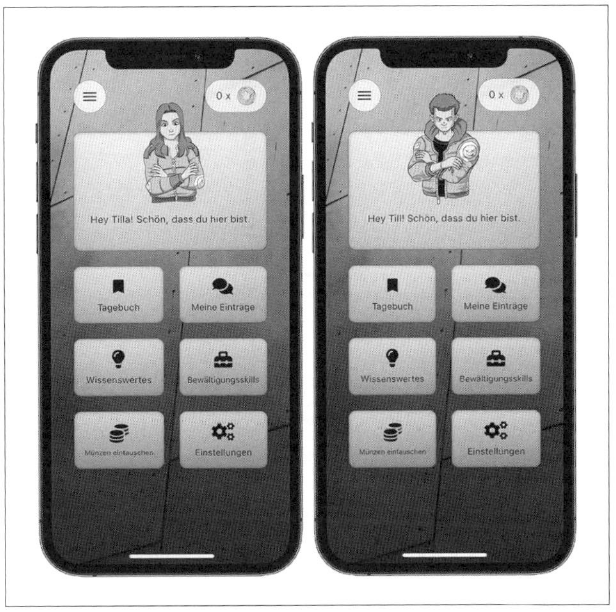

Abbildung 6: Willkommen (männlicher und weiblicher Avatar)

Aufbau. Die App beinhaltet folgende Funktionen:

- Gestaltungs-Funktion („Mein Avatar“)
- Psychoedukations-Funktion („Wissenswertes“)
- Momentary Assessment-Funktion („Wie geht's?“)
- Videotagebuch-Funktion („Videotagebuch“)
- Erinnerungs-Funktion („Denk‘ dran!“)
- Problemlösetrainings-Funktion („Sei dein:e eigene:r Regisseur:in“)
- Bewältigungsskills-Funktion („Bewältigungsskills“)
- Verstärker-Funktion („Münzen eintauschen“)

Die Jugendlichen können über die App die im Alltag erlebten Problemsituationen und die dabei ausgelösten Gedanken, Gefühle und Verhaltensweisen, sowie die eingesetzten Bewältigungsstrategien im Alltag per Video oder durch kurze Eingaben aufzeichnen. Die App kann die Jugendlichen an Therapieaufgaben erinnern und sie für die Nutzung der App verstärken. Die einzelnen Funktionen werden von den Therapeut:innen eingestellt und spezifiziert.

Durchführung. Die verschiedenen Funktionen der App sind störungsspezifisch (zu Störungen des Sozialverhaltens, Angststörungen, Depressiven Störungen, Zwangsstörungen und Aufmerksamkeitsdefizit-/Hyperaktivitätsstörungen) auswählbar.

Gestaltungs-Funktion („Mein Avatar“). Hier können die Jugendlichen sich zunächst ihren Avatar und die Bildschirmgestaltung frei auswählen (vgl. Abbildung 7 und 8).

Psychoedukations-Funktion („Wissenswertes“). Zu einem bestimmten von den Therapeut:innen zu definierenden Störungsbereich wird den Jugendlichen anhand von sich nach und nach aufbauenden erklärenden

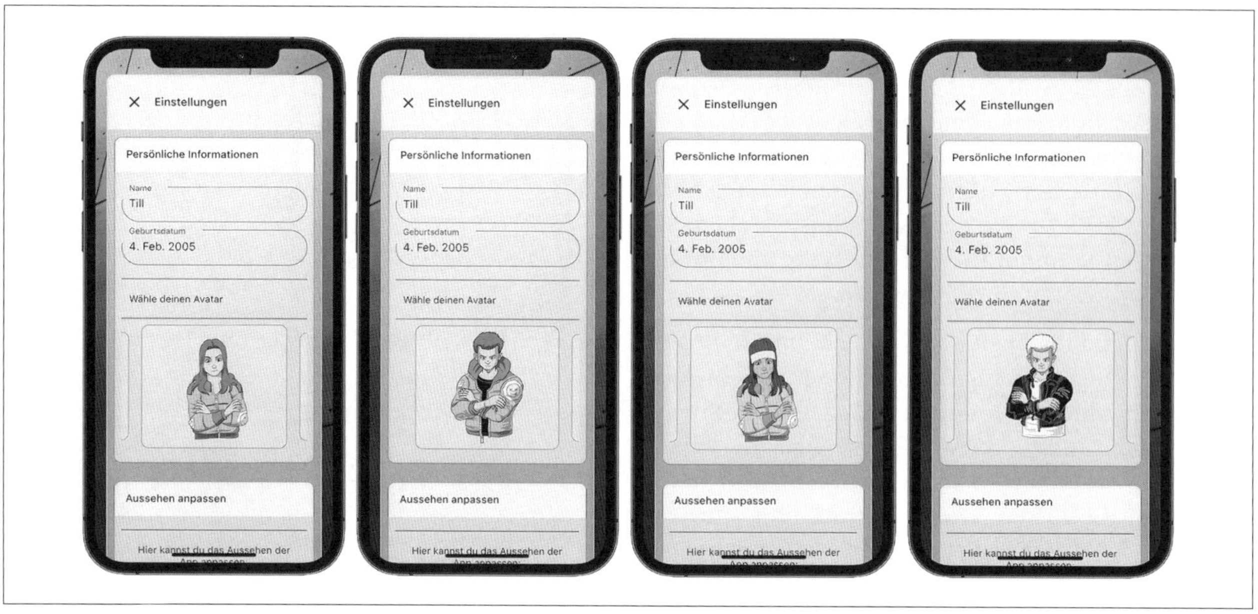

Abbildung 7: Auswahl eines Avatars

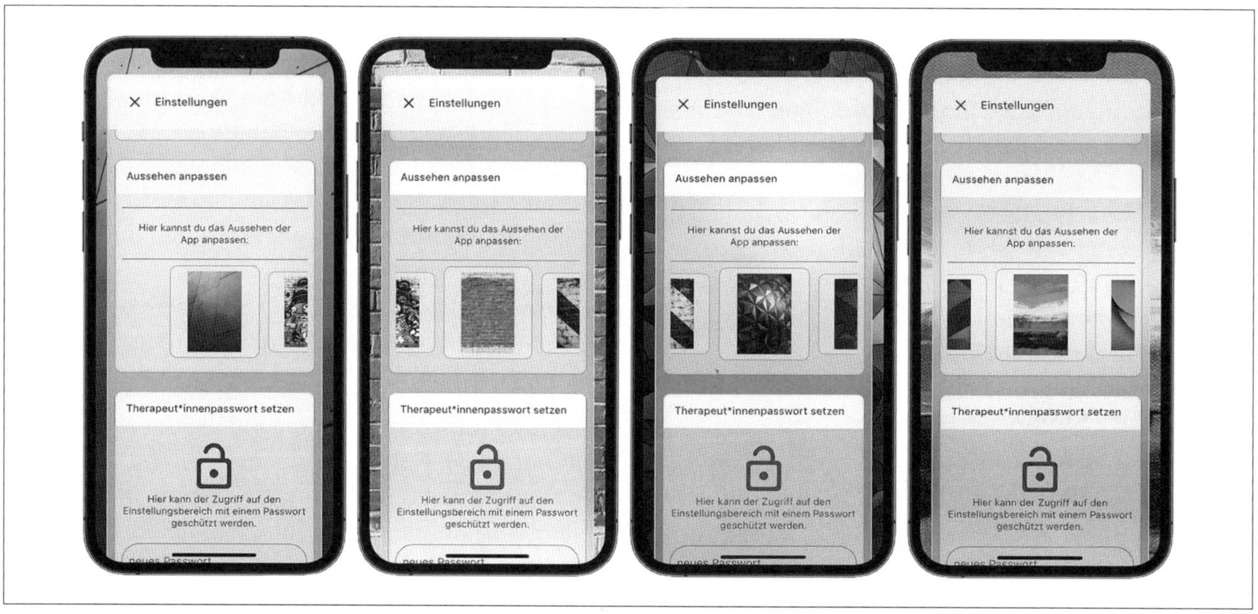

Abbildung 8: Auswahl eines Bildschirmdesigns

Grafiken das Entstehungsmodell über die Ursachen des jeweiligen Problemverhaltens erklärt (vgl. Abbildung 9). Dieses Modell stellt die Basis für die Entwicklung einzelner Interventionsschritte dar. Die Ansätze einer kognitiven Verhaltenstherapie werden vorgestellt und ein Ausblick auf Veränderungsmöglichkeiten wird gegeben.

Momentary Assessment-Funktion („Wie geht's?"). Zu bestimmten von den Therapeut:innen zu definierenden Uhrzeiten werden die Jugendlichen per Push-Nachricht aufgefordert, über ihre aktuellen Gefühle (Angst, Ekel, Freude, Trauer, Wut) und Befindlichkeiten (unkonzentriert, eiskalt, lustlos) durch kurze Eingaben Auskunft zu geben. Anhand eines Emometers (Gefühlsthermometers) kann zudem die subjektiv erlebte Intensität der Gefühle (von 0–100 %) angegeben werden. Welche Gefühle oder Stimmungen beurteilt werden sollen, kann von den Therapeut:innen definiert werden. Zusätzlich können von den Therapeut:innen Items (Aussagen) vorgegeben werden, die aktuelle Gedanken, Gefühle und Verhaltensweisen abfragen (vgl. Abbildung 10).

Videotagebuch-Funktion („Videotagebuch"). Die Jugendlichen werden vom gewählten Avatar begrüßt und aufgefordert, über eine schwierige Situation zu berichten oder darüber, was ihnen heute gut gelungen ist, indem sie ein Video aufnehmen und die Situation erzählen. Den Jugendlichen können dann verschiedene Fragen gestellt werden (z. B.: „Hey, was geht? Gab es heute eine schwierige Situation für dich? Erzähl doch mal, was passiert ist. Was hast du gedacht? Was ging in deinem Kopfkino dabei ab? Wie hast du dich gefühlt? Was hast du danach gemacht?“), die sie per Videotagebuch beantworten (vgl. Abbildung 11).

Abhängig vom Therapiefortschritt kann ein verkürzter Fragenkanon (über verschiedene Level) ausgewählt oder individuell (über Bausteine) zusammengestellt werden. Per Push-Benachrichtigung werden die Jugendlichen zu einem gewünschten Zeitpunkt (z. B. montags bis freitags um 19.00 Uhr) an die Aufnahme des Videotagebuchs erinnert.

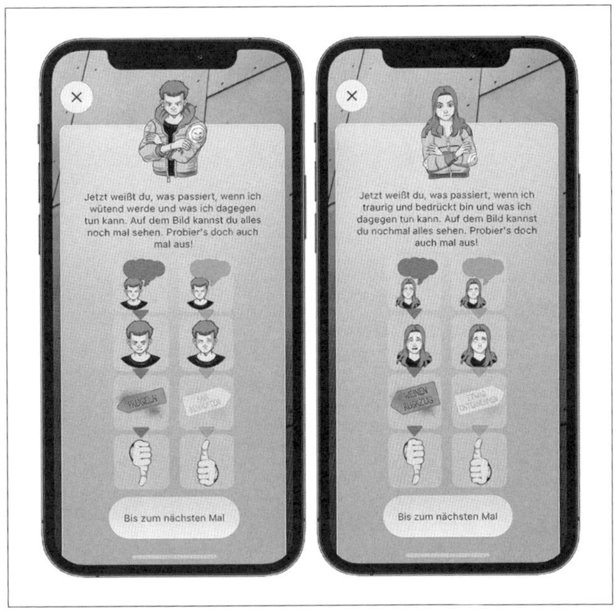
Jetzt weißt du, was passiert, wenn ich wütend werde und was ich dagegen tun kann. Auf dem Bild kannst du alles noch mal sehen. Probier's doch auch mal aus!
Bis zum nächsten Mal
Jetzt weißt du, was passiert, wenn ich traurig und bedrückt bin und was ich dagegen tun kann. Auf dem Bild kannst du nochmal alles sehen. Probier's doch auch mal aus!
Bis zum nächsten Mal

Abbildung 9: Psychoedukation – Übersicht aggressives Verhalten (links) und Depression (rechts)

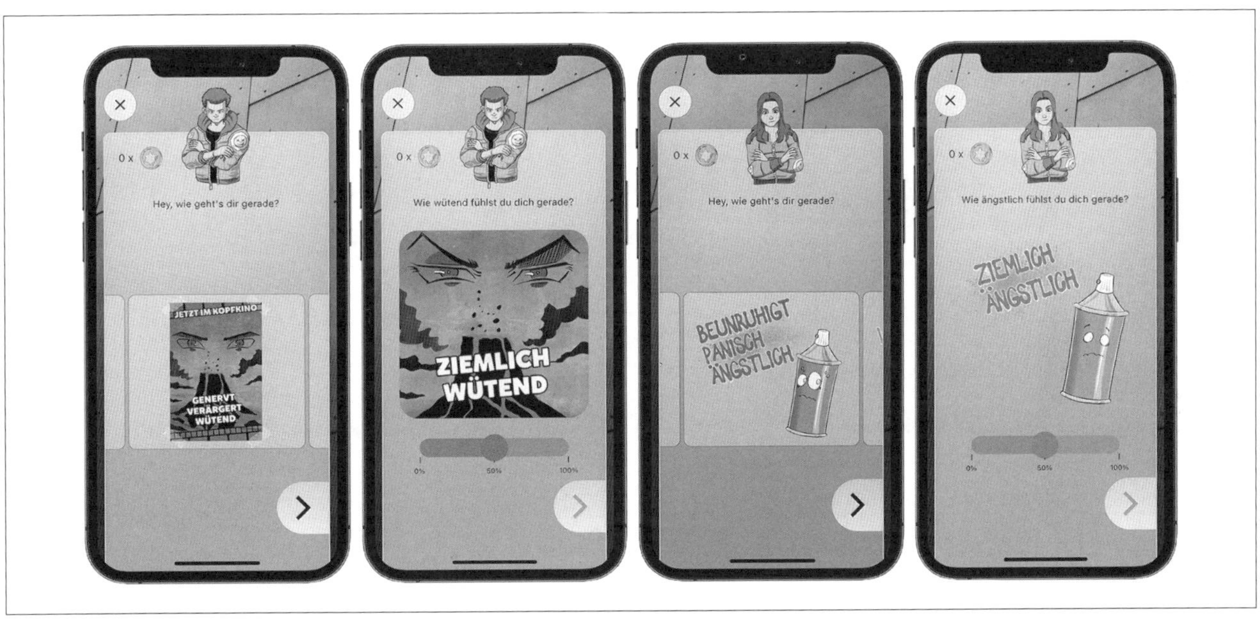
Hey, wie geht's dir gerade?
JETZT IM KOPFKINO
GENERVT
VERÄRGERT
WÜTEND
Wie wütend fühlst du dich gerade?
ZIEMLICH WÜTEND
Hey, wie geht's dir gerade?
BEUNRUHIGT
PANISCH
ÄNGSTLICH
Wie ängstlich fühlst du dich gerade?
ZIEMLICH ÄNGSTLICH

Abbildung 10: Momentary Assessment, Beispiel für Filmplakate (links) und Spraydosen (rechts)

Erinnerungsfunktion („Denk‘ dran!“). Die Jugendlichen werden zu einem gewünschten Zeitpunkt an eine Therapieaufgabe erinnert, welche die Therapeut:innen in den Therapiesitzungen gemeinsam mit den Jugendlichen frei definiert haben (vgl. Abbildung 12). Die Ergebnisse der Therapieaufgabe können die Jugendlichen über einzelne Items dokumentieren (z. B.: „Hast du deine heutige Challenge ‚Zimmeraufräumen‘ angenommen?“) und sie können auch per Videotagebuch davon berichten, wie sie die Therapieaufgabe bewältigt haben. Hier können die Jugendlichen beispielsweise auch an die Medikamenteneinnahme erinnert werden.

Problemlösetrainings-Funktion („Sei dein:e eigene:r Regisseur:in“). Zum Einüben von kompetenten Problemlösungen können die Jugendlichen Trainingsaufgaben erhalten (z. B. zur Lösung von Konfliktsituationen mit Eltern, Gleichaltrigen oder Lehrkräften) und es kann überprüft werden, wie gut die Jugendlichen erlernte Problemlösestrategien abrufen können (z. B. soziale Konfliktsituationen werden vorgestellt und die Jugendlichen sollen hilfreiche Gedanken nennen). Dabei meldet sich der jeweilige Avatar an bestimmten Tagen zu einer bestimmten von den Therapeut:innen definierten Uhrzeit mit einem Problem und bittet die Jugendlichen, das Problem zu lösen (z. B. „Stell

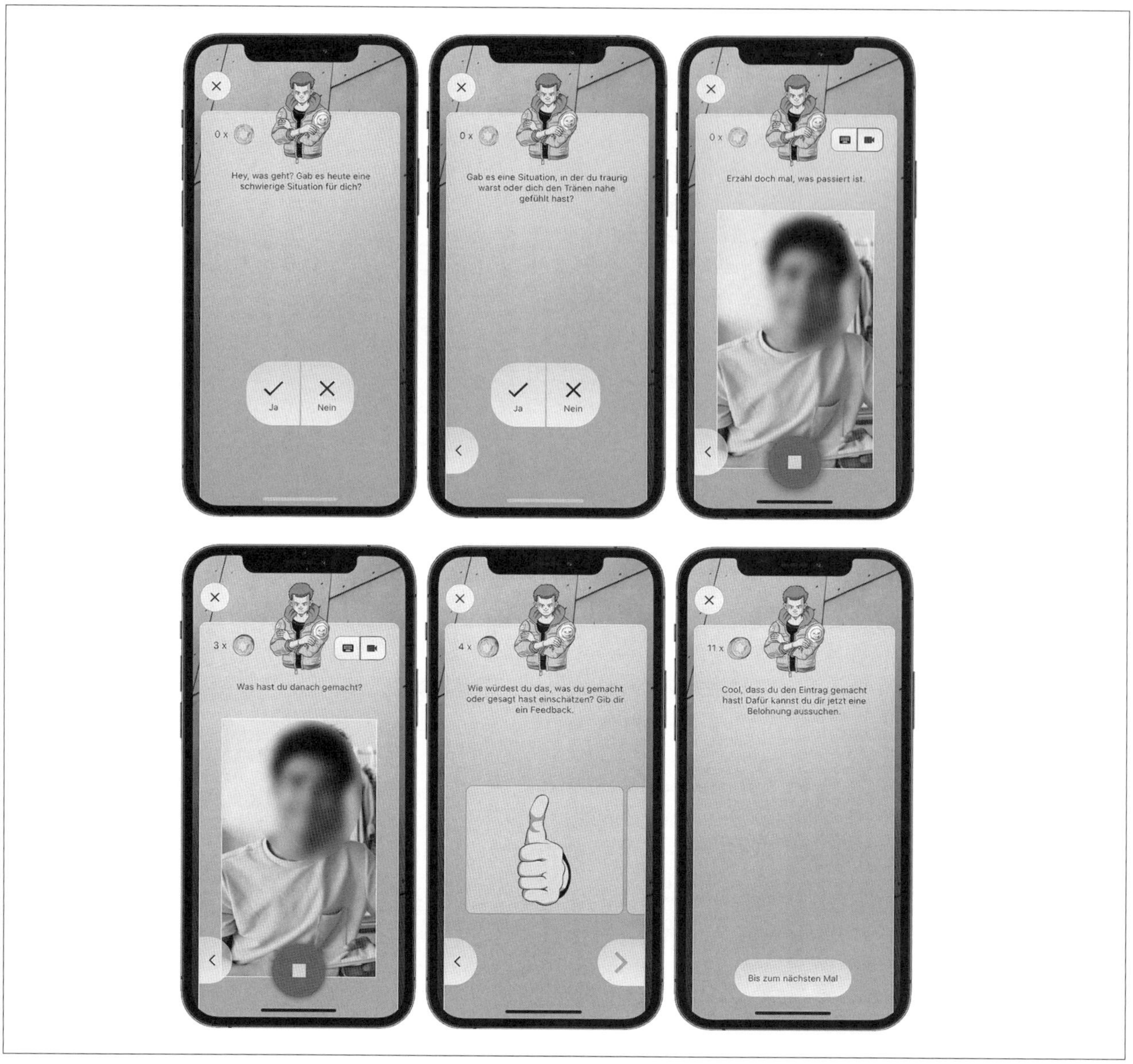

Abbildung 11: Videotagebuch Beispiel Depression, Level 1

dir folgende Situation für dich vor: Dein Bruder/deine Schwester kommt schon wieder ungefragt in dein Zimmer und stört dich beim Zocken. Was könntest du denken, um diese Situation gut zu bewältigen?") Die Jugendlichen können per Videobotschaft eine Antwort geben. Diese Trainingsfunktion kann aber z. B. auch für angstauslösende Situationen bei Angststörungen oder Selbstmanagement-Aufgaben z. B. für Jugendliche mit ADHS genutzt werden (vgl. Abbildung 13).

Bewältigungsskills-Funktion („Bewältigungsskills"). Hier finden die Jugendlichen eine Auswahlliste an vordefinierten, aber auch als Freitext einzugebenden Bewältigungsskills.

- Gedankenbezogene Skills, wie „Identifiziere deinen ...-Gedanken!" und „Ersetze deinen ...-Gedanken!".
- Entspannungs-, handlungs- und sinnesbezogene Skills wie „Atme tief in den Bauch hinein und versuche, dich nur auf deine Atmung zu konzentrieren!", aber auch abspielbare Audiodateien mit Traumreisen (vgl. Abbildung 14) oder Entspannungsgeräuschen wie Meeresrauschen.
- Problemlöseskills wie „Mach dir einen Plan!" und „Setze deinen Plan um!".
- Belohnungs- und Hilfeskills wie „Kauf dir ein Eis", „Mache einen Filmabend mit Freund:innen".
- Des Weiteren gibt es hier eine Videotagebuch-Funktion, in der die Jugendlichen davon berichten können, wie sie ihre Bewältigungsskills eingesetzt haben.

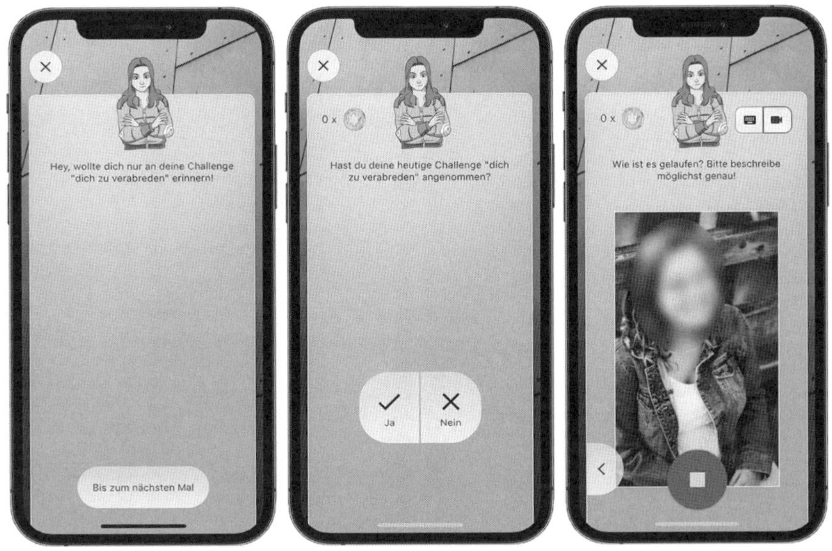
Hey, wollte dich nur an deine Challenge "dich zu verabreden" erinnern!
Bis zum nächsten Mal
0 x
Hast du deine heutige Challenge "dich zu verabreden" angenommen?
Ja
Nein
0 x
Wie ist es gelaufen? Bitte beschreibe möglichst genau!

Abbildung 12: Erinnerungsfunktion – Voraberinnerung und Erlebnisbericht

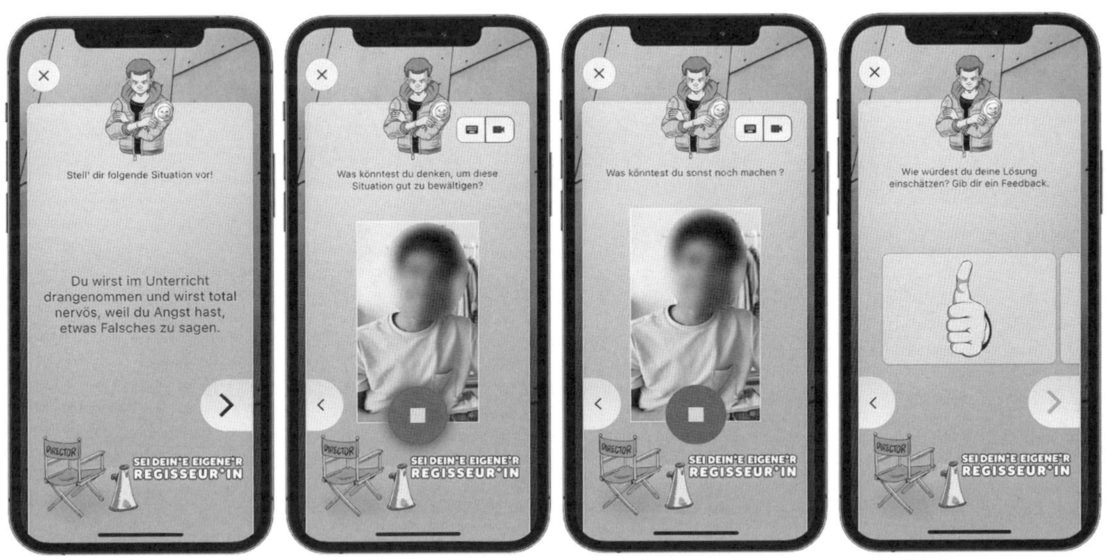
Stell' dir folgende Situation vor!
Du wirst im Unterricht drangenommen und wirst total nervös, weil du Angst hast, etwas Falsches zu sagen.
Was könntest du denken, um diese Situation gut zu bewältigen?
Was könntest du sonst noch machen ?
Wie würdest du deine Lösung einschätzen? Gib dir ein Feedback.
SEI DEIN:E EIGENE:R REGISSEUR:IN

Abbildung 13: Problemlösefunktion

Verstärkerfunktion („Münzen eintauschen“). Nach jedem Durchlauf einer Funktion können die Jugendlichen mit Münzen belohnt werden, die für Gadgets, Spiele etc. im „Store“ oder gegen Belohnungen im Alltag eingetauscht werden können (vgl. Abbildung 15).

Auswertung. Die Videoaufzeichnungen über erlebte Konfliktsituationen und Emotionen im Alltag, die eingesetzten Bewältigungsstrategien und der Verlauf hinsichtlich der Veränderung der subjektiv erlebten Intensität der Emotionen und Bewältigungsstrategien lassen sich direkt aus den aufgezeichneten Einträgen in der App ablesen. Die Videos und Einträge werden auf dem Smartphone gespeichert und können jederzeit wieder angesehen werden (vgl. Abbildung 16). Auch lassen die Einträge sich exportieren. Eine ausführliche Beschreibung und Anleitung zur App finden sich unter www.jay-app.de.

1.6 Wirksamkeit von SELBST-Familienprobleme

Zielsetzung. Ziel einer ersten explorativen Studie (Rademacher et al., 2017) war es, die Therapiemateria-

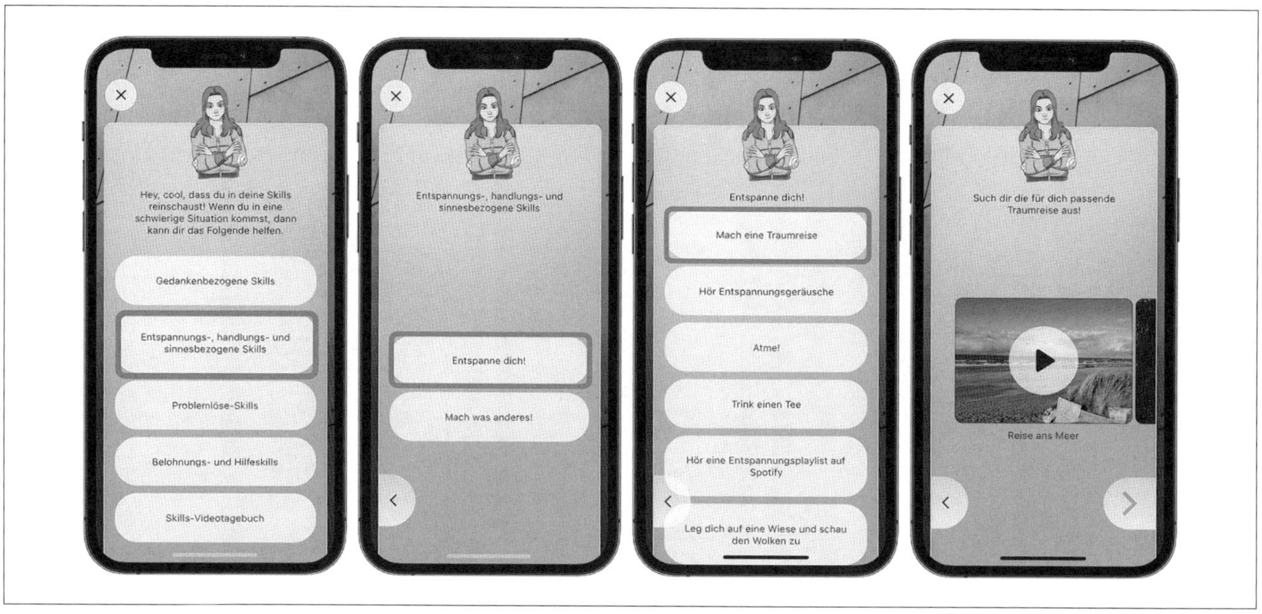

Abbildung 14: Bewältigungsskills – Beispiel: Entspannung – Traumreise

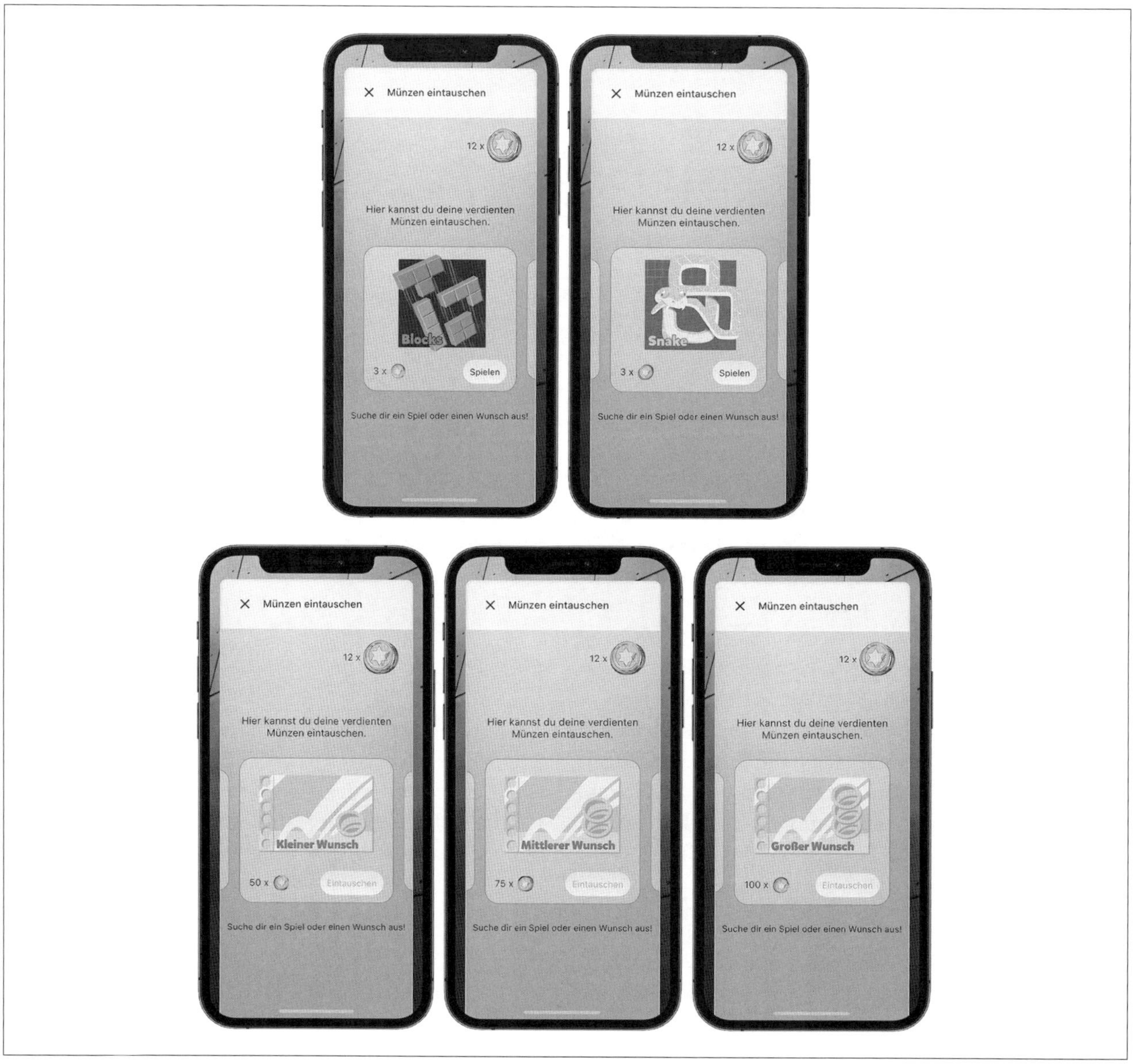

Abbildung 15: Spiele im Belohnungsbereich – Blocks, Snake und individuelle Wünsche

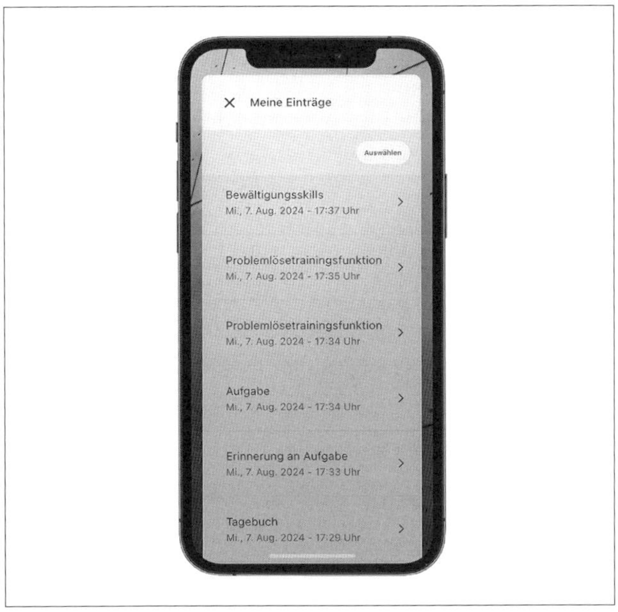

Abbildung 16: Verwaltung der Einträge

lien hinsichtlich ihrer Anwendbarkeit in der klinischen Praxis zu überprüfen und erste Hinweise auf die Wirksamkeit von SELBST-Familienprobleme an einer klinischen Inanspruchnahmepopulation zu erhalten. Das Manual wurde an $n = 10$ Jugendlichen und ihren Familien in der Schwerpunktambulanz für Jugendliche am Ausbildungsinstitut für Kinder- und Jugendlichenpsychotherapie an der Uniklinik Köln (AKiP) erprobt. Jugendliche, die in die Studie aufgenommen wurden, mussten zwischen 12 und 18 Jahren alt und mindestens durchschnittlich intelligent sein. Eltern-Jugendlichen-Konflikte sollten im Vordergrund der Gesamtproblematik stehen. Ausgeschlossen wurden Patient:innen mit Psychosen, Essstörungen, schweren primären Angststörungen, Persönlichkeitsstörungen sowie mit ausgeprägter Dissozialität und schwerem Substanzabusus.

Design und Datenerhebung. Die Wirksamkeit wurde in einem Eigenkontrollgruppendesign überprüft. Zunächst wurden die Patient:innen in einem Screeningtermin hinsichtlich der Ein- und Ausschlusskriterien überprüft. Patient:innen, die in die Studie aufgenommen wurden, durchliefen eine vierwöchige kontaktfreie Baselinephase. Anschließend wurden innerhalb von vier wöchentlich stattfindenden Terminen die Phasen 1 bis 4 von SELBST-Familienprobleme durchlaufen. Danach wurden in Interventionsblöcken zu je vier wöchentlich stattfindenden Terminen die kognitiv-behavioralen Interventionen aus den Phasen 5 bis 7 von SELBST-Familienprobleme durchgeführt. Danach erfolgte die Abschlussmessung.

Die Datenerhebung erfolgte zu Behandlungsbeginn und Abschluss, darüber hinaus wurde als Prozessdiagnostik der gesamte Behandlungsverlauf im Jugendlichen-, Eltern- und Lehrerurteil untersucht. An standardisierten Messinstrumenten kam eine breite Palette von publizierten und eigens entwickelten Fragebögen und Checklisten zum Einsatz.

Stichprobenbeschreibung. Das durchschnittliche Lebensalter der zehn Jugendlichen betrug 14;7 Jahre, sechs Patienten waren männlich. Vier Jugendliche besuchten das Gymnasium, vier die Realschule, einer die Berufsschule und ein weiterer die Förderschule. Von 10 Jugendlichen lebten noch fünf mit beiden leiblichen Eltern zusammen. Das durchschnittliche Lebensalter der Eltern lag bei den Müttern bei 44;5 und bei den Vätern bei 44;8 Jahren. Mit einer Ausnahme hatten alle Jugendliche Geschwister. Nach ICD-10 wurden auf der Grundlage des klinischen Urteils folgende Diagnosen vergeben: Vier Jugendliche erfüllten die Kriterien einer Hyperkinetischen Störung des Sozialverhaltens (ICD-10: F90.1), vier Jugendliche erhielten eine einfache Aufmerksamkeits- und Aktivitätsstörung (ICD-10: F90.0), ein Jugendlicher zeigte eine Anpassungsstörung (ICD-10: F43.2) und ein Jugendlicher erfüllte die Kriterien für die Diagnose Angst und Depression gemischt (ICD-10: F41.2). Fünf Jugendliche hatten bereits länger als ein halbes Jahr an einer Vorbehandlung teilgenommen. Zum Zeitpunkt des Studienbeginns waren alle Vorbehandlungen abgeschlossen.

Therapiedurchführung. Bei allen zehn Patienten konnte die Therapie durchgeführt werden. Im Durchschnitt wurden 19 Sitzungen à 45 Minuten durchgeführt (Spannweite 12–28 Sitzungen). Durchschnittlich neun dieser Sitzungen bestritten die Jugendlichen allein (Spannweite 3–15 Sitzungen). Die Eltern nahmen durchschnittlich sechs Therapiekontakte alleine wahr (Spannweite 3–10 Sitzungen). Im Schnitt wurden fünf Therapiekontakte mit mehreren Familienmitgliedern durchgeführt (Spannweite 2–10 Sitzungen). Ursprünglich wurde ein höherer Anteil an Familiensitzungen angestrebt, was aber sowohl an praktischen Problemen der Terminfindung als auch an Widerständen hauptsächlich von Seiten der Eltern scheiterte. Die einzelnen Bausteine erwiesen sich insgesamt als praktikabel und wurden von den Familienmitgliedern schnell akzeptiert. Verschiedene psychotherapeutische Techniken und Methoden konnten in gemeinsamen Stunden problemlos eingeübt werden.

Zufriedenheit mit der Intervention. In einem selbst entwickelten Zufriedenheitsfragebogen wurde die Zufriedenheit der Beteiligten mit den gegenwärtigen Fortschritten, die Einschätzung der Effizienz der Behandlung allgemein und bezugnehmend auf einzelne Bausteine erfasst. Zudem wurde die Zuversicht hinsichtlich einer selbstständigen Problemlösung, die Zufriedenheit mit der Art und Weise, wie Eltern in die Behandlung miteinbezogen wurden und die wahrgenommene Unterstützung durch Interesse, Anteilnahme und Gedankenaustausch mit der Therapeutin erhoben.

Wie Tabelle 1 zu entnehmen ist, bringt in 13 von 15 Items eine deutliche Mehrheit der Jugendlichen eine leichte bis starke Behandlungszufriedenheit zum Ausdruck (Item wurde mit „leicht verbessert" oder „wesentlich verbessert" beantwortet). Die familiären Probleme, die zu Behandlungsbeginn vorlagen, haben sich aus Sicht einer Mehrheit der Jugendlichen (Item 1: 77,8 %) verbessert. Nur gegenüber zwei Items (Item 3 und 6) demonstrieren die Jugendlichen eine unentschiedene Haltung. Im Vergleich zum Jugendlichenurteil verdeutlicht sich im Urteil der Mütter eine kritischere Haltung gegenüber dem Behandlungsverlauf. Auch wenn 77,8 % der Mütter angeben, dass sich die familiären Probleme insgesamt verringert haben und 66,7 % zuversichtlich sind, die *aktuellen* Probleme allein handhaben zu können, demonstrieren nur 44,4 % der Mütter ein ausreichendes Vertrauen, *zukünftige* Probleme allein handhaben zu können. Eine leichte Verschlechterung der initialen Behandlungsprobleme wird von 22,2 % der Mütter und 11,1 % der Jugendlichen angegeben.

Veränderungen im Verlauf der Therapie. Die individuelle Problembelastung mit Streitthemen in der Familie wurde nach der Phase der Problem- und Zielanalyse erstellt und während der Phase der systemisch-behavioralen Interventionen ab Messzeitpunkt 3 (d.h. vor Beginn der systemisch-behavioralen Intervention, entsprechend Phase 5 im SELBST-Familienprobleme) mit der Familien-Problemliste (F-PL) pro Sitzung erfasst. Mit der Analyse linear gemischter Modelle wurde geprüft, ob sich die Problembelastung über die Interventionsphase hinweg sowohl in der Eltern- wie in der Jugendlichenperspektive signifikant vermindert.

Wie die Abbildungen 17 und 18 zeigen, lässt sich eine Reduktion der Problembelastung bei individuellen Streitthemen feststellen. Einen statistisch signifikanten Steigungskoeffizient, errechnet über Multilevel-Analysen unter Einbeziehung der sechs Messungen konnte im Elternurteil nachgewiesen werden (Koeffizient: −0.149, t = −2.56; p = ,031). Zusätzlich errechnete Effektstärken (Cohen's d) für diese Variable erwiesen sich als hoch (d = −1.50). In der Jugendlichen-Perspektive lässt sich eine Verminderung mit einer mittleren Effektstärke nachweisen (d = −0.69), die allerdings nicht gegen den Zufall abgesichert werden kann (Koeffizient: −0.092, t = −1.55; p = ,158).

Tabelle 1: Ergebnisse der Zufriedenheitsbefragung der Mütter und der Jugendlichen bei Behandlungsende (Fragebogen zur Zufriedenheit mit der Behandlung, F-ZB; aus Rademacher et al., 2017)

Item	Jugendliche % pos. Rückmeldung	Mütter % pos. Rückmeldung
1 Verbesserung der Familienprobleme seit Behandlungsbeginn	77,8	55,6
2 Zufriedenheit mit den gegenwärtigen Fortschritten	77,8	55,6
3 Therapeutische Unterstützung bei anderen persönlichen Problemen	55,6	77,8
4 Optimismus hinsichtlich positivem Behandlungsausgang	88,9	55,6
5 Zuversicht, die Familienprobleme aktuell allein handhaben zu können	77,8	66,7
6 Vertrauen, zukünftige Probleme allein handhaben zu können	55,6	44,4
7 Jugendliche hat Therapie gern wahrgenommen	77,8	55,6
8 Gedankenaustausch mit dem Therapeuten	87,5	100
9 Maßnahmen zur Verbesserung der Kommunikation	88,9	88,9
10 Maßnahmen zur Verbesserung der Problemlösefertigkeit	77,8	55,6
11 Maßnahmen zur Verminderung von starker Wut/Ärger	75,0	87,5
12 Umsetzung der Wochenaufgaben	75,0	*
13 Einbezug der Eltern	77,8	100
14 Verringerung der familiären Probleme insgesamt	88,9	77,8
15 Anteilnahme der Therapeutin	87,5	100

Anmerkung: * nicht erfragt

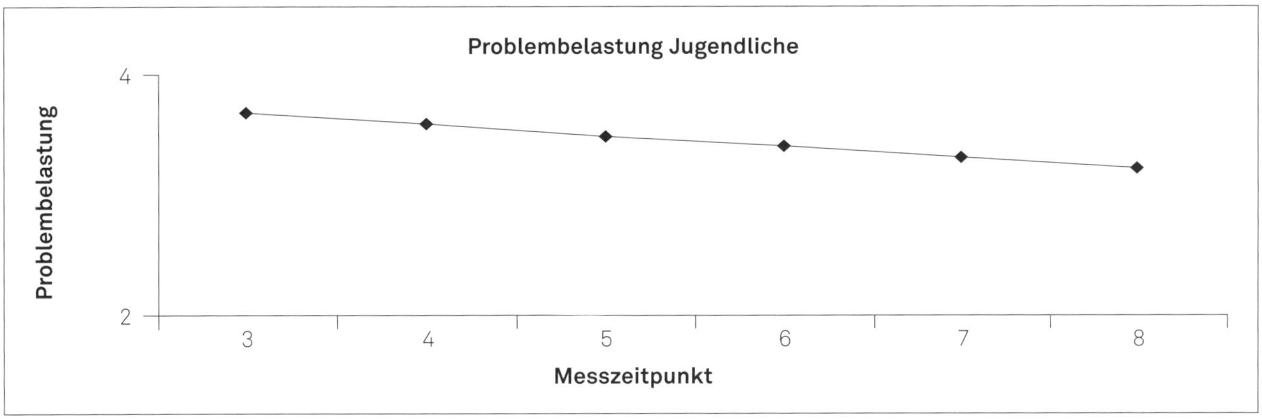

Abbildung 17: Problembelastung Jugendliche im Verlauf

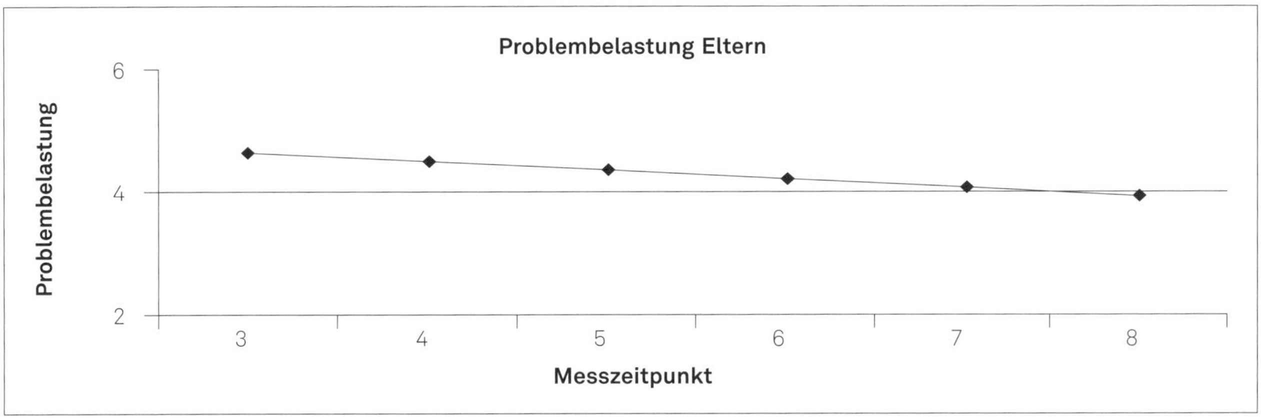

Abbildung 18: Problembelastung Eltern im Verlauf

Mithilfe der zu Behandlungsbeginn und Behandlungsende erhobenen Issue Checklist Cologne (ICC) konnten Veränderungen in diesem Untersuchungszeitraum überprüft werden. Dabei ließen sich signifikante Ergebnisse in der Perspektive Mutter-Jugendlicher auf der Gesamtskala nachweisen (t=0,262; p=.028, d=0.83), die auf eine Verminderung von Konfliktintensität hinweisen. In allen anderen Perspektiven (Jugendlicher-Mutter, Jugendlicher-Vater, Vater-Jugendlicher) konnten keine Veränderungen festgestellt werden. Betrachtet man in der mütterlichen Perspektive die Einzelskalen der ICC genauer, so zeigt sich auf der Unterskala „Regeln" aus der Perspektive der Mutter eine signifikante Reduktion von Konfliktintensität (t=2,38, p=.04; d=−0.75). Mittlere Effektstärken auf den Skalen „Ordnung" (d=−0.70) und „Schule" (d=0.70) folgen dem Trend einer Reduktion von Konfliktintensität aus mütterlicher Perspektive.

Eine Reduktion von dysfunktionalem Konfliktverhalten verdeutlicht auch das Analyseergebnis der Checkliste Konflikte (CL-K), die prä/post erhoben wurde. Es zeigen sich auf den Skalen „Kommunikation", „Problemlösen" und „Affektkontrolle" signifikante Ergebnisse im Elternurteil mit entsprechend hohen Effektstärken. Dies ist bei den Jugendlichen nur auf der Skala „Affektkontrolle" der Fall, wobei die Effektstärke bezogen auf die Skala „Kommunikation" mit d=−0.65 zumindest statistisch im Trend liegt.

Signifikante Reduktionen des allgemeinen Problemverhaltens zeigen sich im Elternfragebogen über das Verhalten von Kindern und Jugendlichen (CBCL) Prä/post im Gesamtwert (t=2.35, p=.04) als auch auf der Skala „aggressives Verhalten" zumindest im Trend, der sich über eine mittlere Effektstärke (d=−0.65) verdeutlicht. Signifikant wird auch der Mittelwertunterschied auf der Skala „internale Auffälligkeiten" (t=3.27, p=.01) mit einer hohen Effektstärke (d=−1.03). Demgegenüber zeigt sich kein signifikantes Ergebnis auf den Skalen des Fragebogens für Jugendliche (YSR). Insgesamt schätzten sich die Jugendlichen bei der Eingangsmessung im Vergleich zu den Eltern als deutlich unauffälliger ein, so dass eine Verminderung von Problemen auch hier nur schwer zu erreichen war.

Eigenkontrollgruppenvergleich. Im Eigenkontrollgruppenvergleich konnten im Vergleich der Veränderungen des dysfunktionalen Konfliktverhaltens, erhoben über den Fragebogen zu Eltern-Jugendlichen-Konflikten (FEJK, vgl. Kapitel 1.7; vgl. Görtz-Dorten et al., 2019) während der Wartephase mit den Veränderungen während der Interventionsphase keine signifikanten Effekte nachgewiesen werden.

Implikationen der Studie für die Manualentwicklung. Bei der Überprüfung der Wirksamkeit der Interventionen gibt es auf verschiedenen Instrumenten im Prä-Post-Vergleich Hinweise darauf, dass sich in erster Linie im Elternurteil erwünschte Veränderungen, im Sinne einer Verminderung von Konflikten und/oder einer Verbesserung von Konfliktlösekompetenzen einstellen. Eine Reduktion von Konflikten deutet sich bei den individuell festgelegten Streitthemen der Familie, aber auch bei standardisiert abgefragten Items zur Regeleinhaltung an, die in der klinischen Arbeit mit Adoleszenten und ihren Eltern hoch relevant sind. Auch eine Verminderung von übergeordneten Verhaltensproblemen der Jugendlichen wurde im Elternurteil berichtet. Mit den Ergebnissen lassen sich internationale Befunde (z.B. Barkley et al., 1991, 2001) teilweise bestätigen, die einerseits zeigen, dass sich Eltern-Jugendlichen-Konflikte im Verlauf der Therapie vermindern lassen, die Effekte allerdings vor allem im Kontext mit externalisierenden Störungen in deutlich begrenztem Umfang bleiben. Auch in dieser Studie zeigte sich, dass die Familien Probleme hatten, überhaupt gemeinsame Termine in ausreichender Zahl wahrzunehmen. Zudem fiel den Familien die Implementierung von in der Therapie eingeübten Verhaltensstrategien in den familiären Alltag z.B. mittels eines Kommunikations- oder Problemlösetraining zu Hause schwer. Die Eltern zeigten sich teils mit grundlegenden Erziehungsstrategien (klare Aufforderungen geben, Konsequenzen umsetzen) überfordert. In mehreren Fällen rückten die psychische Belastung der Eltern (v.a. Depressionen oder ADHS) und chronifizierte Paarkonflikte in den Vordergrund. Bei den Jugendlichen wurde in zwei Fällen der sich steigernde Drogenkonsum zunehmend zum Hauptproblem der Behandlung, so dass die geplanten Interventionen nur noch reduziert umgesetzt werden konnten.

Folgende Punkte wurden in dem vorliegenden Manual eingearbeitet, um die Behandlungseffekte weiter zu steigern: Dem hohen Beratungsbedarf der Eltern hinsichtlich geeigneter Erziehungsstrategien im Jugendalter wurde explizit durch eine Erweiterung des ersten Interventionsbausteines Rechnung getragen. Im Rahmen eines Trainings elterlicher Erziehungskompetenzen erhalten die Eltern eine intensivere Anleitung hinsichtlich förderlicher Erziehungsstrategien gegenüber den Jugendlichen. Vor dem Hintergrund einer erhöhten erzieherischen Selbstwirksamkeitserfahrung ist zu erwarten, dass es vor allem den Eltern anschließend besser gelingt, auch andere Interventionsbausteine, wie das Kommunikations- und Problemlösetraining stärker in den familiären Alltag zu übertragen. Zudem soll früh analysiert werden, ob die Eltern vom Einsatz weiterer Hilfen, wie z.B. Einzel- oder paartherapeutischer Maßnahmen sowie Angeboten der ambulanten Jugendhilfe ergänzend profitieren und wie diese Hilfen vernetzt werden können. Gegebenenfalls soll die Behandlungsintensität und Wirksamkeit durch zusätzliche Telefon- oder Videokontakte und generell durch den Einsatz von Videotechnik bei den Übungen zu Hause gesteigert werden. Zudem kann der Einsatz der JAY-App (vgl. Kapitel 1.5.3.4) die Jugendlichen bei der Selbstbeobachtung und der Umsetzung von Fertigkeiten im Alltag altersgerecht unterstützen.

Bei der Interpretation der Studienergebnisse müssen die Grenzen dieser Pilotuntersuchung bedacht werden. Hauptbegrenzung sind die geringe Stichprobengröße, die es nur erlaubt, sehr starke Therapieeffekte gegen den Zufall abzusichern, sowie die sehr begrenzte Kontrolle der Therapieeffekte durch ein Eigenkontrollgruppendesign und die Überprüfung dieser Effekte anhand nur eines Erfolgsparameters, auf dem sich zudem kaum Veränderungen abgebildet haben. Zu berücksichtigen ist auch, dass es sich um Familien handelte, die sich in der kinder- und jugendpsychiatrischen Ambulanz einer Klinik vorstellten, häufig schon Vorbehandlungen stattgefunden hatten, so dass insgesamt von einer stark ausgeprägten und auch chronischen Problematik ausgegangen werden kann.

Angesichts der Tatsache, dass zu diesem Thema aber vergleichsweise wenige Studien vorliegen, gibt diese Studie erste Hinweise auf eine Verminderung von Eltern-Jugendlichen-Konflikten, der noch weitere Untersuchungen folgen sollten.

1.7 Diagnostik und Verlaufskontrolle

Im Rahmen der multimodalen Diagnostik (Döpfner & Petermann, 2012) in SELBST (Phase 2) sollen sowohl die Probleme und Kompetenzen der Jugendlichen und ihrer Eltern, aber auch die Belastungen und Ressourcen im ganzen Umfeld erhoben werden. Es werden hierfür in der Regel vier bis sechs Sitzungen benötigt (vgl. Kapitel 2.2). Von zentraler Bedeutung ist dabei der Aufbau einer tragfähigen Beziehung sowohl zu den Jugendlichen als auch zu den Bezugspersonen (vgl. Kap 1.8.1). Die erhobenen Informationen stellen eine Grundvoraussetzung für die Definition von aktuellen Problemen, die Abstimmung von Therapiezielen und die Erarbeitung eines gemeinsamen Störungsmodells dar (vgl. Kapitel 2.3 und 2.4).

Für das Therapieprogramm SELBST wurden eigene Fragebögen und Checklisten (Breitband- und problemspezifische Verfahren), aber auch ein Explorationsschema entwickelt, die bereits in SELBST-Grundlagen ausführlich dargestellt wurden (vgl. Walter et al., 2007). Diese Verfahren fokussieren die vier Problembereiche, die SELBST anspricht (vgl. Kapitel 1.1) und sollen die Erhebung relevanter Informationen sowie die Zuordnung zu den Interventionsbereichen erleichtern. In diesem Kapitel wird zum einen die Anwendung dieser Verfahren für SELBST-Familienprobleme dargestellt. Darüber hinaus werden weitere hilfreiche Verfahren zur Erfassung von Familienproblemen beschrieben. Alle eigens entwickelten diagnostischen Verfahren beginnen mit dem Akronym „SELBST“ und sind in Abbildung 19 dargestellt. Neben Breitbandverfahren, die grundsätzlich durchgeführt werden können und mit denen eine große Palette von Informationen erhoben wird, zeigt Abbildung 19 auch eine Auswahl problemspezifischer Verfahren für den Bereich Familienprobleme.

Im Zentrum der Informationsgewinnung steht die Exploration der Jugendlichen, der Eltern und ggf. anderer wichtiger Bezugspersonen. Hierzu werden die Beteiligten sowohl getrennt als auch gemeinsam anhand des „Explorationsschema für Jugendliche und Eltern“ SELBST-EX (vgl. Walter et al., 2007, Kapitel 1.7.1.4) exploriert. Standardisierte Fragebögen ermöglichen darüber hinaus die Erfassung einer breiten Palette von psychosozialen Auffälligkeiten, Kompetenzen und Ressourcen aus den unterschiedlichen Perspektiven von Jugendlichen-, Eltern- und Lehrerurteil. Fragebögen haben den Vorteil, dass sich bestimmte Themen, die zu Beginn der Behandlung mündlich nur schwer exploriert werden können, leichter ansprechen lassen. Neben der quantitativen Auswertung der Fragebögen empfiehlt es sich grundsätzlich auch qualitativ zu prüfen, was auf Itemebene angegeben wurde und dies bei Bedarf weiter zu explorieren (vgl. Walter et al., 2007).

Einige Verfahren lassen sich auch gut zur Kontrolle des Behandlungsverlaufs einsetzen (vgl. Walter et al., 2007, Kapitel 1.7.2). So können Therapieziele oder aktuelle Probleme, die durch die systemisch-behavioralen Interventionen in Phase 5 (vgl. Kapitel 2.5) verringert werden sollen, auf einer Ziel- oder Problemliste festgehalten und in regelmäßigen Abständen von Jugendlichen und Eltern beurteilt werden. Auch vorliegende Beurteilerdiskrepanzen lassen sich auf diese Weise gut verdeutlichen und können nachfolgend bearbeitet werden, beispielsweise beim Ziehen einer Zwischenbilanz (vgl. Kapitel 2.6).

1.7.1 Klinisches Urteil

Das *Explorationsschema für Jugendliche und Eltern (SELBST-EX)* wurde für das Therapieprogramm SELBST entwickelt und stellt die Grundlage für die klinische Exploration von Jugendlichen und Eltern hinsichtlich aller relevanten Informationen dar (Walter et al., 2007; vgl. G01, vgl. Onlinematerialien). Neben basalen Informationen werden die vier Problembereiche von SELBST (Selbstwert-, Leistungs-, Familien- und Gleichaltrigenprobleme) näher fokussiert.

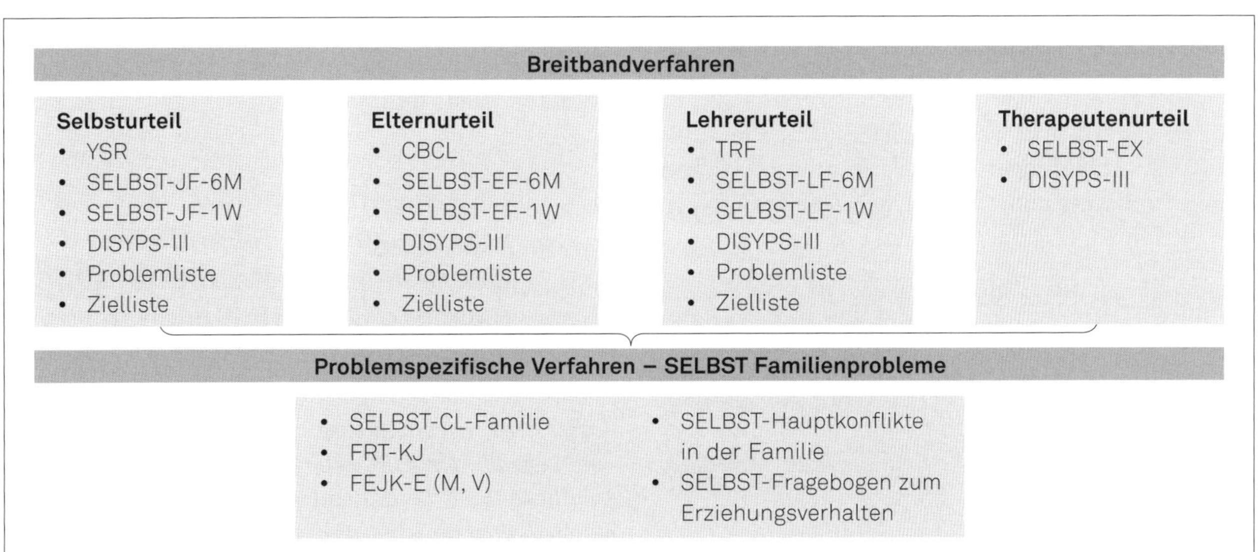

Abbildung 19: Breitband- und problemspezifische Verfahren

Therapeut:innen entscheiden in Abhängigkeit von der Problematik von Jugendlichen und Bezugspersonen, ob die Themen mit den Jugendlichen allein, den Eltern allein oder gemeinsam erörtert werden können. Beim Vorliegen von Familienproblemen muss therapeutisch in Abhängigkeit von den Ressourcen der Familie flexibel entschieden werden, in welchen Bereichen eine gemeinsame Exploration günstig ist oder wo sie eher einen Informationsgewinn erschwert bzw. zu weiteren Belastungen führt. In Kasten 2 wird ein Überblick über die verschiedenen Bereiche gegeben, die in SELBST-EX aufgeführt sind, Durchführungshinweise finden sich bei Walter et al. (2007).

Kasten 2: Explorationsbereiche, die in SELBST-EX aufgeführt sind (Walter et al., 2007)

Teil 1: Grundinformationen/Screening der Eingangsbeschwerden:

0 Allgemeine Daten
1 Familienzusammensetzung
2 Schule/Ausbildung
3 Vorstellungsanlass und spontan berichtete Probleme
4 Ressourcen der Beteiligten

Teil 2: vertiefte Exploration:

5 Familiärer Hintergrund (SELBST-Familienprobleme)
6 Schule/Ausbildung (SELBST-Leistungsprobleme)
7 Gleichaltrigenkontakte (SELBST-Gleichaltrigenprobleme)
8 Selbstwert, Aktivität und Stimmung (SELBST-Selbstwertprobleme)
9 Eltern: Herkunftsfamilie, Eltern als Paar; Eltern als Erziehende, Bindung zum Kind
10 Entwicklungsgeschichte des Jugendlichen
11 Einstellungen zur Therapie
12 Verhaltens- und Interaktionsauffälligkeiten während der Exploration/Untersuchung und psychopathologische Beurteilung
13 weitere Anmerkungen

Die *F03 Checkliste Familienprobleme* (SELBST-CL-Familie; vgl. Abbildungen 20a bis c) umfasst 48 fünfstufige Items, die unter inhaltlichen Aspekten folgenden Skalen zugeordnet werden:

A. Familie – Beziehungsgestaltung (F-Bez)
B. Familie – Kommunikation (F-Kom)
C. Familie – Problemlösen (F-Pl)
D. Familie – Kognitionen von Jugendlichen (F-KogJ)
E. Familie – Kognitionen Eltern (F-KogE)
F. Familie – Affektkontrolle (F-Affkon)
G. Familie – Erziehungskompetenzen Eltern (F-Ek)
H. Familie – Dysfunktionale Familienstrukturen (F-Sys)

Die Ergebnisse der Checkliste können den klinischen Eindruck ergänzen und die Zuordnung zu den Therapiebausteinen (vgl. Kap 2.5) erleichtern. Dabei können die Bereiche A bis H mit den Beteiligten (Jugendliche und Eltern) im Rahmen einer eigenen Checkliste durchgeführt (vgl. Kapitel 2.2) werden. Therapeut:innen explorieren grundsätzlich Eltern und Jugendliche mithilfe der Checkliste anhand der Items und beurteilen anschließend den Schweregrad des Problems vor dem Hintergrund ihrer klinischen Erfahrung. Gibt es unter den Eltern sehr differierende Einschätzung der Familienprobleme, sollte auch die Checkliste getrennt beurteilt werden. Die Items der Bereiche G und H können häufig nicht so konkret mit den Beteiligten erörtert werden. Hier dient die Checkliste in erster Linie der therapeutischen Orientierung, um nach mehreren offenen Explorationsgesprächen sowohl die elterlichen Erziehungskompetenzen als auch Hinweise auf dysfunktionale Familienstrukturen einordnen zu können. Aus den Items können pro Skala Skalenkennwerte gebildet werden, indem die Itemausprägungen pro Skala aufsummiert und durch die Summe der Items dividiert werden (gemittelte Rohwertsummen).

So wird in Abbildung 20a der Skalenkennwert für die Skala „Beziehungsgestaltung" aus der Perspektive der Jugendlichen ermittelt, indem die Ausprägungen der Items 1 bis 5 aufsummiert und durch 5 geteilt wurden (gemittelte Rohwertsumme = 2,4). Hohe Skalenkennwerte (ab etwa 1,5) können als Hinweise interpretiert werden, dass Interventionen in dem entsprechenden Bereich indiziert sind. Wenn beispielsweise die Checklisten mit allen Beteiligten durchgeführt wurden und sich übereinstimmend hohe Skalenkennwerte in dem Bereich „Beziehungsgestaltung" finden, so ist dies ein deutlicher Hinweis darauf, dass vermutlich Interventionen aus dem Therapiebaustein „Stärkung positiver Beziehungselemente" indiziert sind. Skalenkennwerte können bei fehlenden Items gebildet werden, indem man die verbleibenden Items der Skala aufsummiert und durch die Summe der ausgefüllten Items teilt.

1.7.2 Fragebogen für Jugendliche, Eltern und Lehrer zur Erfassung psychischer Auffälligkeiten von Jugendlichen

Der *Elternfragebogen über das Verhalten von Kindern und Jugendlichen (CBCL/6-18R),* der *Fragebogen für Jugendliche (YSR/11-18R)* und der *Lehrerfragebogen über das Verhalten von Kindern und Jugendlichen (TRF/6-18R)* sind störungsübergreifende Verfahren, durch die neben Kompetenzen (Aktivitäten, soziale Kompetenzen,

F03 Checkliste Familienprobleme – SELBST-CL-Familie (Seite 1/3)

Patient:in: ______________ Alter: ______________

Untersucher:in: ______________ Datum: ______________

Beurteilung basiert auf Exploration von:

☒ Jugendlichen

☐ Eltern/Hauptbezugspersonen

☐ anderen Personen

	Trifft voll zu	Trifft ziemlich zu	Trifft ein wenig zu	Trifft gar nicht zu	Nicht beurteilbar
A) Beziehungsgestaltung: Eltern und Jugendliche ...					
1. teilen nur wenig positive Aktivitäten im Alltag.	3	X	1	0	9
2. können sich nur wenig wertschätzen, loben, respektieren.	3	X	1	0	9
3. können Wünsche/Bedürfnisse nicht offen ansprechen.	X	2	1	0	9
4. gehen sich aus dem Weg, vermeiden Kontakte.	X	2	1	0	9
5. fühlen sich entfremdet, unverstanden.	3	X	1	0	9
Gemittelte Rohwertsumme (Summe Itemrohwerte/5) = 12/5=2,4					
B) Kommunikation: Eltern und Jugendliche ...					
6. hören sich nicht richtig zu, fassen Inhalte fehlerhaft zusammen.	3	X	1	0	9
7. unterbrechen sich schnell und häufig.	X	2	1	0	9
8. sprechen in anklagendem Ton miteinander.	X	2	1	0	9
9. wechseln sehr schnell das Thema.	3	2	X	0	9
10. sprechen laut und despektierlich miteinander (z. B. Beschimpfungen, abwertender Tonfall).	3	X	1	0	9
11. sprechen übermäßig viel, monologisieren.	X	2	1	0	9
12. sprechen wenig, sagen gar nichts.	3	2	1	X	9
13. thematisieren keine Gefühle, weder eigene noch die der anderen.	3	X	1	0	9
14. zeigen in Gesprächen unangemessenes nonverbales Kommunikationsverhalten (z. B. mangelnder Augenkontakt, Ausdruck von Desinteresse, unangemessene Affektäußerungen).	3	2	X	0	9
Gemittelte Rohwertsumme (Summe Itemrohwerte/9) = 17/9=1,8					

Abbildung 20a: F03 Checkliste Familienprobleme – SELBST-CL-Familie (Seite 1/3)

F03 Checkliste Familienprobleme – SELBST-CL-Familie (Seite 2/3)

	Trifft voll zu	Trifft ziemlich zu	Trifft ein wenig zu	Trifft gar nicht zu	Nicht beurteilbar
C) Problemlösen: Eltern und Jugendliche ...					
15. sprechen Konflikte eher zu spät und unkonkret an.	3	X	1	0	9
16. können Konflikte nicht ruhig und sachlich besprechen.	X	2	1	0	9
17. können nicht gut viele verschiedene Lösungen zu einem Problem entwickeln.	3	2	X	0	9
18. werten geäußerte Lösungsvorschläge vorschnell als unbrauchbar ab.	X	2	1	0	9
19. können sich nicht auf eine konkrete Lösung/einen Kompromiss einigen.	3	X	1	0	9
20. halten sich nicht an die vereinbarten Lösungsschritte.	X	2	1	0	9
Gemittelte Rohwertsumme (Summe Itemrohwerte/6) = 14/6=2,3					
D) Kognitionen von Jugendlichen zum Thema Familie: Jugendliche glauben, ...					
21. dass sie schon alles allein entscheiden können.	3	2	X	0	9
22. dass die Eltern den Jugendlichen grundsätzlich zu wenig zutrauen.	X	2	1	0	9
23. dass die Eltern immer zu viel von den Jugendlichen verlangen, sie überfordern.	3	2	1	X	9
24. dass die Eltern übermäßig streng und ungerecht sind.	X	2	1	0	9
25. dass die Eltern (oder einzelne Elternteile) sie zu wenig lieben.	3	2	1	X	9
26. dass die Eltern ein anderes Familienmitglied vorziehen.	3	2	1	X	9
27. dass sie die Eltern nicht enttäuschen dürfen/dass sie ohne die Eltern nicht zurechtkommen.	3	2	1	X	9
Gemittelte Rohwertsumme (Summe Itemrohwerte/7) = 7/7=1,0					
E) Kognitionen von Eltern zum Thema Familie: Die Eltern glauben, ...					
28. dass die Jugendlichen sie absichtlich verärgern/verletzen.	3	2	X	0	9
29. dass die Jugendlichen sich nicht angemessener verhalten können, entschuldigen das Verhalten (z. B. durch eine vorliegende Erkrankung oder andere Belastungen).	3	X	1	0	9
30. dass Jugendliche sich möglichst immer korrekt verhalten sollten, immer wissen müssen, was richtig ist.	3	2	1	X	9
31. dass sich die Jugendlichen von den Eltern (oder einem Elternteil) zu wenig geliebt fühlen.	3	2	1	X	9
32. dass die Jugendlichen sehr starke elterliche Unterstützung/Kontrolle brauchen (z. B. wegen mangelnder Reife/mangelndem Gefahrenbewusstsein/mangelnden Kompetenzen).	X	2	1	0	9
Gemittelte Rohwertsumme (Summe Itemrohwerte/5) = 6/5=1,2					

Abbildung 20b: F03 Checkliste Familienprobleme – SELBST-CL-Familie (Seite 2/3)

schulische Leistungen) Verhaltensauffälligkeiten, emotionale Auffälligkeiten und körperliche Beschwerden erhoben werden. Der YSR/11–18R ist für den Altersbereich von 11 bis 18 Jahren normiert. Die Fragebogen sind international weit verbreitet und haben sich als reliable und valide Instrumente erwiesen. Eine repräsentative deutsche Normierung liegt für den Eltern- und den Jugendlichenfragebogen vor (Döpfner et al., 2014).

Die SELBST-Fragebogen liegen für das Selbsturteil *(SELBST-JF-6M, SELBST-JF-1W)* und für das Elternurteil *(SELBST-EF-6M, SELBST-EF-1W)* vor (Walter et al., 2007) und wurden für das Therapieprogramm SELBST neu entwickelt. Es handelt sich um Screeninginstrumente, die mit 21 Items die vier Problembereiche fokussieren, die SELBST anspricht. Die Instrumente (vgl. Onlinematerialien) liegen im Jugendlichenurteil (G03 und G04), im Elternurteil (G05 und G06) und im Lehrerurteil (G07 und G08) vor. 15 der 21 Items finden sich in allen drei Fassungen, Items zu Familienproblemen werden nur in der Jugendlichen- und der Elternversion erfragt, Items zu Leistungsproblemen im Unterricht sind nur in der Jugendlichen- und der Lehrerversion aufgeführt. Die SELBST-Fragebogen liegen in zwei unterschiedlichen Versionen vor: Eine, die bei der Eingangsdiagnostik

F03 Checkliste Familienprobleme – SELBST-CL-Familie (Seite 3/3)

	Trifft voll zu	Trifft ziemlich zu	Trifft ein wenig zu	Trifft gar nicht zu	Nicht beurteilbar
F) Affektkontrolle: Eltern und Jugendliche ...					
33. sind in Gesprächen sehr angespannt, leicht reizbar.	3	X	1	0	9
34. reagieren in Gesprächen schnell beleidigt und wütend.	X	2	1	0	9
35. reagieren in Gesprächen schnell traurig, fühlen sich schuldig, insuffizient.	3	2	1	X	9
36. steigern sich in Gesprächen in unkontrollierte Wutausbrüche und/oder Weinanfälle.	X	2	1	0	9
Gemittelte Rohwertsumme (Summe Itemrohwerte/4) = 8/4=2,0					
G) Elterliche Erziehungskompetenzen					
37. Eltern können altersgerechte Autonomietendenzen ihres Kindes nicht anerkennen.	3	2	X	0	9
38. Eltern haben keine klaren Vorstellungen von wichtigen Werten und Regeln in der Familie.	3	2	1	X	9
39. Eltern sind sich bezüglich wichtiger Werte und Regeln nicht einig.	3	X	1	0	9
40. Eltern können den Jugendlichen keine klaren Aufforderungen geben.	3	X	1	0	9
41. Eltern setzen positive und negative Konsequenzen nicht nachvollziehbar in der Erziehung ein.	3	X	1	0	9
42. Eltern neigen zu Machtspielen, erziehen vornehmlich über Restriktionen.	X	2	1	0	9
Gemittelte Rohwertsumme (Summe Itemrohwerte/6) = 10/6=1,7					
H) Dysfunktionale Familienstrukturen					
43. Eltern sind sich häufig uneinig, bilden eine schwache elterliche Koalition gegenüber den Jugendlichen.	X	2	1	0	9
44. Jugendliche sind in sehr bestimmender Rolle in der Familie (Umkehrung der Hierarchie).	3	2	X	0	9
45. Ein Elternteil befindet sich in starrer Koalition mit dem/der Jugendlichen.	3	X	1	0	9
46. Das Problemverhalten von Jugendlichen hat die Funktion, Nähe zwischen den Eltern herzustellen (z. B. Eltern sprechen dann vermehrt miteinander).	3	2	X	0	9
47. Es gelingt den Eltern nur unzureichend, eine angemessene Nähe bzw. Distanz zu den Jugendlichen herzustellen, z. B. emotional sehr enge Dyaden (Kohäsion).	3	X	1	0	9
48. Jugendliche sind (wechselnde) Bündnispartner in offenen oder verdeckten Konflikten zwischen den Eltern (Triangulation).	3	2	1	X	9
Gemittelte Rohwertsumme (Summe Itemrohwerte/6) = 9/6=1,5					

Abbildung 20c: F03 Checkliste Familienprobleme – SELBST-CL-Familie (Seite 3/3)

eingesetzt werden kann und bei der die letzten sechs Monate beurteilt werden sollen (6M) und eine Version, die zur Verlaufskontrolle genutzt werden kann und bei der die letzte Woche beurteilt wird (1W). Mithilfe einer Auswertungsschablone (G09) lassen sich Skalenkennwerte bilden.

In einer kürzlich veröffentlichten Studie von Gentner (2024) an einer Stichprobe von 1 348 Kindern und Jugendlichen im Alter von 11;0 bis 17;11 Jahren, wurde eine fünffaktorielle Struktur des Fragebogen ermittelt, wobei sich die Skala „Selbstwert" in zwei Faktoren aufteilte (Selbstwert vs Aktivität und Affekt). Es zeigten sich mindestens akzeptable interne Konsistenzen der Subskalen mit Ausnahme der Skala Gleichaltrigenprobleme.

Diagnostik-System für psychische Störungen im Kindes- und Jugendalter nach ICD-10 und DSM-5, DISYPS-III (Döpfner & Görtz-Dorten, 2017). Das Diagnostiksystem besteht aus einer Vielzahl von störungsspezifischen Instrumenten auf der Basis der Diagnosekriterien von ICD-10 und DSM-5. Die Diagnose-Checklisten (DCL) dienen der klinischen Beurteilung (vgl. Kapitel 1.7.1), daneben stehen Fragebogen zur Fremdbeurteilung durch Eltern, Lehrer und Erzieher (FBB) sowie zur Selbstbeurteilung von Jugendlichen ab 11 Jahren (SBB) zur Verfügung. Neben störungsübergreifenden Screening-Verfahren liegen für folgende Störungsbilder Instrumente im DISYPS-III vor: Aufmerksamkeitsdefizit-/Hyperaktivitätsstörungen, Störungen des Sozialverhaltens, Depressive Störungen, Angststörungen, Trauma- und Belastungsbezogene Störungen, Zwangs-Spektrum-Störungen, Tic-Störungen, Autismus-Spektrum- und Soziale Kommunikations-Störungen sowie Bindungs- und Beziehungsstörungen. In Abhängigkeit von den Schwierigkeiten des Jugendlichen werden die indizierten Verfahren eingesetzt. Es liegen Normen für das Eltern- und das Selbsturteil vor.

1.7.3 Verfahren zur Erfassung von Familienbeziehungen und Familienkonflikten

Der *Family Relations-Test für Kinder und Jugendliche (FRT-KJ)* in der Version für Jugendliche wurde auf der Basis der Kinderversion für Jugendliche ab dem Alter von 13 Jahren entwickelt (Schürmann & Döpfner, 2018). Die Jugendlichen-Version übernimmt die Grundstruktur der Kinder-Version und erfasst vor allem positive von Jugendlichen an die Familienmitglieder ausgehende und von ihnen empfangene Gefühle sowie negative von Jugendlichen ausgehende und empfangene Gefühle. Die Jugendlichen-Version des FRT-KJ erfasst in spielerischer Weise die familiären Beziehungen aus der Perspektive der Jugendlichen. Im Wesentlichen besteht die Aufgabe der Jugendlichen bei diesem Verfahren darin, die Mitglieder der eigenen Familie (einschließlich sich selbst) anhand von Bildern mit schemenhaft gezeichneten Personen zusammenzustellen, die durch eine weitere Person – „Herrn Niemand" – ergänzt wird. Jeder Person wird ein Briefkasten zugeordnet und die Jugendlichen haben die Aufgabe, Kärtchen, auf denen Aussagen zu emotionalen Beziehungen stehen, den einzelnen Familienmitgliedern oder Herrn Niemand (falls die Aussage für niemanden passt) zuzuordnen (d.h. in den entsprechenden Briefkasten zu werfen). Die 94 Items beschreiben positive von Jugendlichen ausgehende und empfangene Gefühle sowie negative von Jugendlichen ausgehende und empfangene Gefühle. Die Items sind folgenden Skalen zugeordnet: (1) Positive ausgehende und (2) positive empfangene Gefühle (zusammengefasst: positive Gefühle) sowie (3) negative ausgehende und (4) negative empfangene Gefühle (zusammengefasst: negative Gefühle).

In der zweifaktoriellen Lösung der Hauptkomponentenanalyse ergeben sich eindeutige Ladungen der Items, die positive bzw. negative Beziehungsanteile auf jeweils einem Faktor beschreiben. Die internen Konsistenzen (Cronbachs Alpha) der Gesamtskalen, die positive und negative Beziehungen erfassen, liegen zwischen .91 und .93. Jugendliche aus der Klinikstichprobe beschreiben auf diesen Gesamtskalen insgesamt in ihren Familien stärkere negative Beziehungen als Jugendliche in der Feldstichprobe. Innerhalb der Klinikstichprobe konnten zum Teil deutliche Korrelationen zwischen dem Ausmaß der psychischen Auffälligkeiten der Jugendlichen und den berichteten Familienbeziehungen festgestellt werden (Döpfner et al., 2018).

Der *Fragebogen zu Eltern-Jugendlichen-Konflikten* erfasst das Konfliktverhalten und die Konfliktbeziehungen zwischen Eltern und Jugendlichen aus der Sicht der Eltern *(FEJK-E)* und aus der Sicht der Jugendlichen *(FEJK-JM; FEJK-JV)* (vgl. Görtz-Dorten et al., 2019). Der Fragebogen ist eine deutschsprachige Adaptation des Conflict Behavior Questionnaire (Prinz et al., 1979; Foster & Robin, 1988). Beide Versionen erfassen anhand von 23 Items mit vierstufiger Antwortskala (von „stimmt vollkommen" bis „stimmt überhaupt nicht") das Konfliktverhalten und die Konfliktbeziehungen. Die Items der beiden Versionen sind überwiegend identisch bzw. erfassen vergleichbare Inhalte, wobei einzelne Items gegensinnig formuliert sind. Die Elternversion kann vom Vater und von der

Mutter (oder auch anderen Bezugspersonen) beurteilt werden. Die Jugendlichenversion liegt in zwei (itemgleichen) Fassungen vor, welche die Konflikte mit der Mutter (FEJK-JM) und die Konflikte mit dem Vater (FEJK-JV) erheben. Die Items der einzelnen Versionen werden jeweils zu einer Gesamtskala zusammengefasst, die das Ausmaß der Familienkonflikte aus der jeweiligen Perspektive erfasst. Für alle Versionen liegt eine Grobnormierung für Jugendlichen ab dem Alter von 14 Jahren vor (vgl. Kapitel 2.2 Materialien).

Die Gütekriterien wurden für die deutsche Fassung in einer Feldstichprobe von $n=137$ Fragebogen (Rücklaufquote 40 %) von Müttern und Vätern von Jugendlichen im Alter von 14 bis 17 Jahren in Köln untersucht (Weiß, 1999). Anhand einer Hauptkomponenten Analyse mit Varimax-Rotation wurde für den FEJK-E (Mütter) eine dreifaktorielle Lösung mit einer Varianzauflärung von 40,9 % und für den FEJK-E (Väter) ebenfalls eine dreifaktorielle Lösung mit einer Varianzauflärung von 45,0 % ermittelt. In beiden Fragebogen konnten weitgehend übereinstimmend drei Faktoren extrahiert werden, die Streitverhalten und negative Kommunikation (6 Items), Übereinstimmung und Harmonie (5 Items) sowie Unverständnis und mangelnde Akzeptanz (11 Items) erfassen (1 Item wurde keinem Faktor zugeordnet). Für die Gesamtskala konnten sehr gute interne Konsistenzen von $\alpha=.90$ (Mütter) und $\alpha=.93$ (Väter) ermittelt werden. Für den Gesamtwert korrelierten die Einschätzungen der Mütter zu ihren Konflikten mit dem Kind und die Einschätzungen der Väter zu ihren Konflikten mit dem Kind mit $r=.48$ im mittleren Bereich.

Für den FEJK-JM wurde anhand einer Hauptkomponenten Analyse mit Varimax-Rotation eine dreifaktorielle Lösung mit einer Varianzauflärung von 42,4 % und für den FEJK-JV ebenfalls eine dreifaktorielle Lösung mit einer Varianzauflärung von 48,2% ermittelt. In beiden Fragebogen konnten weitgehend übereinstimmend die gleichen Faktoren wie in der Elternversion extrahiert werden. Für die Gesamtskala konnten sehr gute interne Konsistenzen von $\alpha=.94$ (FEJK-JV) und $\alpha=.91$ (FEJK-JM) ermittelt werden. Für den Gesamtwert korrelierten FEJK-JV und FEJK-JM mit $r=.46$ im mittleren Bereich.

Das Urteil der Väter bezüglich der Konflikte mit ihrem Kind auf dem FEJK-E korrelierte mit dem Urteil der Jugendlichen bezüglich der Konflikte mit ihrem Vater (FEJK-JV) ebenfalls im mittleren Bereich ($r=.55$). Auch das Urteil der Mütter bezüglich der Konflikte mit ihrem Kind auf dem FEJK-E korrelierte mit dem Urteil der Jugendlichen bezüglich der Konflikte mit ihrer Mutter (FEJK-JM) im mittleren Bereich ($r=.58$). Zwischen den Beurteilungen der Väter und jenen der Mütter lassen sich keine signifikanten Unterschiede in den Gesamtwerten feststellen.

SELBST-Hauptkonflikte in der Familie (vgl. F07 in Kapitel 2.2): Anhand dieses Fragebogens können sich Jugendliche bzw. Eltern über 22 Items hinweg darüber Klarheit verschaffen, welche Themen sie in ihrer Familie als besonders konfliktreich wahrnehmen. Die angebotenen Themen beinhalten alltägliche Abläufe in der Familie (z. B. Aufstehen, Erledigung von Haushaltsplichten), Entwicklungsaufgaben des Adoleszenten (z. B. Umgang mit Freund:innen, Partner:innen, Medien), aber auch verschiedenen Beziehungsebenen (z. B. mit Geschwistern, mit Mutter/Vater/Stiefeltern auskommen). Auf einer Skala von 0 (wenig) bis 10 (stark) können Eltern, aber auch die Jugendlichen angeben, wie intensiv die Konflikte wahrgenommen werden. Im Abgleich zwischen Eltern- und Jugendlichenperspektive können danach die therapeutisch relevanten Konfliktthemen erarbeitet werden.

SELBST-Fragebogen zum Erziehungsverhalten (vgl. F06 in Kapitel 2.2): Mit dem Fragebogen zum elterlichen Erziehungsverhalten werden Eltern über neun Statements hinweg angeregt, wichtige erzieherische Prinzipien wie z. B. „Loben“ und „Konsequentes Verhalten“ für sich persönlich als relevant zu bewerten und auch auf der Ebene der realen Umsetzung im familiären Alltag zu beschreiben. Beispielswiese „Meinen Sohn/meine Tochter zu loben, wenn Regeln im Alltag eingehalten werden ... *ist mir wichtig* 0 (stimmt gar nicht) bis 10 (stimmt voll und ganz) und *mache ich regelmäßig* ... 0 (stimmt gar nicht) bis 10 (stimmt voll und ganz)“. Das Verfahren dient der Identifizierung von relevanten Erziehungsstrategien und ggf. auch der Bewusstmachung von Widersprüchen.

1.7.4 Qualitative Verfahren zur Erfassung von Familienbeziehungen

Insbesondere um mehr Informationen über die familiäre Struktur zu erhalten und zur Diskussion zu stellen, haben sich in der Praxis Verfahren wie das „Familienbrett“ oder die „Familienskulptur“ als produktiv erwiesen. Mit dem Familien- oder Systembrett lassen sich durch die Darstellung auf dem Tisch komplexe Beziehungsmuster wie zum Beispiel „Distanz-Nähe“ mit einem buchstäblichen Abstand entdecken und durch Erkunden, Ausprobieren und Reflektieren, Lösungen entwickeln. Bei der Familienskulptur nach Satir stellen sich die Familienmitglieder in ihrem subjektiv passenden Abstand zueinander im Raum auf und nehmen zueinander eine körperliche Haltung ein, die die Beziehungen der Familienmitglieder zueinander ausdrückt. Dies kann durch Gestik und Mimik unterstützt werden. Dieses Standbild gleicht der Skulptur eines Bildhauers. Die Familienmitglieder werden anschließend nach ihrer Wahrnehmung, ihren Gefühlen und Impulsen befragt. Diese Verfahren bergen den Vorteil, dass sich die Familienmitglieder spontaner und spielerischer mit dem Thema Familie auseinandersetzen. Teilweise stellt ein solches Vorgehen eine größere Offenheit bei den Beteiligten her. Auch werden vereinzelt familiäre Zusammenhänge und Dynamiken, die vielleicht schon verbal angesprochen wurden, in einer konkreten Aufstellung unmittelbarer erlebt. Die Aktualisierung von entsprechenden Gefühlen hinterlässt nicht selten einen tieferen Eindruck bei den Beteiligten und kann zu einer Erhöhung der Veränderungsmotivation beitragen. Ein weiteres Verfahren, das sich zur qualitativen Erhebung von wahrgenommenen Konflikten und problematischen Grundannahmen im Kontext der Familie eignet, ist der eigens in diesem Ansatz entwickelte „Satzergänzungstest-Familie“. Eltern wie Jugendliche werden in Fragebogenform darum gebeten, möglichst spontan Satzanfänge, die um familiäre Themen kreisen, zu vervollständigen. Möglicherweise inhaltlich „überraschende“ Sätze können im explorativen Gespräch therapeutisch weiter erörtert werden (vgl. F04a „Satzergänzung Jugendliche“ und F04b „Satzergänzung Eltern“ in Kapitel 2.2).

Grundsätzlich dienen solche Verfahren nicht zur Erfassung von objektiven Daten, sondern können weitere Informationen für die gemeinsame Hypothesenentwicklung und Zieldefinition im familiären Kontext liefern und die sonstige Exploration ergänzen.

1.7.5 Verlaufskontrolle

Problemliste (Walter et al., 2007; G10, vgl. Onlinematerialien): Die Problemliste wird als wichtiges Verlaufsinstrument ab dem Ende von Phase 4 (vgl. Kapitel 2.4) im Jugendlichen-, Eltern- und Lehrerurteil eingesetzt. Zunächst muss mit den Beteiligten abgestimmt werden, welche aktuellen Familienprobleme mithilfe der Interventionen in Phase 5 (vgl. Kapitel 2.5) verringert werden sollen und in welcher Reihenfolge sie vermindert werden sollen. Die zu vermindernden Familienprobleme (maximal vier) werden möglichst genau und verhaltensnah beschrieben. Die Problemliste erlaubt eine Beurteilung der Problemhäufigkeit und der Belastung durch die Probleme, zusätzlich wird die Gesamtbelastung erhoben. Die Beurteilung bezieht sich auf die letzte Woche.

Zielliste (Walter et al., 2007; G11, vgl. Onlinematerialien): Alternativ oder als Ergänzung zur Problemliste kann die Zielliste zur Verlaufsdiagnostik eingesetzt werden. Sie wird ab dem Ende von Phase 4 (vgl. Kapitel 2.4) durchgeführt. Voraussetzung ist, dass Therapieziele mit den Beteiligten verbindlich abgestimmt wurden und in eine Rangreihenfolge gebracht wurden. Es werden maximal vier Therapieziele fokussiert und möglichst genau beschrieben (vgl. Kapitel 2.4). Die Zielliste bezieht sich auf die letzte Woche und kann in kurzen Abständen eingesetzt werden, beispielsweise mit Jugendlichen wöchentlich, mit den Eltern und den Lehrkräften vierwöchentlich. Alternativ kann sie auch ausschließlich im Rahmen der Zwischenbilanz angewendet werden (vgl. Kapitel 2.6).

1.8 Beziehungsaufbau und schwierige Therapiekonstellationen

Bevor in Kapitel 2 die sieben Phasen von SELBST-Familienprobleme detailliert besprochen werden, soll in diesem Kapitel zunächst noch auf die Bedeutung des Beziehungsaufbaus sowohl zu den Jugendlichen als auch ihren Eltern eingegangen werden sowie auf schwierige Therapiekonstellationen bei der Behandlung von Familienkonflikten.

1.8.1 Beziehungsaufbau

Bei der Behandlung von Familienproblemen ist sowohl der Beziehungsaufbau zu den Jugendlichen als auch zu den Eltern von zentraler Bedeutung. Grundsätzliche Ausführungen zur Rolle der Therapeut:innen, der Eltern und der Jugendlichen wurden bereits in SELBST-Grundlagen gemacht, so dass hier spezifisch auf die Behandlung von Familienproblemen eingegangen wird. Schwierige Therapiekonstellationen, die sich auch auf die Beziehungsgestaltung in einzelnen Therapiephasen beziehen, werden am Ende jeder Phase (vgl. Kapitel 2) ausführlich diskutiert.

Bei allen Vorstellungsanlässen, insbesondere aber beim Vorliegen von Familienproblemen, ist von der grundsätzlichen Sorge der Jugendlichen auszugehen, dass sich Therapeut:innen mit den Eltern verbünden und sich der ohnehin schon bestehenden Druck in der Familie noch weiter erhöht. Viele Jugendliche kämpfen mit der zugewiesenen oder erlebten Rolle des Problemverursachers in der Familie. Ihre initiale

Verweigerungshaltung gegenüber einer näheren Auseinandersetzung mit den Familienproblemen ist häufig eher eine hilflose Abwehr als eine grundsätzlich mangelnde Motivation, an der familiären Situation etwas zu ändern.

Andererseits sind die Eltern, die sich wegen Familienproblemen in der Therapie vorstellen ihrerseits häufig auch noch in einer Abwehrhaltung gegenüber einer möglichen Eigenbeteiligung an der Problemsituation. Insbesondere wenn Jugendliche die Diagnose einer psychischen Störung erhalten haben, zeigen sich Eltern leicht geneigt, die Probleme der Jugendlichen auch in erster Linie für das Bestehen der Probleme in der Familie verantwortlich zu machen. Eigene wahrgenommene Gefühle von Schuld und Ohnmacht seitens der Eltern feuern diesen Prozess häufig noch weiter an. So kann schon die Aussicht, selbst häufiger an Gesprächen in der Therapie teilzunehmen, anfangs zu Irritationen bei den Eltern führen.

Vor diesem Hintergrund haben Therapeut:innen vor allem zu Therapiebeginn die nicht ganz einfache Aufgabe, Probleme in der Familie anzusprechen und zu definieren, gleichzeitig aber allen Beteiligten die notwendige Sicherheit zu vermitteln, um Vertrauen aufzubauen. Dies kann nur gelingen, indem auf Augenhöhe mit allen Beteiligten ein sehr transparentes Vorgehen demonstriert wird. Insbesondere gegenüber den Jugendlichen sind Themen wie „therapeutische Schweigepflicht" und „Selbstbestimmung" enorm wichtig, um eine Vertrauensbildung voranzutreiben. Gleichsam müssen sich auch Eltern mit ihren Sorgen und Nöten initial angenommen fühlen, ohne dass therapeutisch dysfunktionale Schuldzuweisungen, z. B. gegenüber den Jugendlichen unterstützt werden. Die Notwendigkeit einer aktiven Beteiligung der Eltern zur Verminderung von Familienproblemen sollte früh thematisiert werden. Es ist hilfreich, sich therapeutisch zu vergegenwärtigen, dass es für Familienmitglieder in den meisten Fällen schwierig ist, offen über Familienprobleme zu sprechen, die häufig mit diffusen Gefühlen von Schuld und Versagen verbunden sind. Grundsätzlich ist eine stark ressourcenorientierte Gesprächsführung mit dem Fokus auf gelingende Anteile in der Familie vor allem zu Beginn der Therapie indiziert, da sie den Beteiligten ermöglicht, Insuffizienzgefühle abzubauen und sich im Verlauf auch belastender und problematischer Anteilen zuzuwenden.

Vor dem Hintergrund des Konzeptes der therapeutischen Neutralität gilt es, über den ganzen Therapieverlauf hinweg auf den Dimensionen von Konfrontation und Unterstützung ein passendes Maß zu finden, welches sich im Kontakt mit verschiedenen Familienmitgliedern ganz unterschiedlich gestalten kann. Das SELBST-Phasenmodell bietet insbesondere durch die ausführliche Ausgestaltung der ersten vier Phasen viel Raum, um die therapeutische Beziehung zu allen Beteiligten abzusichern.

1.8.2 Schwierige Therapiekonstellationen

Schwierigkeiten, die sich speziell in einer Behandlungsphase ergeben können, sind jeweils am Ende der entsprechenden Phase aufgeführt (vgl. Kapitel 2). Grundsätzliche Probleme in der Behandlung von Jugendlichen, die sich unabhängig von bestimmten Interventionen ergeben können, wurden ausführlich von Walter et al. (2007) in SELBST-Grundlagen dargestellt (z. B. „Drängende Eltern", „Dissimulierende Jugendliche"). An dieser Stelle sollen besonders Schwierigkeiten im Zusammenhang mit Familienproblemen skizziert werden.

Bezugspersonen, die wesentlich zur Aufrechterhaltung der Probleme beitragen, lehnen die Mitarbeit ab: Gelingt es trotz vieler verschiedener Angebote in Form von Einzel-/Probestunden, Videotherapie, zusätzlichen Telefonaten oder ausschließlichen Elternterminen nicht, eine wichtige Bezugsperson (z. B. ein getrenntlebendes Elternteil) in die Therapie miteinzubeziehen, müssen Möglichkeiten und Grenzen der Therapie neu definiert werden. Selbstverständlich kann mit den verbliebenen Teilnehmenden daran gearbeitet werden, welchen Beitrag sie zur Konfliktreduktion bzw. Beziehungsverbesserung einbringen können. Dabei sollten die erwarteten Reaktionen der nicht anwesenden Bezugsperson in der therapeutischen Arbeit explizit herausgearbeitet und berücksichtigt werden. Es ist nicht immer, aber häufig davon auszugehen, dass sich positive Effekte in der Familie auch zeigen, wenn nicht alle Mitglieder des Systems mitarbeiten. Zeitweise müssen aber ungünstige Bedingungen antizipiert und ggf. auch radikal akzeptiert werden. Therapieziele sollten vor dem Hintergrund der mangelnden Integration einer Bezugsperson möglichst realistisch definiert werden.

Elternteile/Geschwister weisen selbst psychische Störungen auf und/oder Elternteile haben massive Paarkonflikte: Falls ein Elternteil aufgrund eigener psychischer Probleme (z. B. depressive Störung, Angststörung, Alkoholerkrankung) beeinträchtigt ist oder ausgeprägte Paarkonflikte vorliegen, ist es sinnvoll, auch diese Belastungen behutsam mit den Eltern im Rahmen der Analyse der Familienprobleme zu thematisieren. Dies gilt auch, wenn es deutliche Hinweise auf das Vorliegen einer psychischen Problematik bei einem Geschwisterkind gibt, die bisher vielleicht noch nicht ausreichend von den Eltern realisiert wurde. Therapeutische Hilfsangebote in Form von Einzel-, Paar- oder weiterer Kinder- und Jugendlichenpsychotherapien sollten mit den Eltern allein erarbeitet werden. Bei der Suche nach einem geeigneten Behandlungsplatz kann therapeutische Unterstützung angeboten werden. Können sich Eltern spontan auf ein derartiges Angebot nicht einlassen, sollten anschließend die elterlichen Probleme oder die von Geschwisterkindern im gemeinsamen Störungsmodell aufgegriffen und in regelmäßigen Abständen mit den Eltern im Rahmen der bestehenden Familienprobleme erneut thematisiert werden. Werden langfristig Hilfsangebote kategorisch abgelehnt oder deren Notwendigkeit verleugnet, ist es wichtig, dass Therapeut:innen den Jugendlichen anschließend helfend zur Seite stehen, indem sie dysfunktionale Verhaltensweisen in der Familie in einen angemessenen Zusammenhang bringen (z. B. unzuverlässiges elterliches Verhalten vor dem Hintergrund einer psychischen Störung eines Elternteils) und die Jugendlichen in einem bedürfnisorientierten Umgang damit unterstützen.

Die sozialen Belastungen in der Familie sind insgesamt ausgesprochen hoch (z. B. finanzielle Probleme, Arbeitslosigkeit, Sprachprobleme, Mitversorgung pflegebedürftiger Familienmitglieder, räumliche Enge): Bei einigen Familien sind die familiären Ressourcen, die zur Umsetzung einer ambulanten Therapie notwendig sind, von Beginn an so eingeschränkt, dass die alleinige Umsetzung psychotherapeutischer Interventionen als nicht realistisch eingeschätzt wird. In diesem Fall sollte vorab mit der Familie kritisch erwogen werden, welche sozialen Hilfen unterstützend in der Familie etabliert werden können (z. B. Jugendhilfe, Sozialhilfe), um die Umsetzbarkeit von Interventionen wahrscheinlicher zu machen. Bei Familien mit Migrationshintergrund kann der Einbezug von Dolmetscher:innen bzw. Familienhilfen aus dem jeweiligen Kulturkreis eine wichtige Unterstützung im Rahmen der Bearbeitung der Familienprobleme darstellen.

Unregelmäßige Terminwahrnehmung: Bei der Bearbeitung von Familienproblemen ist es hilfreich, die Therapie von der ersten Stunde an als „Familientherapie" zu kennzeichnen. Dies impliziert die regelmäßige Teilnahme von Eltern, Jugendlichen und ggf. weiteren Familienmitgliedern im Einzelsetting oder im Rahmen gemeinsamer Termine. Der Ausfall von Terminen sollte möglichst früh offen angesprochen werden, die klare Definition von Zeiträumen für Terminabsagen und die Berechnung eines Ausfallhonorars sind hilfreiche Möglichkeiten, um die zuverlässige Terminwahrnehmung zu unterstützen. Insbesondere Familiensitzungen sollten frühzeitig angekündigt und geplant werden.

Massive Streitigkeiten/Schuldzuweisungen während gemeinsamer Sitzungen: Ausgeprägte Streitigkeiten mit Schuldzuweisungen während Eltern- oder Familiengesprächen sind bei Familienproblemen Gegenstand des Problems und somit zu erwarten. Es wird empfohlen, bei gemeinsamen Gesprächen gleich zu Beginn therapeutisch ein hohes Maß an Strukturierung, z. B. durch Einführung von Kommunikationsregeln und die Vorgabe von umrissenen Themen in den Stunden, einzubringen und die Gesprächsteilnehmer:innen sehr bewusst auszuwählen.

Kapitel 2

Therapiemanual SELBST-Familienprobleme

2.1 Phase 1: Screening der Eingangsbeschwerden, Beziehungsaufbau und Informationsvermittlung

Inhalt und Ziele
In Phase 1 werden die Probleme aus der Perspektive aller Familienmitglieder exploriert, die zur Vorstellung geführt haben. Neben einer ersten Konkretisierung der Konfliktfelder, steht zu Beginn der Behandlung die Entwicklung eines Behandlungsbündnisses zu allen wichtigen Familienmitgliedern im Vordergrund. Darüber hinaus werden Informationen über den Ablauf der Behandlung gegeben. Erfahrungsgemäß sind insbesondere für Jugendliche die ersten therapeutischen Kontakte eine entscheidende Variable in Bezug auf die Therapiemotivation. Den Erwartungen gegenüber der Therapie sowie gegenüber der Rollendefinition von Eltern, Jugendlichen und Therapeut:innen sollte deshalb besondere Aufmerksamkeit geschenkt werden. Da eine ausführliche Darstellung dieser Phase in SELBST-Grundlagen beschrieben wird, wird hier im Besonderen die Umsetzung auf Familienprobleme beschrieben.
Anzahl der Sitzungen
In der Regel werden zwischen ein und drei Sitzungen benötigt.
Onlinematerialien
• G01 Explorationsschema für Jugendliche und deren Eltern – SELBST-EX • G02 Schweigepflichtentbindung • F01 Brief an abwesende Bezugspersonen
Ablauf der Phase
• Kontaktaufnahme und Beziehungsaufbau • Exploration von Eingangsbeschwerden, Ressourcen und Kompetenzen • Informationsvermittlung über den Therapieablauf • Ausgeben von Fragebogen an Jugendliche, Eltern und ggf. Lehrkräfte
JOB der Woche
• Ausfüllen der Fragebogen • Beschaffen von Vorbefunden
Mögliche Schwierigkeiten in Phase 1
• Ein Termin wird unentschuldigt nicht wahrgenommen. • Die Jugendlichen erscheinen ohne Wissen der Eltern. • Die Eltern erscheinen ohne Wissen der Jugendlichen. • Die Kontaktaufnahme geschieht auf Drängen externer Institutionen. • Die Jugendlichen verweigern die Teilnahme an der Behandlung.

- Die Eltern verweigern die Teilnahme an der Behandlung.
- Die Jugendlichen wollen nicht, dass die Eltern an der Behandlung teilnehmen.
- Die Bezugspersonen drängen auf eine schnelle Änderung.
- Ein Familienmitglied verweigert die JOBs der Woche.
- Es besteht eine Indikation für einen anderen Behandlungsansatz.

2.1.1 Inhalt und Ziele

In Phase 1 geht es zunächst darum, Informationen über die wahrgenommenen Probleme aus der Perspektive aller Familienmitglieder zu erhalten. Therapeut:innen explorieren die familiäre Situation sowie alle anderen wichtigen Lebensbereiche der Jugendlichen, wobei die Beteiligten aufgefordert werden, möglichst sachlich ihre Sicht der Dinge zu schildern. Erste Problembeschreibungen können grob skizziert werden, wobei aber auch schon zu diesem Zeitpunkt nach angestrebten Zielzuständen (Wie sollen Prozesse in der Familie idealerweise ablaufen?) sowie nach positiven Bewältigungserfahrungen und Ressourcen aller Beteiligten gefragt werden sollte. Familienprobleme, insbesondere das häufige Auftreten von intensiven, persistierenden Familienkonflikten, auf die sich dieses Manual bezieht, sollen in den nächsten Stunden von normal ausgeprägten Konflikten im Umgang mit Adoleszenten klinisch abgegrenzt werden. Die ersten Termine dienen Eltern, Jugendlichen und Therapeuten zur gegenseitigen Orientierung, um danach weitere Behandlungsschritte zu planen. In der Arbeit mit Jugendlichen und ihren Familien ist es wichtig, die ersten Kontakte so zu gestalten, dass sich sowohl die Jugendlichen als auch die Eltern von Anfang an als aktive Teilnehmende der Therapie verstehen. Dabei ist zu berücksichtigen, dass Jugendliche sehr häufig „geschickte“, also fremdmotivierte Klient:innen sind, die oft erst Änderungsmotivation entwickeln müssen (vgl. SELBST-Grundlagen, Kapitel 1.9). Aber auch die Eltern verfügen beim Vorliegen von Familienproblemen nicht immer zwingend über ein Problemverständnis, dass eine eigene aktive Teilnahme voraussetzt. Beide Parteien sollten in den ersten Terminen eine Zuständigkeit für die Probleme wahrnehmen können, ohne Schuldgefühle zu entwickeln. Beispielhaft wird im Folgenden ein kurzer Auszug aus einer Erstexploration mit einer Familie, bestehend aus Vater, Mutter und einem 15-jährigen Sohn dargestellt.

Beispiel: Erstexploration mit einer Familie

Th.: Familie M., ich begrüße Sie zu unserem gemeinsamen Gespräch und freue mich, dass Sie alle erschienen sind. In den nächsten Stunden möchte ich sie gerne näher kennenlernen und versuchen, mir einen Überblick über die bestehenden Probleme zu verschaffen. Ich finde es wichtig, dass wir zu Beginn unseres Gesprächs alle noch mal auf den gleichen Stand kommen: Aus dem Telefonat mit Ihnen, Frau M., habe ich verstanden, dass es in der Familie häufig zu Streitigkeiten bezüglich verschiedener Themen kommt, die Sie alle sehr belasten. Sie suchen nun nach Hilfe, um anders mit den Problemen umgehen zu können. Tobias, haben deine Eltern mit dir über das Telefonat gesprochen?

Tobias (mit verschränkten Armen am Tisch sitzend): Ja, haben sie.

Th.: Gut. Dann können wir in den nächsten Stunden gemeinsam klären, was da zu Hause passiert. Ich bin jetzt darauf angewiesen, dass mir alle ihre Sicht der Dinge schildern und ich möglichst viele Informationen zusammen bekomme. Tobias, möchtest du anfangen oder sollen zuerst deine Eltern beginnen?

Tobias: Meine Eltern sollen anfangen.

Th.: Okay, dann lassen wir deine Eltern beginnen. Du hast aber jederzeit die Möglichkeit, dich zuzuschalten oder eine andere Meinung zu einem geschilderten Sachverhalt kundzutun. Wahrscheinlich hast du zu einigen Dingen ja eine andere Sicht. Wer möchte denn von den Eltern beginnen?

Mutter: Ja, dann fange ich mal an. Also wie schon am Telefon gesagt, haben wir sehr viel Stress zu Hause. Wir haben das Gefühl, dass wir mit Tobias keine Vereinbarung mehr treffen können, auf die auch tatsächlich Verlass ist. Tobias verspricht uns immer Dinge, hält sich am Ende aber doch nicht dran. Und wenn wir ihn dann darauf ansprechen, wird er sofort sauer und es gibt heftigen Streit.

Tobias räuspert sich mit genervter Miene.

Th.: Was sind das denn für Vereinbarungen, von denen Sie da sprechen?

Mutter: Zum Beispiel hat Tobias uns versprochen unter der Woche pünktlich zu Hause zu sein. Spätestens um 21:00 Uhr soll er abends da sein, weil er ja an Schultagen morgens früh raus muss. Manchmal klappt das auch, in der Regel ist er aber erst später da, frühestens um 21:30 Uhr, häufig aber auch erst um 22:00 Uhr. Wir sitzen dann da und warten, versuchen ihn erfolglos über das Mobiltelefon zu erreichen, machen uns manchmal auch Sorgen und wenn man ihn schließlich auf seine Verspätung anspricht, hat er immer eine andere Ausrede, warum er gerade später gekommen ist. Wir haben ihm schon eine Zeit lang Verabredungen verboten, das hat fürchterlichen Stress gegeben. Als wir ihm dann wieder erlaubt haben, sich mit den Freunden zu treffen, ging's eine Weile gut, aber dann kam er wieder später und wir standen vor dem gleichen Problem.

Tobias (aufgebracht): Wer muss den auch schon um 21:00 Uhr zu Hause sein? Meine Freunde dürfen alle länger draußen bleiben. Ich bin der Einzige, der dann schon gehen muss.

Vater: Ja, Tobias, aber so sind nun mal unsere Vereinbarungen. Genauso ist das übrigens auch mit dem Aufräumen von seinem Zimmer. Das sollten Sie mal sehen, obwohl er mehrfach versprochen hat, da zumindest für eine gewisse Ordnung zu sorgen.

Tobias (zum Vater): Wann warst DU denn zuletzt mal in meinem Zimmer? Ich räume da schon mal auf, aber eben nicht so zwanghaft wie die Mama. Die hat doch den totalen Ordnungswahn.

Th. (an Tobias gewandt): „Okay, deine Eltern haben jetzt zwei Themen genannt, über die es häufiger Streit gibt. Da ging es einerseits um das pünktliche Nachhausekommen und andererseits um die Ordnung in deinem Zimmer. Du bist bei diesen Themen anderer Meinung und hast das auch geäußert. Ich finde schon mal gut, dass du hier Stellung beziehst und auch zeigst, wie es dir damit geht. Schließlich sitzen wir ja hier, um die Konflikte in eurer Familie zu klären. Was glaubst du denn, bei welchen Themen sich deine Eltern noch ärgern? Wo erwartest du, dass es Streit gibt? Oder mal anders gefragt: Was müsstest du noch tun, um deine Eltern in Rage zu versetzen?

Tobias: Na, auf jeden Fall gibt es noch Stress in Sachen Schule. Da strenge ich mich nämlich in den Augen meiner Eltern nicht genug an.

Th.: Und was bedeutet das genau?

Tobias: Meine Eltern glauben, dass ich die Hausaufgaben nicht mache und mich nicht richtig auf die Klassenarbeiten vorbereite, obwohl ich schon mehr mache als im letzten Halbjahr.

Th. (an die Eltern gewandt): Hat Tobias das Thema Schule richtig als ein mögliches Streitthema eingeordnet?

Vater: Allerdings. Dazu wäre noch Einiges zu sagen, besonders weil Tobias gerade die 8. Klasse wiederholt.

Th. (an Eltern gewandt): Bestimmt müssen wir da noch eingehender drüber sprechen, aber wir sammeln momentan ja erst mal. Was glauben Sie, schätzt der Tobias aktuell noch an zu Hause? Was macht ihm denn Spaß?

Mutter: Vor allem genießt er die Vollverpflegung. Er wird ja regelmäßig bekocht und bekommt seine Wäsche gewaschen, wird zum Training gefahren. Hotel Mama eben.

Th. (an Tobias gewandt): Und stimmt das? Gibt es Mittagessen und Wäscheservice?

Tobias: Ja, das stimmt schon, aber Mama will ja auch, dass ich mittags zu Hause esse und nicht nur „Fastfood" esse.

Th.: Aber das ist schon auch nett, mittags zusammen zu sitzen und gemeinsam zu essen?

Mutter: Wenn er pünktlich kommt, schon.

Th.: Ja klar, es ist schön, wenn es für eine gemeinsame Zeit einen Rahmen gibt. Bevor wir uns weitere Probleme ansehen, würde mich noch interessieren, ob es gemeinsame Aktivitäten in der Familie gibt, die mehr oder weniger regelmäßig stattfinden, also so etwas wie Spieleabende oder gemeinsame Unternehmungen?

2.1.2 Ablauf der Phase

1. Kontaktaufnahme und Beziehungsaufbau

Bei einem Großteil der Familien, die sich wegen Familienproblemen mit ihren jugendlichen Kindern vorstellen, initiieren die Eltern den ersten therapeutischen Kontakt. Die Problematik wird durch die Eltern meist schon am Telefon kurz skizziert, in einigen Fällen stellt sich heraus, dass die Jugendlichen nichts von dem Anruf wissen und die Eltern zudem unsicher sind, ob diese einer Erstvorstellung überhaupt zustimmen würden.

Da die Rollendefinition der Therapeut:innen im Selbstmanagement-Ansatz, insbesondere für die Therapiemotivation der Jugendlichen eine gewichtige Rolle spielt, aber auch der therapeutischen Neutralität im Umgang mit allen Familienmitgliedern von Beginn an Rechnung getragen werden sollte, ist es an diesem Punkt ratsam, die Eltern möglichst schnell auf ein gemeinsames Erstgespräch mit den Jugendlichen zu fokussieren. Insbesondere beim Vorliegen von Familienproblemen besteht immer die Gefahr, dass Therapeut:innen vorab durch die Jugendlichen als Erfüllungsgehilfen der Eltern definiert werden und sich eine starke Abwehrhaltung bei den Jugendlichen aufbaut. Es ist deshalb zentral in den ersten Terminen, dieses Vorurteil durch einen Kontakt auf Augenhöhe mit allen Beteiligten und ein sehr transparentes Vorgehen zu entkräften.

Zum Ersttermin werden alle Mitglieder der Kernfamilie eingeladen, die in die Problemstellung involviert sind. Die Jugendlichen sollten über den Inhalt des vorangegangenen Telefonates vollständig informiert werden, so dass sich eventuelle Befürchtungen, es habe bereits Absprachen mit den Bezugspersonen gegeben, auflösen können. Um die „Eintrittsschwelle" in die Therapie für einige Jugendliche noch weiter zu senken, kann ein zeitlich begrenztes Angebot hilfreich sein. So könnte in Aussicht gestellt werden, dass es sich erst einmal nur um *einen* Gesprächstermin oder um eine diagnostische Einschätzung über eine definierte Anzahl von Terminen handelt. Weiterhin können Jugendliche auch initial allein eine Probestunde nehmen, bis sie sich für ein gemeinsames Gespräch mit der ganzen Familie bereit fühlen. Einige Jugendliche fordern explizit ein, dass beide Elternteile/erziehende Bezugspersonen bei der Behandlung von Familienproblemen präsent sind („Wenn ich kommen muss, müssen die auch kommen"). Die Jugendlichen fühlen sich spontan entlastet, wenn sie nicht als alleiniger Problemverursacher definiert werden. Da es bei Familienproblemen sinnvoll ist, alle Parteien an einen Tisch zu bringen, kann diese Forderung auch unterstützt werden.

Wenn ein Elternteil oder eine wichtige Bezugsperson der Jugendlichen nicht zur Therapie erscheint, ist es wichtig, die Gründe dafür ausführlich zu explorieren. Grundsätzlich sollte bei Familienproblemen eine Integration aller wichtigen Bezugspersonen angestrebt und auch früh eingefordert werden, da häufig auch die nicht erscheinenden Bezugspersonen von hoher persönlicher Relevanz für die Jugendlichen und die vorliegenden Familienprobleme sind. Zudem ist es ungewiss, ob und wie die Probleme verringert werden können, wenn ein Familienmitglied nicht mitarbeitet oder gar Lösungsbestrebungen sabotiert. Dies gilt auch für getrennt lebende Elternteile, solche ohne Sorgerecht, kranke/behinderte Elternteile, mitversorgende Großeltern oder andere wichtige Bezugspersonen der Jugendlichen. Es lohnt sich aus therapeutischer Sicht keinen Aufwand zu scheuen, um solche Personen doch noch in das therapeutische Setting zu integrieren. Auch der Einsatz von Onlineterminen kann eine sinnvolle Option darstellen, ansonsten schwer erreichbare Familienmitglieder zu integrieren (vgl. Kapitel 1.5.3.4). Das konkrete Vorgehen wird ausführlicher unter Schwierigkeiten in Phase 1 geschildert.

In einigen Fällen müssen sich die Eltern erst auf ein umfassenderes Verständnis der Probleme einlassen. So können Eltern auf eine Teilnahme an der Therapie ihres Kindes irritiert reagieren, wenn sie bis zur Erstvorstellung davon ausgehen, dass sie ihre aus ihrer Sicht „problematischen" Jugendlichen zur Therapie „abgeben" können und diese dort „geheilt" werden. Es ist daher ausgesprochen wichtig, eine solche elterliche Haltung früh wahrzunehmen, ein umfassendes Verständnis bezüglich der Funktionalität der Familienprobleme zu erarbeiten (vgl. Phase 3) und kritisch zu diskutieren, da es ansonsten im Verlauf der Therapie sehr schwierig wird, die Eltern zur Mitarbeit zu aktivieren.

2. Exploration von Eingangsbeschwerden, Ressourcen und Kompetenzen

Allen Beteiligten wird Gelegenheit gegeben, die Probleme aus ihrer Sicht möglichst sachlich zu schildern. In der Regel werden die Jugendlichen gefragt, ob sie beginnen möchten, womit erneut signalisiert wird, dass sie die Situation steuern dürfen. Wird dies abgelehnt, so wird nochmals darauf hingewiesen, dass sich die Jugendlichen jederzeit „zuschalten" können, um ihre Sicht der Dinge oder ergänzende Informationen mitzuteilen. Vielen Familien gelingt es im ersten Kontakt recht gut, geordnet und angemessenen über die bestehenden Probleme zu kommunizieren. Einige Familien zeigen unmittelbar einen impulsiven, anklagenden Kommunikationsstil, der im ungünstigsten Fall dazu führt, dass sich die Beteiligten stark erregen, sich sehr ungehalten geben und abwertend äußern. Auch wenn es eine Zeit lang sinnvoll sein kann, die Beteiligten unter diagnostischem Blickwinkel im konflikthaften Dialog zu beobachten (z. B. um kurze Einblicke in die Art und Weise zu erhalten, wie ein Konflikt im familiären System in Ansätzen ausgetragen wird), sollte diese Situation nicht zu lange anhalten, da sie für alle Beteiligten mit sehr aversiven Gefühlen verbunden ist. Lässt sich kein konstruktives Gesprächsklima herstellen, ist es sinnvoller, das gemeinsame Gespräch abzubrechen, und in diesem

Fall zuerst mit den Jugendlichen zu arbeiten, im Anschluss allerdings nochmals auf die Eltern zuzugehen und auch diesen ein weiteres Gesprächsangebot zu machen.

Zur Exploration von Familienproblemen hat sich das zirkuläre Fragen in der Familie als sehr hilfreich erwiesen (vgl. Kasten 3). Indem die Beteiligten aufgefordert werden, die Perspektiven anderer Familienmitglieder zu übernehmen, wird das eingefahrene Vorwurfs-/Rechtfertigungsmuster aufgelöst (z. B. an Jugendliche gewandt: „Warum glaubst du, haben deine Eltern ein gemeinsames Gespräch hier gesucht?"). Die Perspektivübernahme signalisiert allen Beteiligten, dass man sich bemüht, die Position des Gegenübers wahrzunehmen. Vorwürfe sind in diesem Kontext deutlich schwerer zu artikulieren. In den ersten Therapiekontakten sollen die Probleme, die zur Vorstellung geführt haben, zunächst nur grob skizziert werden, d. h., es ist sinnvoll, nicht zu tief in einzelne Problembereiche einzutauchen, sondern sich zuerst um einen Überblick, gegebenenfalls um eine Hierarchisierung der Problembelastung zu bemühen.

Kasten 3: Beispiele für zirkuläre Fragen bei der Erfassung von Familienproblemen

- Warum glaubst du, haben deine Eltern ein gemeinsames Gespräch in der Klinik/Praxis gesucht?
- Was glauben Sie, verspricht sich Ihr Sohn/Ihre Tochter von diesem Gespräch?
- Welche Befürchtungen hat Ihr Sohn/Ihre Tochter bezüglich dieses Gesprächs?
- Was müsste deine Mutter/dein Vater tun, damit ihr noch mehr Probleme zu Hause habt?
- Was müsste Ihr Sohn/Ihre Tochter tun, damit es noch schlimmer wird?
- Ist das Problem immer gleich stark ausgeprägt?
- In den Zeiten, wo die Familie weniger Probleme miteinander hatte, was war da anders?
- Wie kann Therapie bei der Lösung der Probleme helfen?

Ein ressourcenorientiertes Arbeiten mit einer Familie kann sich einerseits darin ausdrücken, dass Lösungsansätze, die die Familie bereits selbst gegenüber Problemen entwickelt hat, positiv herausgestellt werden. Da sich die Familie gegenüber den bestehenden Problemen bei der Vorstellung eher als hilflos erlebt, ist die Rückmeldung von Therapeut:innen über bestehende Kompetenzen der Familie oft ein wichtiger, unterstützender Faktor. Schließlich kann bereits die Tatsache, dass die Familie sich auf die Suche nach geeigneter Hilfe macht, an sich schon als Ressource gewertet werden. Auch wenn die Jugendlichen nur mitgekommen sind, ohne am Anfang „etwas zu wollen", kann die Anwesenheit als Lösungsbereitschaft benannt werden. Ressourcenorientiertes Arbeiten bedeutet grundsätzlich, alle die Bereiche der Familie zu beleuchten und zu würdigen, die noch intakt sind, sozusagen „trotz aller Probleme". Auch wenn die Problemaktualisierung in dieser frühen Phase im Vordergrund steht und den geschilderten Schwierigkeiten initial genug Raum gegeben werden sollte, ist es in jedem Fall sinnvoll, der Familie von Beginn an und regelmäßig eine erste Rückmeldung zu bestehenden oder zugänglichen Ressourcen zu geben. In diesem Sinne sollte bei der Informationserhebung auch das Explorationsschema SELBST-EX eingesetzt werden (vgl. G01 SELBST-EX, Seiten 1 und 2), welches in seinem Umfang noch in die nächsten Phasen hereinreicht. Kasten 4 soll einige Anhaltspunkte für eine produktive Gesprächsführung und Kontaktgestaltung bereits im Rahmen der Erstkontakte/Diagnostik zusammenfassen.

Kasten 4: Anhaltspunkte für eine günstige Gesprächsführung und Kontaktgestaltung ab Therapiebeginn

- Begrüßen Sie alle Familienmitglieder in der Therapie und betonen Sie den regelmäßigen und sinnvollen Einbezug von mehreren Familienmitgliedern bei Problemen von Kindern und Jugendlichen, insbesondere bei Familienproblemen. Loben Sie alle Beteiligten für das Engagement, welches diesen gemeinsamen Termin möglich gemacht hat.
- Führen Sie basale Gesprächsregeln ein, damit Sie als Therapeut:in möglichst viele Informationen aufnehmen können. Kündigen Sie mögliche Unterbrechungen Ihrerseits vorab an; fassen Sie regelmäßig Informationen im Gesprächsverlauf zusammen. Entschuldigen Sie sich vorab für eine möglicherweise sehr direktive Gesprächsführung im Sinne einer strukturierten Informationssammlung.
- Achten Sie auf eine validierende Exploration und vermeiden Sie vorschnelle Bewertungen. Jedes Familienmitglied hat ein „Recht" auf seine Wahrnehmung von Situationen, die aus seiner Sicht stimmig sind, was nicht bedeutet, dass Sie diese inhaltlich gutheißen müssen. Akzeptieren Sie das subjektive Erleben von Jugendlichen und Eltern und tragen Sie dafür Sorge, dass alle Aussagen ausreichend und gleichmäßig Raum bekommen. Validieren Sie auch emotionale Äußerungen, indem Sie den Beteiligten dabei helfen, offen ihre Gefühle zu verbalisieren, ohne dass diese bewertet werden. Sprechen Sie, insbesondere bei erwartbar impulsiven Gesprächsteilnehmern einen nicht wertenden Umgang mit Gefühlen vorab als wichtige Regel für gemeinsame Gespräche an: z. B. „Uns allen fällt es in Konfliktsituationen manchmal schwer, die Gefühle eines Gegenübers nachzuvollziehen. Eine gute Konfliktlösung kennzeichnet sich aber am Ende auch dadurch, dass sich alle gut damit fühlen. Somit sind

auch Gefühle wichtige Wegweiser und sollen thematisiert werden". Loben Sie die Beteiligten explizit dafür, dass Sie andere Meinungen und Emotionen gelten lassen können, auch wenn dies zu Beginn vielleicht nicht immer vollständig gelingt.

- Vermeiden Sie zu Beginn einer Therapie provokante oder konfrontative Äußerungen. Am Anfang sind vertrauensbildende Maßnahmen auf den verschiedenen Beziehungsebenen notwendig. Heben Sie im gemeinsamen Gespräch alle Situationen heraus, wo Eltern und Jugendliche positiv im Kontakt sind und loben Sie insbesondere die Jugendlichen für Ihre Bereitschaft zu einem Gespräch mit Erwachsenen.
- Beleuchten Sie Ausnahmen genauer, z. B. wenn im Urlaub ein Konfliktthema nicht als massives Problem wahrgenommen wird, im Alltag allerdings schon. Arbeiten Sie die Kontextabhängigkeit von Problemen heraus.
- Nutzen Sie Skalierungsfragen, um Wahrnehmungen, Gefühle, Einschätzungen, aber auch Veränderungen „messbar" zu machen. Zum Beispiel: Auf einer Skala von 0 bis 10: Wieviel Sorge hatten Sie vor dem gemeinsamen Gespräch? Wieviel Sorge nehmen Sie aktuell wahr? Was muss passieren, damit sich Ihre Sorge zukünftig von beispielsweise 7 auf 6 reduziert?
- Wechseln Sie im Gespräch zwischen der Exploration von Ressourcen/Problemausnahmen und belastenden Konfliktsituationen hin und her; führen Sie die verschiedenen Situationen in einer Aussage zusammen: z. B. „Bestimmte Themen in der Familie verursachen also häufig Konflikte, andererseits gelingt die gemeinsame Urlaubsplanung, wo durchaus unterschiedliche Aspekte zusammengebracht werden müssen, meist gut?"
- Wenn Eltern unterschiedlicher Meinung sind, eventuell auch sofort einen konflikthaften Umgang miteinander demonstrieren, benennen Sie die Tatsache, dass Eltern gegenüber familiären Problemen auch miteinander in Streit geraten, als „nicht ungewöhnlich". Ermutigen Sie die Beteiligten, ihre unterschiedlichen Meinungen im Rahmen der Therapie zu erörtern, bei massiven elterlichen Konflikten allerdings in Bezugspersonenstunden. Unterbrechen Sie elterliche Streitigkeiten vor den Jugendlichen freundlich, aber bestimmt. Anerkennen Sie das elterliche Engagement, was in jeder Auseinandersetzung steckt (Refraiming), fokussieren Sie dann aber auf ein anderes Thema. Sollten Sie ein Elternteil als weniger aktiv/motiviert erleben, versuchen Sie besonders die Wünsche und Möglichkeiten dieses Elternteiles früh zu adressieren, z. B. indem Sie auch dieses Elternteil als wichtiges Rollenmodell/Ideengeber herausarbeiten.
- Thematisieren Sie explizit die Frage nach der Schuld in einer Familie als nicht weiterführend: Schwieriges Verhalten von Kindern und Jugendlichen produziert sehr häufig schwieriges Verhalten bei den Bezugspersonen und umgekehrt führt schwieriges Verhalten von Bezugspersonen sehr häufig zu Problemverhalten bei Kindern/Jugendlichen. Verweisen Sie auf die Annahme eines multifaktoriellen Geschehens und konzentrieren Sie sich mit den Beteiligten darauf, was gemeinsam geändert werden soll/kann und was bereits durchaus gut funktioniert.

3. Informationsvermittlung über den Therapieablauf

In der ersten Phase sollen alle Beteiligten eine grobe Idee davon erhalten, wie Familienprobleme in der Therapie aufgegriffen werden. Neben dem Herstellen einer konstruktiven Gesprächsatmosphäre können Sie den Therapieablauf anhand des SELBST-Therapieschemas von Phase 1 bis 7 erörtern (vgl. Kapitel 1.1). Es ist sinnvoll, auf die ausführliche Diagnostik- und Zielerhebungsphase hinzuweisen, damit vor allem zeitlich keine falsche Erwartungshaltung bei der Familie entsteht. Insbesondere für Jugendliche hat es sich als hilfreich erwiesen, wenn unterstrichen wird, dass es zunächst um eine bestimmte Anzahl von klärenden Gesprächen geht und regelmäßig und transparent eine Zwischenbilanz gezogen wird, welche die Weiterführung und den Verlauf der Therapie maßgeblich bestimmt. Wichtig ist auch der Hinweis auf die anstehende Arbeit der Beteiligten *zwischen* den Therapiestunden. Schon zu diesem Zeitpunkt kann auf regelmäßige Therapieaufgaben, sogenannte „JOBs der Woche" hingewiesen werden, mittels derer alle Beteiligten eine Aufgabe im Alltag konkret umsetzen müssen. Besprechen Sie mit Jugendlichen und Eltern, dass sich ohne eine aktive Mitarbeit der Beteiligten zwischen den Therapiesitzungen in der Regel keine hinreichenden Veränderungen herstellen lassen. So liegt die Verantwortung für die Einhaltung der Termine und das Durchführen der Therapieaufgaben bei der Familie. Therapeut:innen haben die Verantwortung, die Therapieaufgaben so zu gestalten, dass die Familienmitglieder einerseits von dem Nutzen der Aufgaben überzeugt sind, eine positive Ergebniserwartung entwickeln und sich zudem die Durchführung der Aufgaben auch wirklich zutrauen, also über ein ausreichendes Kompetenzvertrauen verfügen.

Von elementarer Bedeutung, insbesondere für Jugendliche, ist die Aufklärung über die therapeutische Schweigepflicht: Betonen Sie in diesem Zusammenhang, dass Ihre therapeutische Schweigepflicht nicht nur gegenüber möglicherweise therapierelevanten Dritten, wie z. B. Lehrkräften, sondern auch gegenüber den Eltern und Sorgeberechtigten besteht. Erklären Sie, dass Sie ohne Einwilligung der einsichtsfähigen Jugendlichen, spätestens ab dem 14. Lebensjahr, keine Informationen offenbaren dürfen und dass auch eine Einsichtnahme in die Dokumentation über Therapieinhalte und -verläufe gegenüber den Eltern nur zulässig ist, wenn die Jugendlichen dies ausdrücklich gestatten (vgl. auch G02 Schweigepflichtentbindung). Sprechen Sie aber auch offen die wenigen Ausnahmen an, in denen Sie nach professionellem Ermessen die Erlaubnis haben, die Schweigepflicht zu brechen, nämlich bei „unmittelbarer Gefahr für Leib und Leben", die sich bei den Themenkomplexen Suizidalität, Kindeswohlgefährdung und Gefährdung Dritter einstellen kann (vgl. „Rechtsfragen in der Kinder- und Jugendlichenpsychotherapie" der Landespsychotherapeutenkammer Baden-Württemberg, 2021).

Kasten 5: Bereiche, die in Phase 1 thematisiert werden (Informationsvermittlung durch die Therapeut:innen)

- Informationen über den Ablauf der Behandlung
- Gemeinsame Festlegung des zeitlichen Umfangs
- Therapeutische Schweigepflicht
- Zusammenarbeit mit Lehrkräften
- JOBs der Woche
- Verantwortung der Beteiligten für die Einhaltung der Termine und das Durchführen der Therapieaufgaben

4. Ausgeben von Fragebogen an Jugendliche, Eltern und gegebenenfalls Lehrkräfte

In der Regel werden die Fragebogen von Jugendlichen und Eltern am Ende der ersten Sitzung zum Ausfüllen bis zur nächsten Sitzung mitgeben bzw. übermittelt, ggf. auch durch Nutzung digitaler Verfahren (z.B. Hogrefe Testsystem). Fragebogen, die sich zur genaueren Informationserhebung bei Familienproblemen als hilfreich erwiesen haben, finden Sie in Phase 2 (vgl. Kapitel 2.2). Lehrkraftfragebogen – sofern Informationen aus der Schule als wichtig erachtet werden – sollten in der Regel direkt an die Lehrkräfte übermittelt werden, wobei es empfehlenswert ist, zuvor mit diesen in einem Telefonat einen Eindruck von den Jugendlichen in der Schule zu erheben. Nachfolgend, das Einverständnis der Beteiligten vorausgesetzt, können Sie Fragebogen (vgl. Kapitel 2.2) übermitteln.

Bei anfänglich begrenzter Behandlungsmotivation der Beteiligten oder bei nur begrenzten Ressourcen (z.B. schlechte Sprachkenntnisse) ist es wichtig, die Beteiligten nicht zu überfordern. In diesem Fall sollte eine reduzierte Anzahl von Fragebogen ausgegeben werden. Im Einzelfall kann es sinnvoll sein, die Fragebogen in der Sitzung gemeinsam auszufüllen oder sich zuerst auf die klinische Exploration zu beschränken.

2.1.3 JOB der Woche

In der Regel werden Therapieaufgaben gemeinsam mit den Beteiligten festgelegt. JOB der Woche kann auch das Ausfüllen von Fragebogen sein, die in Phase 2 aufgeführt sind (vgl. Kapitel 2.2). Sollen Familienprobleme bearbeitet werden, so ist es wichtig, darauf zu achten, dass Eltern *und* Jugendliche Aufgaben für die Therapie zu erledigen haben, da die einzelnen Familienmitglieder meist sehr aufmerksam darauf achten, wer in die Verantwortung genommen wird und wer nicht.

2.1.4 Mögliche Schwierigkeiten in Phase 1

Die in dieser Phase auftretenden möglichen Schwierigkeiten wurden bereits in SELBST-Grundlagen ausführlich erörtert und an dieser Stelle nochmals kurz zusammengefasst (vgl. Kasten 6). Schwierige Situationen in Zusammenhang mit Familienproblemen, die sich unabhängig von bestimmten Behandlungsphasen ergeben können, finden Sie in Kapitel 1.8.

Kasten 6: Mögliche Schwierigkeiten in Phase 1

- Termin wird unentschuldigt nicht wahrgenommen
- Jugendliche erscheinen ohne Wissen der Eltern
- Eltern erscheinen ohne Wissen der Jugendlichen
- Die Kontaktaufnahme geschieht auf Drängen externer Institutionen
- Jugendliche verweigern die Teilnahme an der Behandlung
- Eltern verweigern die Teilnahme an der Behandlung
- Ein Elternteil möchte nicht, dass ein anderes Elternteil teilnimmt
- Jugendliche wollen nicht, dass Eltern an der Behandlung teilnehmen
- Bezugspersonen drängen auf schnelle Änderung
- Ein Familienmitglied verweigert die JOBs der Woche
- Es besteht eine Indikation für einen anderen Behandlungsansatz

Wird ein Termin unentschuldigt nicht wahrgenommen, sollten Sie zunächst abwarten, ob sich die Beteiligten von selbst bei Ihnen melden. Geschieht dies innerhalb von einer Woche nicht, rufen Sie sie an. Erfragen Sie in jedem Fall die Gründe für den nicht in Anspruch genommenen Termin und vermitteln Sie, dass Termine grundsätzlich verbindlich sind und rechtzeitig abgesagt werden müssen. Anschließend können Sie mit der Familie einen neuen Termin vereinbaren. Sofern möglich, kann im Verlauf der Therapie ein Ausfallhonorar mit den Erziehungsberechtigten vereinbart werden, welches bei Ausfall aus nichtigen Gründen in Rechnung gestellt werden kann.

Erscheinen Jugendliche ohne Wissen der Eltern, versuchen Sie, die Gründe für das alleinige Erscheinen zu explorieren und gegebenenfalls auszuräumen, um die Eltern zumindest niederfrequent integrieren zu können. Gerade bei der Bearbeitung von Familienproblemen ist der Einbezug der Eltern in der Regel erforderlich. In seltenen Einzelfällen kann es jedoch auch sinnvoll sein, eine Behandlung ohne Wissen der Eltern durchzuführen, zum Beispiel wenn das Wissen der Eltern von der Therapie von hohem Nachteil für die Jugendlichen wäre (z. B. Vater würde massiv aggressiv reagieren, wenn er von der Behandlung wüsste). Eine Behandlung von Minderjährigen ohne Wissen der Erziehungsberechtigten ist allerdings nach der Berufsordnung nur möglich, wenn Jugendliche über die „behandlungsbezogene natürliche Einsichtsfähigkeit" verfügen (§ 12 Absatz 2 Musterberufsordnung Psychotherapeuten). „Nach der Rechtsprechung ist der Minderjährige einwilligungsfähig, wenn er nach seiner geistigen Reife die Bedeutung und Tragweite des Eingriffs und seine Risiken erkennen und beurteilen kann. Dies zu beurteilen, obliegt dem Psychotherapeuten, wenn er einen jugendlichen Patienten vor sich hat. Als grobe Faustregel lässt sich sagen, dass – in Abhängigkeit von der einzelnen Person – ein Minderjähriger ab 16 Jahren regelmäßig einwilligungsfähig ist. Ein Kind unter 14 Jahren ist in der Regel nicht einwilligungsfähig. Dazwischen ist eine genaue individuelle Betrachtung erforderlich". (vgl. Bundespsychotherapeutenkammer BPtK, 2017, Praxis-Info: Patientenrechte, S. 12). Psychotherapeut:innen sollten das Vorliegen der Einsichtsfähigkeit in jedem Einzelfall anhand entwicklungspsychologischer Kriterien individuell feststellen und die Feststellungen dokumentieren. Zusätzlich ist zu berücksichtigen, dass die Einwilligungsfähigkeit nicht mit der Geschäftsfähigkeit von Jugendlichen gleichzusetzen ist, welche wiederrum für den Abschluss eines Behandlungsvertrages maßgeblich ist. Hier heißt es: „Minderjährige können zwar einwilligungsfähig, aber trotzdem nicht unbeschränkt geschäftsfähig sein. Die Geschäftsfähigkeit ist aber insbesondere für einen gültigen Behandlungsvertrag entscheidend. Der Behandlungsvertrag kann bei einem Minderjährigen nur zustande kommen, wenn der oder die gesetzlichen Vertreter zustimmen. Erst mit einem rechtswirksamen Behandlungsvertrag hat der Psychotherapeut jedoch Anspruch auf eine Vergütung bei Privatversicherten oder Selbstzahlern. Gesetzlich Versicherte können hingegen einen Leistungsantrag grundsätzlich ab einem Alter von 15 Jahren selbst stellen, ohne dass dabei die Mitwirkung der Eltern erforderlich ist (§ 36 Absatz 1 SGB I). Das heißt, in diesem Fall kann die Behandlung auch ohne die Kenntnis der Eltern abgerechnet werden" (vgl. Bundespsychotherapeutenkammer, 2017, Praxis-Info: Patientenrechte, S. 12–13).

In einigen Fällen erscheinen die Eltern ohne Wissen der Jugendlichen. Versuchen Sie in diesem Fall, die Therapieerwartungen der Eltern zu explorieren und ggf. die Gründe für deren verdecktes Vorgehen herauszuarbeiten. Für eine Bearbeitung von Familienproblemen sollten die Jugendlichen möglichst schnell und transparent in den Prozess mit eingebunden werden, um nicht ihre Hürden für den Therapieeintritt zu erhöhen. Selbst wenn Eltern/Bezugspersonen initial ausschließlich eigene Beratung wünschen, ist kritisch abzuwägen, ob es wirklich sinnvoll ist, diese Beratung vor den Jugendlichen geheim zu halten, die in der Regel spüren, dass die Eltern „irgendwo" über sie sprechen.

Wenn die Kontaktaufnahme auf Drängen externer Institutionen geschieht (z. B. als Auflage von Gericht, Jugendamt oder Schule), versuchen Sie, in diesem Konfliktfeld Ihre Rolle als Therapeut:in klar zu definieren. Legen Sie besonderen Wert auf eine eindeutige Auftragsklärung, die in der Regel nur unter Einbezug aller Beteiligten gelingen kann. Dabei ist es wichtig, der Familie deutlich zu machen, dass die Familie im Zentrum der therapeutischen Bemühungen steht und alle Beteiligten aufgefordert sind, Ziele und Interventionen mitzugestalten. Häufig ist hier der Hinweis auf die therapeutische Schweigepflicht, auch gegenüber externen Institutionen sinnvoll. Vielleicht können sich alle Beteiligten zuerst auch nur auf einige Probestunden für einen gewissen Zeitraum einlassen, um sich danach aktiv für oder gegen eine weitere Zusammenarbeit zu entscheiden.

Wenn Jugendliche zunächst die Teilnahme an der Behandlung verweigern, kann dies verschiedene Gründe haben. In diesem Fall ist eine telefonische Kontaktaufnahme mit diesen empfehlenswert. Versuchen Sie, die Jugendlichen zu überzeugen, zumindest einen Probetermin wahrzunehmen, und erklären Sie, dass dadurch keinerlei Verpflichtungen folgen. Betonen Sie bereits in dem ersten Gespräch Ihre therapeutische Schweigepflicht und versuchen Sie weitere Ablehnungsgründe der Jugendlichen zu explorieren (z. B. Vorurteile oder negative Vorerfahrung bezüglich Psychotherapie; mangelnde Vorstellung/Ängste gegenüber dem Ablauf eines Erstkontaktes). Fällt es den Jugendlichen weiterhin sehr schwer, ein therapeutisches Angebot wahrzunehmen, kann es sinnvoll sein, die Eltern zu motivieren, sich selbst stärker als Hilfesuchende gegenüber der Therapie zu definieren. Jugendliche werden vor diesem Hintergrund im zugespitzten Fall als „Experten für die Beratung der Eltern“ eingeladen und um ihre Meinung gebeten. Die Jugendlichen müssen damit nicht im Voraus einen Anteil an den vorliegenden Problemen einräumen, sondern es sind die Eltern, die in erster Linie therapeutische Hilfe suchen. Eine solche Haltung muss vorher mit den Eltern ausführlich erarbeitet werden. Gelingt es nicht, die Jugendlichen zu einer Teilnahme zu motivieren, so sollte abgewogen werden, inwieweit tatsächlich eine reine Elternberatung sinnvoll ist und inwieweit diese in der jeweiligen Institution ohne Jugendlichenkontakt angeboten werden kann.

Wenn ein Elternteil oder eine andere wichtige Bezugsperson der Jugendlichen die Teilnahme an der Behandlung verweigert, sollten die Gründe dafür ausführlich exploriert werden. Können die anderen Familienmitglieder diese Bezugsperson nicht zu einem Kommen motivieren, so kann es sinnvoll sein, dass Therapeut:innen selbst den telefonischen Kontakt zu der jeweiligen Person suchen und/oder eine schriftliche Einladung (vgl. F01 Brief an abwesende Bezugspersonen) verschicken. Ein erstes Ziel ist es dann, die Person zumindest zur Wahrnehmung eines unverbindlichen Termins zu motivieren, gegebenenfalls auch allein. Gegenüber den anwesenden Familienmitgliedern ist darauf zu achten, dass das Nichterscheinen einer Person nicht sofort als Desinteresse oder destruktives Verhalten eingeordnet wird. Es ist hilfreich, dem Nichterscheinen zuerst einmal „gute Gründe“ zu unterstellen, um einem eventuellen späteren Treffen möglichst unvorbelastet gegenüber treten zu können. Demgemäß sollten Sie auch hier auf Ihre neutrale Haltung achten und möglichst direkten Kontakt zu der Person suchen. Kann ein Elternteil/ eine wichtige Bezugsperson nach mehreren eindringlichen Versuchen nicht zur Teilnahme motiviert werden, ist es sinnvoll, mit den restlichen Familienmitgliedern im Prozess zu klären, welche (Teil-)Ziele realistisch auch ohne Teilnahme dieses Mitgliedes erarbeitet werden können. Im Verlauf der Therapie kann dann gemeinsam geprüft werden, welche Schwierigkeiten und Limitationen in Bezug auf das Therapieergebnis aus der fehlenden Präsenz dieser Person erwachsen. Es ist im Verlauf der weiteren Arbeit immer ratsam, mögliche Reaktionen dieser Person auf Veränderungen in der Familie zu antizipieren („Wie wird wohl Person x mit dieser Veränderung umgehen?“).

In Einzelfällen wünscht ein Elternteil von einem noch nicht einsichtsfähigen Jugendlichen, dass das andere Elternteil nicht in die Therapie mit eingebunden wird: Dies ist schon aus formalen Gründen bei gemeinsamem Sorgerecht der Eltern problematisch. Ist ein sorgeberechtigtes Elternteil mit der Behandlung nicht einverstanden, so darf die Behandlung vom Psychotherapeuten nicht durchgeführt werden. Allerdings kann ein Elternteil sich vom Familiengericht nach §1628 BGB das Recht übertragen lassen, über die Behandlung allein zu entscheiden (vgl. Bundespsychotherapeutenkammer, 2017, Praxis-Info: Patientenrechte). Grundsätzlich sollten aber vor einer Therapie die Beweggründe für einen solchen Ausschluss mit den betreffenden Personen thematisiert und in ihren Folgen, hier insbesondere für die Jugendlichen, kritisch diskutiert werden.

Wenn einsichtsfähige Jugendliche den Einbezug der Eltern in die Therapie verweigern, so sollte dieser Wunsch zunächst akzeptiert werden. Die Ursachen können dabei vielfältig sein, etwa die starke Befürchtung, dass sich Therapeut:innen sofort auf die Seite der Eltern schlagen, sobald diese auch nur zu Wort kommen. In einem solchen Fall sollte zuerst ein solides Vertrauensverhältnis zu den Jugendlichen hergestellt werden. Vor diesem Hintergrund können dann gemeinsam Vor- und Nachteile abgewogen werden, die ein Einbezug der Eltern in die Therapie mit sich bringen würde. Meist können Jugendliche später einem solchen Schritt zustimmen. Gelingt dies nicht, sollten Sie mit den Jugendlichen vor diesem Hintergrund aktiv erarbeiten, welche Familienprobleme ohne Einbezug der Eltern in welchem Umfang verändert werden können und ob Therapieziele auch darin bestehen können, dass die Jugendlichen einen funktionaleren Umgang mit ungünstigen, möglicherweise nicht veränderbaren Bedingungen im Kontakt mit den Bezugspersonen entwickeln. In Einzelterminen mit Jugendlichen können wichtige Ziele in der Behandlung dann beispielsweise in einer verbesserten Selbstbehauptung in Konflikten, in verbesserten Konfliktlösekompetenzen und einer Stärkung der Autonomie liegen.

Einzelne Familienmitglieder oder andere Bezugspersonen drängen bei Familienproblemen auf schnelle Änderung. Entscheiden Sie, ob derartige Aufträge angemessen und realistisch sind. In der Regel sind sie das nicht. Versuchen Sie daher, gemeinsam mit Jugendlichen und Eltern einen realistischen Behandlungsauftrag herauszuarbeiten. Erarbeiten Sie außerdem mit den Beteiligten, dass schnelle Veränderungen nicht zu erwarten sind, da Sie eine gewisse Zeit brauchen, um eine tragfähige Beziehung zu allen Beteiligten aufzubauen und dass es elementar ist, zunächst gemeinsam die Gesamtproblematik mit auslösenden und aufrechterhaltenden Bedingungen zu verstehen. Zeigen sich bereits in den ersten Stunden Hinweise darauf, dass in der Familie eine oder mehrere Personen völlig überfordert oder belastet sind, so sollten Sie die Stärke der Belastung durchaus thematisieren und auch kurzfristig mit den Beteiligten nach Entlastung suchen, mit der Perspektive diese diagnostisch in der nächsten Phase weiter einzuschätzen, um ggf. andere Hilfemaßnahmen unter Einbezug der Jugendhilfe zu integrieren. (vgl. Kapitel 2.2.4)

Wenn Jugendliche und/oder Eltern die JOBs der Woche nicht erledigen, sollten Sie sich ausreichend Zeit dafür nehmen, die Gründe dafür herauszufinden. Möglicherweise haben die Beteiligten nicht wirklich verstanden, welchen Nutzen die jeweilige Aufgabe für sie hat, so dass keine ausreichende Motivation für eine Bearbeitung entwickelt wurde. Möglicherweise haben die wöchentlichen Therapieaufgaben die Beteiligten überfordert und sind deshalb nicht erledigt worden. Möglicherweise gab es objektive Hemmnisse im familiären Alltag, die eine mangelnde Bearbeitung der Therapieaufgaben erklären. Vermeiden Sie bei der Besprechung eine konfrontative oder gar moralisierende Haltung. Häufig ist es produktiver, anfangs eher selbstkritisch zu erfragen, wie die Therapieaufgaben besser therapeutisch vorgeplant werden können. Erörtern Sie nochmals, welches Ziel die Therapieaufgaben verfolgen, und klären Sie, ob die Beteiligten dem Vorgehen wirklich zustimmen. Identifizieren Sie mit den Beteiligten die Barrieren, welche sie daran hindern, die Therapieaufgaben umzusetzen. Zeigt sich bei einer oder mehreren Personen Unverständnis oder Widerstand, sollten diese Einwände ausführlich, gegebenenfalls auch im Einzelkontakt, geklärt werden (vgl. Kapitel 2.6.2). Häufig sind auch organisatorische Defizite für die mangelhafte Umsetzung der Aufgaben verantwortlich. In diesem Fall sollten Strukturen mit der Familie erarbeitet werden, die eine Umsetzung erleichtern, z. B. durch Erinnerungshilfen, bei Jugendlichen Einsatz der JAY-App (vgl. Kapitel 1.5.3.4), und durch eine verbesserte zeitliche Planung.

Es besteht eine Indikation für einen anderen Behandlungsansatz: Wenn sich im Rahmen der ersten Behandlungsstunden herausstellt, dass bei den Jugendlichen eine psychische Störung vorliegt, bei der zunächst andere Interventionen angezeigt sind (beispielsweise eine ausgeprägte Zwangsstörung, eine akute Psychose, vgl. Kapitel 1.4), sollten Sie dafür sorgen, dass zunächst diese Symptomatik im Vordergrund der Behandlung steht. Möglicherweise können aber der aktuelle oder ein anderer SELBST-Band auch in diesen Fällen begleitend sinnvoll eingesetzt werden.

2.2 Phase 2: Multimodale Diagnostik zur Erfassung individueller Probleme und Kompetenzen sowie Belastungen und Ressourcen im Umfeld

Inhalt und Ziele

In dieser Phase werden neben einer weiteren Festigung der therapeutischen Beziehung zu Jugendlichen und Eltern ausführliche Informationen erhoben, die für ein umfassenderes Verständnis der Familienprobleme sowie ggf. weiterer Problembereiche des Jugendlichen notwendig sind. Neben der Problemexploration soll mit den Beteiligten erarbeitet werden, welche Ressourcen in der Familie bestehen und wie diese wahrgenommen werden. Ergänzend zur Exploration werden Fragebogenverfahren und qualitative Diagnoseinstrumente eingesetzt, die bereits in Kapitel 1.7 vorgestellt wurden. Ausführlicher wird hier auf die Exploration der Familiengeschichte und der aktuellen Familienprobleme eingegangen, da eine ausführliche Explorationsanleitung weiterer Bereiche in SELBST-Grundlagen (Walter et al. 2007) beschrieben wird.

Anzahl der Sitzungen

In der Regel werden zwischen vier und sechs Sitzungen benötigt.

Onlinematerialien

- G01 Explorationsschema für Jugendliche und Eltern – SELBST-EX
- F02 Erweiterte Exploration Familienprobleme (Ergänzung SELBST-EX)
- F03 Checkliste Familienprobleme – SELBST-CL-Familie
- F04a Satzergänzungen Jugendliche
- F04b Satzergänzungen Eltern
- F05 Fragebogen zu Eltern-Jugendlichen-Konflikten (FEJK)
- F06 SELBST-Fragebogen zum Erziehungsverhalten
- F07 SELBST-Hauptkonflikte in der Familie
- G03 Fragebogen Jugendliche – SELBST-JF-6M
- G05 Elternfragebogen – SELBST-EF-6M
- G12 Tagebuch Aktivitäten

Diagnostische Instrumente

- Optional bei Schulproblemen: YSR/11-18R, CBCL/6-18R, TRF/6-18R (Döpfner, Plück & Kinnen, 2014)
- Fragebogen zu psychischen Störungen: DISYPS-III (Döpfner & Görtz-Dorten, 2017)
- Optional zur Erfassung von Familienbeziehungen: Family Relations Test für Kinder und Jugendliche (FRT-KJ) (Schürmann & Döpfner, 2018), Familienbrett (Ludewig & Wilken, 1999), vgl. auch Systembrett (Polt & Rimser, 2020)

Ablauf der Phase

- Exploration der Beteiligten gemeinsam und getrennt
- Ausgeben von Fragebogen an Jugendliche, Eltern und Lehrkräfte
- Optionale Durchführung weiterer qualitativer Verfahren

JOB der Woche

- Ausfüllen der Fragebogen
- Führen des Tagebuchs Familienaktivitäten (vgl. G12)
- Explorationsthemen zu Hause vorbereiten
- Familienfotos zusammenstellen
- Homevideo Familie/Steckbrief erstellen
- Beschaffen eines Schnellhefters für die Materialien
- Für Jugendliche unterstützender Einsatz der JAY-App: „Denk dran“

Mögliche Schwierigkeiten in Phase 2

- Die Beteiligten lehnen das Ausfüllen der Fragebogen ab.
- Die Familienkommunikation verläuft sehr unstrukturiert oder impulsiv.
- Die Familienprobleme sind so stark ausgeprägt, dass andere oder zusätzliche Hilfen notwendig sind.
- Während der Exploration verdeutlichen sich starke Paarprobleme und/oder eine deutliche psychische Beeinträchtigung eines Elternteils.
- Familienprobleme werden von Eltern und Jugendlichen dissimuliert oder externalisiert.

2.2.1 Inhalt und Ziele

Die therapeutische Beziehung zu Jugendlichen und Eltern wird weiter vertieft. Darüber hinaus werden durch eine differenzierte Exploration der Jugendlichen, der Eltern, ggf. auch anderer Bezugspersonen (Geschwister, Lehrkräfte) sowie mit Hilfe von standardisierten und nicht standardisierten Instrumenten wichtige Informationen zur Problematik als auch zu Ressourcen und Kompetenzen gesammelt.

2.2.2 Ablauf der Phase

1. Exploration der Beteiligten gemeinsam und getrennt

Die mündliche Exploration von Jugendlichen und Eltern steht im Zentrum von Phase 2 und kann mithilfe des Explorationsschemas für Jugendliche und Eltern (vgl. G01 SELBST-EX) durchgeführt werden. Den ersten Teil des Explorationsschemas haben Sie bereits in Phase 1 erhoben (Grundinformationen/Screening der Eingangsbeschwerden, S. 1 und 2), daher explorieren Sie nun den zweiten Teil (vertiefte Exploration, S. 3 bis 11). Die Reihenfolge der vorgegebenen Explorationsthemen hat keinen verbindlichen Charakter und kann variiert werden. Die Exploration der Beteiligten wird in SELBST-Grundlagen ausführlich beschrieben und an dieser Stelle nochmals zusammenfassend dargestellt. Entscheiden Sie beim Vorliegen von Familienproblemen von Fall zu Fall, inwieweit es sinnvoll ist, die Beteiligten gemeinsam oder getrennt zu explorieren. In der Regel können „harte Fakten" wie Arbeitsbedingungen einzelner Personen, die Zeiteinteilung in der Familie oder die schulische Entwicklung gemeinsam erörtert werden. Die Frage nach der Einhaltung von Regeln und Pflichten in der Familie kann allerdings schon ein hohes Konfliktpotential für einzelne Familienmitglieder beinhalten. Es hängt von den individuellen Ressourcen der Familie ab, inwieweit eine gemeinsame Exploration zu Beginn der Therapie produktiv ist. Bestehen Unsicherheiten darüber oder kann die Atmosphäre auch mittels einer direktiveren Gesprächsführung (vgl. Kapitel 2.1) nicht konstruktiv gestaltet werden, dann sollte die Exploration erst einmal getrennt erfolgen. Zudem gibt es Explorationsbereiche, bei denen sich eine getrennte Exploration eher anbietet: Erfahrungsgemäß sprechen Jugendliche offener über Gleichaltrigenkontakte, wenn die Eltern nicht dabei sind. Auch die Exploration von Stimmung, Selbstwert und Affekt der Jugendlichen kann ergiebiger ohne Beisein der Eltern sein. Umgekehrt können Eltern meist offener über ihre eigene Herkunftsfamilie, ihre Paargeschichte, ihre Erziehungshaltungen sprechen, wenn die Jugendlichen nicht daneben sitzen. Erweist sich eine gemeinsame Exploration von Anfang an als sehr schwierig, sollte zuerst mit der Einzelexploration der Jugendlichen begonnen werden, um die therapeutische Beziehung zu diesen weiter zu festigen. Für die Exploration der Eltern können dann mehrere Sitzungen hintereinander, bei Bedarf auch Doppelstunden eingeplant werden.

Eine ressourcenorientierte Exploration können Sie sicherstellen, wenn Sie sich gleich zu Beginn daran orientieren, auch gelingende familiäre Prozessen explizit zu erheben und sich nach jedem Explorationsabschnitt immer wieder selbst konsequent fragen, welche Informationen hinsichtlich gelingender familiärer Prozesse, sozialer Unterstützungssysteme, positiver Eigenschaften, Fähigkeiten von Personen, aktuellen positiven Beziehungserfahrungen, sowie Wünschen und Träumen der Beteiligten berichtet worden sind. Diese Ressourcen sollten neben der Aktualisierung von Problemen immer wieder thematisiert und die Familienmitglieder so für eine differenzierte Wahrnehmung von Ressourcen sensibilisiert werden. Konkret bedeutet dies, dass Sie sich beispielsweise am Ende eines Explorationsgesprächs Notizen auch zu den wahrgenommenen Ressourcen machen und Ihre Erkenntnisse in einer Zusammenfassung zum Themenbereich bei nächster Gelegenheit explizit mit einfließen lassen. Natürlich sollen auch die Beteiligten selbst aktiv gefragt werden, welche positiven Aspekte sie wahrnehmen oder wie ein erwünschter Zustand aussieht. Bekannte ressourcenorientierte Fragen lauten: „Welche Dinge sind, trotz aller Probleme in der letzten Woche in der Familie gut gelaufen?" oder „Welche Dinge sollten sich in der Familie am besten niemals ändern?" oder „Was müssten Sie/müsstest du tun, um mehr Positives zu erleben?" oder „Was zeichnet die Familie besonders aus?", „Worauf können Sie/kannst du in der Familie stolz sein?", „Was haben andere schon mal als besonders positiv in der Familie hervorgehoben?"

Im Folgenden werden die Explorationsinhalte anhand von G01 SELBST-EX noch einmal zusammenfassen dargestellt. Verschaffen Sie sich zunächst einen Überblick über den *familiären Hintergrund* (vgl. Kasten 7).

Kasten 7: Übersicht Explorationsschema für Jugendliche und Eltern (SELBST-EX) – Familiärer Hintergrund (SELBST-Grundlagen aus Walter et al., 2007)

- Wohnverhältnisse
- Tätigkeiten der zu Hause lebenden Personen
- Tagesablauf des Jugendlichen
- Gemeinsame Aktivitäten/schöne Momente
- Familiäre Regeln, Aufgabenverteilung
- Kommunikation/Konfliktlösekompetenz
- Allgemeines Familienklima
- Vergangene und gegenwärtige Belastungen und Krisen in der Familie
- Ethnischer/sozialer/kultureller Hintergrund

Die Exploration der *Wohnverhältnisse* zielt darauf ab, potenzielle Stressoren in diesem Bereich zu identifizieren, welche die Probleme in der Familie mit bedingen können. Dies ist häufig der Fall, wenn sich die Familienmitglieder nicht ausreichend zurückziehen können und/oder wenn der Wohnplatz ausgesprochen klein ist. Es ist beispielsweise wichtig zu wissen, ob Jugendliche über ein eigenes Zimmer verfügen und ob räumliche Grenzen in der Familie respektiert werden, z.B. indem angeklopft wird. Bei der Raumfrage kann auch erfragt werden, wie die einzelnen Zimmer von den Familienmitgliedern genutzt werden, und ob es ungeschriebene Zuteilungen gibt (z.B. „Mamas Küche" oder „Timos Fernsehsessel"), die zu Konflikten führen. Optional kann die Erstellung eines Wohnungsgrundrisses oder bei Jugendlichen ein kurzes Video von der Wohnung hilfreich sein.

Bei *Tätigkeiten und Tagesablauf der einzelnen Familienmitglieder* geht es um die berufliche Eingebundenheit der Eltern, um die Anwesenheit einzelner Personen zu verschiedenen Tageszeiten, um die Abklärung von Interessen und Hobbies einzelner Familienmitglieder. Wie organisieren Eltern und Kinder ihren Alltag von morgens bis abends? Welche Unterstützung brauchen einzelne Familienmitglieder (z.B. Fahrdienste, Nachhilfe, andere Therapien)? Welche Ruhephasen brauchen einzelne Personen? Wann verbringt die Familie gemeinsame Zeit und wie wird diese aus verschiedenen Perspektiven erlebt? Um einen Überblick zu erhalten, kann es sinnvoll sein, einen Wochenplan über familiäre Aktivitäten aus dem Blickwinkel von Eltern und Jugendlichen als Hausaufgabe mitzugeben (vgl. G12 Tagebuch Aktivitäten).

Insbesondere *schöne gemeinsame Momente* sollten auf verschiedenen Beziehungsebenen genauer exploriert werden. Wenn aktuell keine solchen benannt werden können, kann sich die Exploration auf *schöne Momente* in der Vergangenheit beziehen. Wichtig ist auch der Hinweis, dass schöne gemeinsame Momente nicht unbedingt „außergewöhnlich", sondern durchaus alltäglicher Natur sein können (z.B. ein lockeres Gespräch mit einer Bezugsperson, während diese im Haushalt beschäftigt ist). Auch das Fehlen von solchen schönen, gemeinsamen Momenten sollte benannt und ressourcenorientiert erarbeitet werden, zum Beispiel indem erste Ideen für mögliche gemeinsame Aktivitäten aktuell abgefragt werden.

Familiäre Regeln und Aufgabenverteilung: Beim Vorliegen von Familienproblemen kreisen die Konflikte häufig um die Einhaltung von familiären Regeln, wie z.B. gemeinsames Einnehmen der Mahlzeiten, Einhalten zeitlicher Absprachen (v.a. Mediennutzung; Nach-Hause-Kommen), Haushaltsplichten, Ordnung, Lautstärke, sonstiges Verhalten im Haus. Bei der Exploration ist darauf zu achten, wer welche Regel als wichtig benennt. Das Befolgen der Regel ist für jedes Familienmitglied zu eruieren. Gleiches gilt für die Aufgabenverteilung: Welche Pflichten haben Jugendliche, welche die Eltern, welche die Geschwister? Werden diese eingehalten und welche Konsequenz haben Einhaltung *und* Nichteinhaltung? Es kann grundsätzlich erfragt werden, wann und wie das Regelwerk in der Familie entwickelt wurde, ob alle bei der Erstellung miteinbezogen wurden und ob wirklich noch alle Regeln aktuell sind. Da sich bei der Exploration in diesem Feld oft ein Konflikt entfaltet, kann es ratsam sein, alle Familienmitglieder vorab zu bitten, sich schriftliche Notizen zu dem Thema „Regeln in der Familie" zu machen (z.B. 10 Minuten während der Sitzung oder in Vorfeld der nächsten Stunde) und diese dann kurz und knapp vorzutragen. Alternativ können Sie die Erkenntnisse schriftlich zusammenfassen, was den Prozess formalisiert und in der Regel versachlicht. Es ist hilfreich voranzuschicken, dass es sich in diesem ersten Schritt um eine „Bestandsaufnahme" der bestehenden Regeln in der Familie handelt und emotionale Bewertungen an diesem Punkt vermieden werden sollen. Loben Sie die Beteiligten vorab für Ihre Bemühungen um Sachlichkeit. Gleichsam sollte Sie sich therapeutisch davor hüten, zu einem so frühen Zeitpunkt in Form von Ratschlägen zu intervenieren, auch wenn diese möglicherweise an dieser Stelle bereits seitens der Familie eingefordert werden. Die therapeutische Hauptaufgabe liegt zu diesem Zeitpunkt ausschließlich in der Sammlung und Moderation von verschiedenen Themen.

Kommunikation/Konfliktlösekompetenz: In der Regel weisen Familien, die sich wegen Familienproblemen vorstellen, deutliche Schwierigkeiten auf, eine konstruktive Kommunikation herzustellen und anschließend Konflikte angemessen zu lösen. Häufig wird beklagt, dass die immergleichen Themen zu massiven Streitigkeiten führen, aber keine gemeinschaftlich akzeptable Lösung gefunden wird. Um zu verstehen, wer mit wem um welche Themen streitet, können die einzelnen Familienmitglieder nach einem für sie wichtigen Konflikt in der letzten Zeit befragt werden. Sehr impulsiven Familien gelingt eine ruhige Exploration hier nur begrenzt. Defizite werden häufig schon bei der gemeinsamen Exploration deutlich, indem sich die Familienmitglieder nicht ausreden lassen, zu vorwurfsvollen Verallgemeinerungen greifen, nicht richtig zuhören, was das Gegenüber sagt. Dieses Verhalten kann diagnostisch aufschlussreich sein, sollte nach einer Zeit aber unterbrochen werden, z. B. mit der Frage, ob sich Diskussionen zu Hause so ähnlich gestalten und ob dies bei Diskussionen mit verschiedenen Partnern unterschiedlich ist. Gehen die Parteien nach einem Streit wieder aufeinander zu? Wird das Thema überhaupt noch mal aufgegriffen? Gibt es Personen in der Familie, die sich für die Streitschlichtung zuständig fühlen? Welche Auseinandersetzung wurde in der Vergangenheit in der Familie erfolgreich bzw. mit weniger Streit gelöst und auf welchem Weg, mit welchen Mitteln ist das gelungen? Eine weiter vertiefende Exploration zu dem Themenbereich kann dann in Einzelgesprächen auch anhand der Checkliste Familienprobleme (vgl. F03 Checkliste Familienprobleme – SELBST-CL-Familie) durchgeführt werden.

Im Feld *Allgemeines Familienklima* wird festgehalten, welche Äußerungen die Beteiligten zu dem Thema selbst machen. Im Wesentlichen wird hier der klinische Eindruck zu den familiären Beziehungen über die Exploration hinweg festhalten. Wie gestalten sich die Bindungen zwischen den einzelnen Familienmitgliedern auf der Ebene von Nähe und Distanz, emotionaler Wärme? Welche Koalitionsbildungen deuten sich während der Exploration an? Sind Elternebene und Kindebene voneinander abgegrenzt? Gibt es isolierte Familienmitglieder? Wie ist der Zusammenhalt der Familie insgesamt und wie grenzt sich diese zur Außenwelt ab?

Schließlich ist die Exploration von *vergangenen und gegenwärtigen Belastungen und Krisen in der Familie* für die Entstehung der Problematik von großer Bedeutung: Dabei kann es für alle Beteiligten sehr aufschlussreich sein, Jugendliche nach wahrgenommenen Belastungen und Krisen, sowie deren Auswirkungen auf die Familie zu befragen. Häufig sind die Eltern überrascht, wie viel die Jugendlichen z. B. über Erkrankungen, Probleme mit einem Geschwisterkind, finanzielle Krisen, innerfamiliäre Spannungen oder Trennungserfahrungen zu sagen wissen. Gleichermaßen kann es für Jugendliche spannend sein zu hören, was die Eltern als Belastung definieren und womit sie womöglich immer noch zu kämpfen haben. Natürlich sollte in jedem Fall abgewogen werden, ob eine gemeinsame Exploration an diesem Punkt nicht auch eine Überforderung darstellen kann. Es empfiehlt sich, für die Exploration solcher Themen ausreichend Zeit einzuplanen und auch darauf zu achten, dass sich einzelne Familienmitglieder durch die Aktualisierung solcher Themen nicht emotional überfordern.

Die Informationserhebung zum *ethnischen, sozialen und kulturellen Hintergrund* der Familie kreist um die Bedeutung von Religion und Kultur in der Familie. Wie wird der Alltag der Familie dadurch beeinflusst? (z. B. strenger christlicher Glaube, muslimischer Hintergrund, Sektenzugehörigkeit, Durchführung bestimmter kultureller Bräuche). Welche Familienmitglieder legen besonderen Wert darauf? Fühlen sich einzelne Familienmitglieder dadurch eingeschränkt (z. B. die Haltung des religiösen Vaters gegenüber Verabredungen seiner jugendlichen Tochter mit männlichen Freunden). Wie ist der Kontakt zu und der Einfluss von Verwandten? Gleichermaßen wichtig ist die *soziale Situation:* Wie ist die Familie finanziell abgesichert? In welchem sozialen Umfeld lebt sie? Welche soziale Unterstützung und welche sozialen Gefährdungen werden geschildert? Fühlt sich die Familie/fühlen sich einzelne Familienmitglieder gesellschaftlich anerkannt und integriert? Gibt es einen funktionierenden Freundeskreis oder lebt die Familie eher zurückgezogen?

Um die aktuelle Problematik der Jugendlichen zu verstehen ist es bei Familienproblemen von hoher Bedeutung, die *Eltern als Erziehende und als Paar* zu fokussieren. Zudem sollen elterliche Einstellungen und Überzeugungen gegenüber den Jugendlichen erhoben werden. Kasten 8 zeigt eine Übersicht über diesbezüglich wichtige Themen, die Sie grundsätzlich erörtern sollten. Ergänzend kann hier die Fragesammlung „F02 Erweiterte Exploration Familienprobleme" als Material mit genutzt werden.

Kasten 8: Übersicht Explorationsschema für Jugendliche und Eltern (SELBST-EX) – Eltern (SELBST-Grundlagen aus Walter et al., 2007)

- Eigene Entwicklung/Erfahrungen in Herkunftsfamilie
- Erziehungsverhalten
- Erzieherische Stärken/Schwächen, Konfliktbereiche, Eltern als Paar
- Beziehungsgestaltung Eltern-Kind
- Einstellungen/Überzeugungen gegenüber dem Kind
- Psychische Störungen und körperliche Erkrankungen und Belastungen bei Familienmitgliedern/erstgradigen Verwandten

Im Gespräch mit möglichst beiden Eltern, aber an diesem Punkt eher ohne die Jugendlichen, können *vertiefende Informationen zu den Familienproblemen aus Sicht der Eltern* erhoben werden. Alle Explorationsbereiche liefern therapeutische Hinweise darauf, inwieweit die Eltern auch die Notwendigkeit sehen, das eigene Verhalten im Kontext der Familienprobleme zu verändern. Zu diesem frühen Zeitpunkt ist eine vorsichtige und vor allem ressourcenorientierte Exploration ratsam, um die Eltern nicht zu überfordern und die Eltern-Therapeut-Beziehung zu stabilisieren.

Zuerst sollen die *Erfahrungen der Eltern in der eigenen Herkunftsfamilie* erfragt werden. An dieser Stelle kann auch die Erarbeitung eines Genogramms sinnvoll sein, um die Informationen beider Elternteile strukturiert und im Prozess für alle Beteiligten nachvollziehbar zu erfassen. Häufig haben Eltern in ihrer eigenen Herkunftsfamilie wichtige und einschneidende Erfahrungen gemacht, die ihr aktuelles Verhalten gegenüber den Kindern nachhaltig beeinflussen. Schließlich speisen sich das elterliche Bild von Familie und die elterlichen Kompetenzen zentral aus persönlichen Erfahrungen mit den eigenen Eltern und Geschwistern und der Reflexion darüber. Es gilt also zu erfragen, wie die Eltern selbst von den eigenen Eltern erzogen wurden, welche Werte und Regeln in ihrer Kindheit wichtig waren, wie die Rollen in der Familie verteilt waren und ob sie sich von den eigenen Eltern hinsichtlich ihrer Bedürfnisse in der eigenen Entwicklung ausreichend betreut gefühlt haben. Bei familiären Problemen in der Herkunftsfamilie ist es interessant zu erfahren, welche Problemlösungen angestrebt wurden und wie erfolgreich diese erlebt wurden. Umso intensiver die Erfahrungen der Eltern in der eigenen Kernfamilie waren, umso nachhaltiger werden die Eltern in ihren aktuellen Erziehungshaltungen davon geleitet. So wollen einige Eltern beispielsweise keinesfalls so streng und rigide sein, wie ihre eigenen Eltern oder umgekehrt deutlich mehr Interesse und Struktur in die Familie einbringen, die sie selbst seitens der eigenen Eltern vielleicht vermisst haben. Die häufig durchaus nachvollziehbaren Haltungen/Überzeugungen der Eltern gegenüber den eigenen Kindern werden dann problematisch, wenn sie zu starr und rigide sind und nicht in den aktuellen Kontext passen. In diesen Fällen ist die Passung zu den aktuellen Bedürfnissen des Kindes problematisch. Fragen wie: „Welche Erziehungshaltungen Ihrer Eltern haben Sie in positiver Erinnerung und welche wollen Sie unbedingt vermeiden?", zielen auf solche prägenden Lernerfahrungen ab und liefern möglicherweise bereits interessante Informationen bezüglich dyfunktionaler Annahmen und Einstellungen der Eltern im Kontext von Familienkonflikten, wie sie in Baustein 4 (vgl. Kapitel 2.5.4) bearbeitet werden. Nicht selten verdeutlichen Eltern auch eine große Unsicherheit bezüglich der Angemessenheit ihrer Einschätzungen, spüren, dass ihre eigenen Erfahrungen nicht einfach übertragbar sind, und suchen in der Therapie nach einer Rückversicherung und Beratung, um andere Wege mit ihren Kindern zu gehen. Insbesondere wenn zwei Elternteile sehr unterschiedliche Erfahrungen in der Herkunftsfamilie gemacht haben und möglicherweise sehr unterschiedliche Erziehungshaltungen und Strategien verfolgen, ist der Austausch über die Erfahrungen in der eigenen Herkunftsfamilie sehr wichtig, um das gegenseitige Verständnis für aktuelle Verhaltensweisen zu erhöhen. Zeigen sich eines oder sogar beide Elternteile noch sehr stark verstrickt und belastet im Kontext ihrer Kindheitserfahrungen, so ist die Empfehlung einer eigenen Psychotherapie meist sinnvoll, da sich eine vertiefende Bearbeitung dieser Inhalte nicht im Rahmen der aktuellen Therapie mit den Jugendlichen bewältigen lässt.

In der Regel entwickelt sich aus der vorangehenden Exploration zu Werten in Familie und Erziehung auch ein Bild von dem konkreten *Erziehungsverhalten* der Eltern. An diesem Punkt gilt es einzuschätzen, wie Eltern versuchen, ihren Jugendlichen eine Orientierung zu vermitteln, und ob die gewählten Erziehungsstrategien dem Jugendalter angemessen sind. Es kann konkret erfragt werden, wie Eltern Vereinbarungen mit ihren Jugendlichen treffen. Gibt es ein gemeinsam erarbeitetes, transparentes Regelwerk in der Familie? Über welche Regeln wollen Eltern mit ihrem jugendlichen Kind diskutieren, über welche nicht? Auf welchem Weg sorgen Eltern für die Durchsetzung der Regeln? Welche negativen Konsequenzen beurteilen sie als angemessen, wenn Regeln missachtet werden und können sie diese auch durchsetzen? Werden die Familienmitglieder andererseits für die Einhaltung der Regeln gelobt? Welchen Stellenwert messen die Eltern einer positiven Verstärkung in der Erziehung zu?

Bei der Thematisierung von erzieherischen *Stärken und Schwächen bzw. den Konfliktbereichen* untereinander hat es sich als ressourcenorientierter Einstieg bewährt, die Elternteile dazu aufzufordern, initial die Stärken des anderen in der Erziehung zu benennen. Geben Sie den Eltern Gelegenheit, sich von einem Termin zum nächsten auf die Beantwortung der Fragen vorzubereiten, um eine spontane Überforderung zu vermeiden. Es gilt hier herauszufinden, inwieweit die Eltern zu einem konstruktiven Austausch über die eigenen Stärken und Schwächen befähigt sind und effektiv als Erziehungspartner zusammenarbeiten können. Vorsichtig kann darüber hinaus erfragt werden, wie sich die Eltern in der Paarbeziehung erleben und ob es ggf. auch außerhalb der Erziehung der Kinder evtl. Schwierigkeiten gibt, sich über Probleme und Konflikte auszutauschen. Bezüglich der Exploration der *Paargeschichte* kann ein Rückgriff auf die Zeit des Kennenlernens und der Familiengründung hilfreich sein, da diese Zeit meistens positiv konnotiert ist, selbst wenn die Paarbeziehung aktuell belastet sein sollte. Grundsätzlich sollte die Exploration zu diesem Zeitpunkt keinen zu drängenden Charakter aufweisen, da viele Eltern erfahrungsgemäß zu Beginn der Behandlung damit überfordert sind, mögliche Paarprobleme im Kontext der sonstigen Familienprobleme adäquat einzuordnen, teils auch Schuldgefühle aktualisieren, die Verleugnungstendenzen Vorschub leisten.

In dem Bereich *Beziehungsgestaltung Eltern-Kind* sollen Informationen dazu gesammelt werden, wie die Eltern ihre jeweilige Beziehung zu den Jugendlichen im zeitlichen Verlauf verstehen. Folgende Fragen können helfen, diesen Aspekt zu beleuchten: War das Kind geplant? Gab es vorher Abtreibungen, Fehl-, Frühgeburten? Wie wurden Schwangerschaft, Geburt und Neugeborenenzeit erlebt? Wie gut konnten sich die Eltern mit den Veränderungen im Zusammenhang mit der Familiengründung arrangieren? Fiel es den Eltern leicht, eine Beziehung zum Kind aufzubauen? Wie hat sich die Beziehung entwickelt und gegebenenfalls über die Zeit verändert? Auf welche Art pflegen die Eltern aktuell die Beziehung zu den Jugendlichen?

In der Spalte *elterliche Einstellungen* zum Kind können Sie Ihre Eindrücke über die Grundhaltung der einzelnen Elternteile zum Kind eintragen. Mittels Fragen wie „Was wünschen Sie sich für Ihr Kind in der Zukunft, z. B. auf persönlicher, sozialer, beruflicher Ebene?“ oder „Was sollte Ihr Kind verändern, damit sich die Familienprobleme vermindern?“ erhält man Informationen über elterliche Haltungen zu Kind und Familie, zu Wünschen und Erwartungen. Gleichermaßen sollten Enttäuschungen, Sorgen und Ängste, zurückliegend und aktuell exploriert werden, wobei hier auch mögliche Unterschiede zwischen den Elternteilen erarbeitet werden können.

Schließlich soll erfasst werden, inwieweit es *psychische Störungen und körperliche Erkrankungen bzw. Belastungen* bei anderen Familienmitgliedern/erstgradigen Verwandten gibt und inwiefern diese aus Sicht der Eltern Einfluss auf den aktuellen familiären Rahmen nehmen oder genommen haben.

Die „F02 Erweiterte Exploration Familienprobleme“ beinhaltet ergänzend eine Fragensammlung, in der sowohl Fragen an alle Beteiligten als auch Fragen zu einer vertiefenden Exploration der Eltern beispielhaft aufgelistet sind. Zudem findet sich dort auch eine Fragensammlung, welche die Wahrnehmung der Jugendlichen bezüglich dem Erziehungsverständnis und der Paarwahrnehmung der Eltern abfragt. Es sollte im Einzelfall entschieden werden, ob diese vertiefende Exploration mit Jugendlichen zu diesem Zeitpunkt sinnvoll ist.

Anschließend soll der Leistungsbereich der Jugendlichen als ein wichtiger und häufig auch mit Konflikten verbundener Lebensbereich exploriert werden (vgl. Kasten 9).

Kasten 9: Übersicht Explorationsschema für Jugendliche und Eltern (SELBST-EX) – Schule/Ausbildung (SELBST-Grundlagen aus Walter et al., 2007)

- Schulanamnese
- Aktuelle Leistungen, Zeugnisse
- Einstellung zu Schule/Ausbildung, Lieblings- und Hassfächer
- Lern- und Leistungsverhalten in Klasse/Ausbildungsstätte
- Hausaufgaben
- Zusätzliche Lernhilfen

Eine gemeinsame Exploration von Jugendlichen und Eltern ist – sofern vorherige Gesprächserfahrungen dafür sprechen – hier sinnvoll, wobei es wichtig ist, dass zumindest der Elternteil anwesend ist, welcher in Leistungssituationen (z. B. Hausaufgabensituation) besonders eingebunden ist. Beim Vorliegen von Leistungsproblemen ist zudem wichtig, zusätzlich telefonisch mit einer aktuellen Lehrperson zu sprechen. Im Explorationsschema G01 SELBST-EX werden anamnestische Angaben zur schulischen Entwicklung sowie zu aktuellen Schwierigkeiten orientierend erhoben. Im Wesentlichen geht es darum zu erfassen, welche Leistungen Jugendliche aktuell erbringen, aber auch welche Haltung gegenüber den Leistungsanforderungen und dem sozialen Kontext Schule eingenommen wird. Zur differenzierten Exploration von Leistungsproblemen können Sie die Checkliste - Leistungsprobleme (L01 SELBST-CL-Leistung; vgl. Kapitel 1.8 in SELBST-Leistungsprobleme, Walter & Döpfner, 2009) einsetzen. Meist ist es hilfreich, mit Jugendlichen, Eltern und Lehrkräften jeweils eine eigene Checkliste durchzuführen (vgl. Kapitel 1.8, SELBST-Leistungsprobleme).

In einem nächsten Schritt untersuchen Sie den *Gleichaltrigenbereich.* Kasten 10 gibt einen Überblick über relevante Themen im Kontext mit Gleichaltrigen, wobei sowohl die erlebte Qualität als auch die Anzahl der Kontakte von Interesse ist.

Kasten 10: Übersicht Explorationsschema für Jugendliche und Eltern (SELBST-EX) – Gleichaltrigenkontakte (SELBST-Grundlagen, aus Walter et al., 2007)

- Kontakt zu Gleichaltrigen in Schule/Ausbildung
- Kontakt zu Gleichaltrigen in der Freizeit, Nachbarschaft, Vereine, Clique, Partys
- Chatten, Internetspiele
- Enge Freundschaften
- Konflikte
- Intime Beziehungen, Liebesbekanntschaften

Konflikte in diesem Bereich, beispielsweise aggressives Konfliktlöseverhalten mit Gleichaltrigen oder sozialer Rückzug/Isolation, sollten eingehender erfragt werden. Auch hier können Sie auf ein differenziertes Explorationsschema mittels der „GP-D-4 SELBST-Checkliste-Gleichaltrigenprobleme" zurückgreifen (vgl. Kapitel 2.2 in SELBST-Gleichaltrigenprobleme, Dresbach & Döpfner, 2020).

Kasten 11 gibt einen Überblick über die Themen, die Sie zum Bereich *Selbstwert, Regulation von Aktivität und Affekt* (SELBST-Selbstwertprobleme im Explorationsschema) explorieren können. Hier gilt das Augenmerk möglichen Beeinträchtigungen des Selbstwertgefühls (z.B. sehr kritische Selbsteinschätzung) oder einer mangelnden Regulation von Aktivität und Affekt (z.B. häufig dysphorisch-gereizt oder traurig-antriebsarm).

Kasten 11: Übersicht über Explorationsschema für Jugendliche und Eltern (SELBST-EX) – Selbstwert, Aktivität und Stimmung (SELBST-Grundlagen, aus Walter et al., 2007)

- Aktivitäten/Antrieb
- Vorwiegende Stimmung
- Fähigkeit zur Eigenmotivierung/Selbstverstärkung
- Selbstvertrauen
- Ideale, Vorbilder, Träume, Wünsche, weltanschauliche/religiöse Orientierung

Mittels der Exploration der *Entwicklungsgeschichte der Jugendlichen,* können Sie sich ein umfassenderes Bild von Entwicklung und Belastung der Jugendlichen, aber auch von der Art und Weise machen, wie Eltern mit Entwicklungsproblemen in der Vergangenheit umgegangen sind. Kasten 12 zeigt Themenbereiche, die in diesem Kontext relevant sind.

Kasten 12: Übersicht über Explorationsschema für Jugendliche und Eltern (SELBST-EX) – Entwicklungsgeschichte des Jugendlichen (aus Walter et al., 2007)

Schwangerschaft und Neugeborenenzeit
- Entwicklung der Motorik, Sauberkeit, Sprache
- Kindergartenzeit, Einschulung
- Grundschulzeit, weiterführende Schule
- Belastende Lebensereignisse
- Verhalten in Pubertät und Adoleszenz

Schließlich ist es sinnvoll, mit allen Beteiligten ihre *Einstellungen zur Therapie zu thematisieren.* Bei Familienproblemen ist es wichtig zu klären, welche Therapieerwartungen die Beteiligten haben (z.B. Was glauben die Einzelnen tun zu müssen, damit sich die Probleme verringern, welche Maßnahmen sind erforderlich). Bisherige Bewältigungsversuche, sowie Erfahrungen mit Vortherapien sollten hier möglichst ressourcenorientiert erfragt werden. Es sollten erste Therapieziele aus der Sicht von Jugendlichen und Eltern erfragt werden. Wenn Jugendliche zu diesem frühen Zeitpunkt noch keine substanziellen Therapieziele nennen können, können Sie damit entspannt umgehen, da sich in den Therapiephasen 3 und 4 noch ausreichend Zeit findet, um angemessene Ziele zu entwickeln. Auch ein eher undifferenziertes Ziel wie „Ich will, dass mich meine Eltern in Ruhe lassen" kann ein Ausgangspunkt für die weitere Entwicklung konkreter Ziele zu einem späteren Zeitpunkt sein.

Nach etwa vier Sitzungen beurteilen Sie die Jugendlichen auf *grundlegenden psychopathologischen Dimensionen* (vgl. Kasten 13). Eine ausführliche Beschreibung kann anhand des psychopathologischen Befund-Systems erfolgen (Döpfner et al., 2023).

Kasten 13: Übersicht über Explorationsschema für Jugendliche und Eltern (SELBST-EX) – Verhaltens- und Interaktionsauffälligkeiten während der Exploration/Untersuchung und psychopathologische Beurteilung (aus Walter et al., 2007)

- Erscheinungsbild
- Interaktionsverhalten mit Untersucher
- Interaktionsverhalten untereinander
- Umgang des Jugendlichen mit Problematik
- Aggressiv-dissoziales Verhalten
- Hinweise auf Intelligenz, schulische Fertigkeiten, Entwicklungsstörungen
- Aktivität und Aufmerksamkeit
- Psychomotorik
- Angst und Zwang
- Stimmung und Affekt
- Essverhalten
- Körperliche Beschwerden
- Denken und Wahrnehmung
- Gedächtnis, Orientierung, Bewusstsein
- Andere Störungen

2. Ausgeben von Fragebogen an Jugendliche, Eltern, ggf. Lehrkräfte

Die Fragebogen werden in der Regel am Ende des Erstgesprächs an die Jugendlichen und Eltern ausgegeben, Fragebogen für die Schule werden bei Bedarf direkt an die kooperierenden Lehrkräfte übermittelt. In einigen Fällen, beispielsweise bei begrenzter initialer Behandlungsmotivation der Jugendlichen kann es jedoch sinnvoll sein, diese nicht durch Fragebogen in der ersten Sitzung zusätzlich zu belasten. In diesem Fall werden die Fragebogen später verteilt. Es hat sich als sinnvoll erwiesen, einige Instrumente zu verwenden, die eine breite Palette psychosozialer Auffälligkeiten erfassen und darüber hinaus problemspezifische Verfahren einzusetzen, die Familienprobleme genauer fokussieren. Tabelle 2 zeigt im Überblick mögliche Verfahren zur Erhebung von Familienproblemen. Die Fragebögen, die mit einem Stern gekennzeichnet sind, stellen den empfohlenen Mindeststandard dar. Die anderen Instrumente können bei Bedarf zusätzlich eingesetzt werden (vgl. Kapitel 1.8).

Halb strukturierte Instrumente wie Satz-Ergänzungsverfahren können ergänzend wertvolle Informationen, beispielsweise zu kognitiven Grundannahmen oder zu aktuell wichtigen Themen ergeben, die mit

Tabelle 2: Übersicht über Breitband- und problemspezifische Fragebogen bei Familienproblemen

Abkürzung	Name des Verfahrens	Quelle
YSR/11–18R*	Fragebogen für Jugendliche	Döpfner et al. (2014)
CBCL/6–18R*	Elternfragebogen über das Verhalten von Kindern und Jugendlichen	Döpfner et al. (2014)
TRF/6–18R*	Lehrerfragebogen über das Verhalten von Kindern und Jugendlichen	Döpfner et al. (2014)
SELBST-JF*	SELBST-Bogen Jugendlichenurteil	Walter et al. (2007)
SELBST-EF*	SELBST-Bogen Elternurteil	Walter et al. (2007)
DISYPS-III*	Diagnostik-System für psychische Störungen nach ICD-10 und DSM-5 für Kinder- und Jugendliche	Döpfner & Görtz-Dorten (2017)
FRT-KJ	Family Relations Test für Kinder und Jugendliche – Version für Jugendliche	Schürmann & Döpfner, (2018)
FEJK*	F05 Fragebogen zu Eltern-Jugendlichen-Konflikten	Görtz-Dorten et al. (2019) In diesem Band
Material F06	F06 SELBST-Fragebogen zum Erziehungsverhalten	In diesem Band
Material F07	F07 SELBST-Hauptkonflikte in der Familie*	In diesem Band
Material F04a und F04b	F04a/b Satzergänzungen Jugendliche/ Erwachsene	In diesem Band

Anmerkung: * empfohlener Mindeststandard

Familienproblemen in Verbindung stehen können (z. B. Döpfner et al., 2000b). Speziell für Familienprobleme finden Sie jeweils ein Satzergänzungsverfahren für Jugendliche und für Eltern (vgl. F04a Satzergänzungen Jugendliche, F04b Satzergänzungen Eltern), darin auch Hinweise, wie die Items zu einem Thema inhaltlich zusammengefasst werden können. Zusätzlich werden in einzelnen Bausteinen Selbstbeobachtungsverfahren empfohlen, die sowohl eine diagnostische als auch eine therapeutische Funktion haben (vgl. Kapitel 2.5.2).

3. Durchführung von weiteren qualitativen Verfahren (optional)

Sofern Exploration und Fragebogen nach Ihrem Eindruck noch nicht ausreichend über die Beziehungen in der Familie aus Sicht der verschiedenen Beteiligten informiert haben, können ergänzend weitere qualitative Verfahren zum Einsatz kommen. Diese Verfahren haben den Vorteil, dass sich die Familienmitglieder spontaner und spielerischer mit dem Thema Familie auseinandersetzen. So können familiäre Zusammenhänge und Interaktionen, ob bereits verbal angesprochen oder nicht, in einer Familienskulptur unmittelbarer erlebt werden. Die Aktualisierung von entsprechenden Gefühlen kann zu einer größeren Offenheit und einer Erhöhung der Veränderungsmotivation gegenüber den Familienproblemen beitragen. Es obliegt Ihrer klinischen Einschätzung, ob die Beteiligten zu diesem Zeitpunkt bereits ausreichend Vertrauen und Offenheit entwickelt haben, um sich auf eine erlebniszentrierte Reflexion des Erlebens von Familienbeziehungen und familiärer Kommunikation einlassen zu können, oder ob einzelne Verfahren erst im weiteren Phasenverlauf oder in der Interventionsphase (vgl. Kapitel 2.5.2) eingesetzt werden, um Beziehungsmuster auf diesem Weg transparent zu machen und mögliche Veränderungen im Familiensystem anzustoßen. Selbstverständlich kann auch eine Auswahl von Verfahren zu verschiedenen Zeitpunkten eingesetzt werden oder die Erkenntnisse aus den Verfahren werden zu einem späteren Zeitpunkt aktualisiert.

Beim *Familienbrett* (Ludewig & Wilken, 1999) können mit vorgegebenen Spielfiguren die Relationen zwischen den einzelnen Familienmitgliedern auf einem Brett dargestellt werden. Beziehungs- und Kommunikationsmuster, z. B. Nähe und Distanz, können durch Größe und Form der Figuren, den Abstand voneinander und die Blickrichtung auch in verschiedenen Situationen verdeutlicht werden. Durch die Metakommunikation über das gestellte System in der Therapie können sowohl wahrgenommene Belastungen als auch Beziehungswünsche bei Familienkonflikten erarbeitet werden. Mittlerweile existieren diverse Varianten von Familien- oder Systembretter, u. a. auch eine Online-Version (siehe auch unter: https://psychotherapie.tools/systembrett).

Bei der *Familienskulptur* nach Satir ordnet ein Mitglied, praktisch in der Funktion eines Bildhauers, die anderen Familienmitglieder so im Raum an, dass sich mittels Haltungen und Positionen sowie Mimik und Gestik eine aus seiner Sicht stimmige Repräsentation der insbesondere emotionalen Beziehungen ergibt. Rückmeldungen der anderen Familienmitglieder über ihre Gefühle, Gedanken, Handlungsimpulse und über Stimmigkeit und Unstimmigkeit können das Bild ergänzen. Es können auch Folgen von Skulpturen (vor/nach einem Ereignis) gespielt werden. In der Einzeltherapie kann eine Skulptur auch unter Einsatz von Stühlen oder Figuren erstellt werden (v. Schlippe & Schweitzer, 1996). Auch dieses Verfahren dient der Aktualisierung von Emotionen und Bedürfnissen, die möglicherweise in einer Befragung nicht offen geäußert werden.

Anhand des *Family-Relations-Tests,* der auch in einer Version für Jugendliche und für Eltern vorliegt (Family Relations-Test für Jugendliche, FRT-KJ; Schürmann & Döpfner, 2018), können Jugendliche mitteilen, wie sie ihre Familie erleben, indem sie positive und negative Aussagen mittels 99 Items den vorher definierten Familienmitgliedern, inklusive ihrer eigenen Person, zuordnen. Zusätzlich wird eine Ausweichperson in Form des „Herrn Niemand“ therapeutisch mit in den Test eingebracht, der Aussagen aufnimmt, die keiner Person zugeordnet werden können. Vorliegende Normen helfen bei einer statistischen Einordnung der Ergebnisse. Die Testauswertung wird grundsätzlich nicht als reales Abbild der Familie gedeutet. Wesentlich ist aber, dass auch anhand dieses Tests Hypothesen über die Beziehungen und Bedürfnisse in der Familie gebildet werden können, die in einem offenen Austausch mit den Beteiligten erörtert werden. Ein konkretes Anwendungsbeispiel wird in Kapitel 2.5.2 ausführlicher beschrieben.

2.2.3 JOB der Woche

Sofern nicht in Phase 1 schon geschehen, sollten die Fragebogen durch die Beteiligten in Phase 2 bearbeitet werden. Um zudem einen genauen Überblick über den Alltag der Familie zu erhalten, können Sie die Familie bitten, das „G12 Tagebuch Aktivitäten“ ein bis zwei Wochen lang auszufüllen. In Stichworten soll protokolliert werden, wie sich die Woche, insbesondere bezugnehmend auf gemeinsame Aktivitäten gestaltet hat. Bezüglich der Exploration zu bestehenden Familienregeln kann es sinnvoll sein, die Familienmitglieder vorab zu bitten, die aus ihrer Sicht wichtigsten Regeln stichpunktartig aufzuschreiben. Auch das Ansehen von Familienfotos während der Exploration ist ein hilfreiches Mittel, um diese lebhafter zu gestalten. Die Beteiligten werden zu einzelnen Themenbereichen gebeten, eine Auswahl von Fotos mitzubringen. Für Jugendliche kann auch das Erstellen eines „Homevideos", z. B. in Form eines Steckbriefes zu sich selbst und/oder der Familie, eine motivierende Aufgabe sein und die Exploration ergänzen. Schließlich wird die Anlage eines Schnellhefters angeregt, um die in der Therapie genutzten Arbeitsblätter ablegen zu können.

2.2.4 Mögliche Schwierigkeiten in Phase 2

Folgende allgemeine Schwierigkeiten in Phase 2 werden in SELBST-Grundlagen (Walter et al., 2007) und hier angepasst auf Familienprobleme behandelt:

Die Beteiligten lehnen das Ausfüllen der Fragebogen ab: Sobald der Eindruck entsteht, dass das eigenständige Ausfüllen der Fragebogen die Beteiligten überfordert, sollte der Umfang der Fragebogen reduziert oder mit therapeutischer Hilfe in der Stunde bearbeitet werden. Tabelle 2 gibt einen Überblick über die Verfahren, die als Mindeststandard ausgefüllt werden sollten. Drängt sich allerdings der Eindruck auf, das einzelne Beteiligte keine ausreichende Motivation für die Bearbeitung aufbringen, z. B. weil diese als lästig erlebt wird, dann sollte die Sinnhaftigkeit der Fragebogendiagnostik erneut vorwurfsfrei erörtert und ggf. mit der jeweiligen Person ein konkreter Bearbeitungsplan entwickelt werden. In der Diagnostikphase können die Termine vor Ort auch so geplant werden, dass zum Beispiel Eltern und Jugendliche jeweils zeitlich die Hälfte eines Termins in der direkten Exploration sind und so nach einem Wechsel die Gelegenheit haben, noch Fragebogen im Wartebereich auszufüllen, die in einer finalen Gesprächsrunde dann entgegengenommen werden können.

Eltern und Jugendliche zeigen einen sehr impulsiven, unstrukturierten Gesprächsstil: Sollen alle Parteien während der Exploration zu Wort kommen, ist oft eine eher direktive therapeutische Haltung notwendig, in der freundlich, aber auch sehr klar auf die Einhaltung von bestimmten Kommunikationsregeln während der Exploration gepocht wird (z. B. mittels Einführung einer Sprechzeit für jedes Familienmitglied, Einführung eines Signals – z. B. es darf nur die Person sprechen, die den Igelball in der Hand hält, Vereinbarung eines Redestopps als generelle Gesprächsunterbrechung). Um nicht in eine zu tadelnde Rolle zu geraten, ist es hilfreich, wenn Sie sich vorab in solchen Situationen als Expertin zu Beginn eher als „naiv" bezeichnen und betonen, dass Sie möglichst viele Informationen mit Hilfe der Familie sammeln möchten. Sich vorab für Unterbrechungen entschuldigend, erhalten Sie gewissenermaßen die Erlaubnis, dysfunktionale Abläufe zu unterbinden oder auf die Einhaltung von Kommunikationsregeln hinzuweisen. Gleichsam unterstützt und strukturiert das ständige Zusammenfassen einzelner Beiträge Ihrerseits den gegenseitigen Klärungsprozess. Erweist sich eine gemeinsame Exploration zu diesem Zeitpunkt aber als zu schwierig, sollten die Beteiligten vorerst getrennt exploriert werden, um bestehende Kommunikationsprobleme in der Interventionsphase aufzugreifen und zu verbessern.

Die familiäre Situation ist so belastet, dass zusätzliche, intensivere Hilfen in der Familie installiert werden müssen: In einigen Fällen sind die Konflikte und Probleme in der Familie, die sich im Verlauf der Diagnostikphase zeigen, so massiv ausgeprägt (z. B. extrem häufige, intensive Eltern-Jugendlichen-Auseinandersetzungen mit sehr aggressivem Potential und der Gefahr von körperlichen Übergriffen sowie psychischer Gewalt, eine fortgeschrittene delinquente Entwicklung der Jugendlichen, kaum noch vorhandene erzieherische Begleitung des Jugendlichen, chronisch überforderte Eltern, Suchtprobleme bei einem oder mehreren Beteiligten usw.), dass eine ambulante Psychotherapie nicht ausreichend erscheint, um den Problemen gerecht zu werden. Ein Hinweis darauf ist in der Regel gegeben, wenn es kaum gelingt, die Explorationsinhalte abzufragen, weil jede Stunde eine neue dramatische, „brenzlige" Situation seitens der Familie geschildert wird und sich Therapeut:innen zunehmend in der Situation wiederfinden, „Brände" zu löschen oder schlimmere Entwicklungen zu vermeiden. Besteht in dieser Situation keine Indikation für eine stationäre psychotherapeutische Behandlung der Jugendlichen, sollten die Beteiligten, insbesondere die Eltern, bereits in den ersten Stunden nachdrücklich dazu aufgefordert werden, beim Jugendamt vorstellig zu werden, um dort nach zusätzlicher Unterstützung, ggf. auch nach einer intensiven Jugendhilfemaßnahme, wie z. B. einer Familienhilfe, nachzufragen. In solchen Fällen ist die Benennung von Grenzen einer ambulanten Psychotherapie unerlässlich. Eine ausführliche Diskussion mit den Familienmitgliedern bezüglich ihrer Ängste und Vorbehalte im Rahmen der Kontaktaufnahme mit dem Jugendamt ist häufig erforderlich. Versuchen Sie die Sorgen aller Beteiligten (z.B. das Gefühl als Familie versagt zu haben oder im schlimmsten Fall die elterliche Sorge entzogen zu bekommen oder als Jugendliche nicht mehr in der Familie verbleiben zu können) offen anzusprechen und durch realistischere Annahmen zu reduzieren (z.B. durch den Hinweis, dass allein die aktive Anfrage der Familie nach Unterstützung durch die Jugendhilfe positiv gewertet wird oder dass in der Regel zuerst ambulante Hilfen angedacht werden). Erörtern Sie allgemein mögliche Hilfsangebote der Jugendhilfe (z.B. Einzelfallhilfe, Familienhilfe, ggf. auch freiwillige Unterbringung in einer Wohngruppe) und legen Sie mit der Familie gemeinsam die Bereiche fest, wo Unterstützung sinnvoll wäre. Initiieren Sie bei Bedarf auch einen gemeinsamen Termin bei der Jugendhilfe, den Sie ggf. auch mitgestalten, um der Familie Sicherheit zu vermitteln. In einigen Fällen ist es notwendig, die Inanspruchnahme von Hilfen beim Jugendamt zu einer wichtigen Vorbedingung für eine Weiterführung der ambulanten Therapie zu machen.

Bereits während der Exploration verdeutlichen sich starke Paarprobleme und/oder eine deutliche psychische Beeinträchtigung eines Elternteils: Es kann vorkommen, dass aus therapeutischer Sicht die Paarprobleme der Eltern so stark negativ auf die Familie einwirken, dass eine gemeinsame Therapie mit den Jugendlichen allein nicht aussichtsreich scheint. Dies ist z.B. der Fall, wenn sich Eltern massiv und sehr aggressiv eingefärbt gegenseitig die Schuld für die aktuelle Situation geben und stark feindselige Tendenzen zeigen. Dies ist auch der Fall, wenn Eltern, trotz therapeutischem Hinweis jede Stunde großräumig nutzen, um Probleme auf der Paarebene offen zu thematisieren. Vereinzelt ist auch bei getrennten Elternteilen zu beobachten, dass die zurückliegenden Verletzungen aus der früheren Partnerschaft noch stark auf die aktuellen Familienprobleme einwirken (z.B. indem immer wieder die Loyalität der Jugendlichen angezweifelt oder auf die Probe gestellt wird oder aber indem dysfunktionale Beziehungs- und Interaktionsmuster auf die Eltern-Jugendlichen-Beziehung übertragen werden).

Es ist sinnvoll, diesen Eindruck in der Elternberatung nach mehreren vertrauensbildenden gemeinsamen Terminen zur Diskussion zu stellen und einen Zusammenhang zu den vorliegenden Familienproblemen mit den Jugendlichen zu erarbeiten. Dies gelingt erfahrungsgemäß leichter, wenn man anhand von konkreten Problemsituationen in der Familie herausarbeiten kann, wo es den Eltern auch erzieherisch schwerfällt, als ein effizientes Eltern-Team zu agieren, bzw. wo sie sich sogar gegenseitig widersprechen oder aushebeln. Eine grundlegend sehr feindselige Atmosphäre zwischen den Eltern kann als Gesamtbelastung für die ganze Familie, also auch für die Eltern selbst, thematisiert werden, denen es vor diesem Hintergrund schwerfallen dürfte, zusätzlich Konflikte mit ihren Jugendlichen ruhig und besonnen zu lösen. Möglicherweise können die Ergebnisse aus der qualitativen Familiendiagnostik weiteren Aufschluss über das Erleben der Jugendlichen vor dem Hintergrund eines Paarkonflikts geben, z.B. indem Loyalitätskonflikte deutlich werden. Paarkonflikte stellen einen Risikofaktor für weitere Familienprobleme dar und eine Empfehlung an die Eltern, sich auch außerhalb der aktuellen Therapie mit den Jugendlichen zusätzliche Unterstützung zu holen, ist naheliegend. Es ist in der Praxis aber häufig schwer, zu einem so frühen Zeitpunkt zu entscheiden, ob eine paartherapeutische Maßnahme den Familiengesprächen vorangestellt werden muss oder ob es den Eltern auch mit weniger intensiver Hilfen, wie z.B. einem Selbsthilfebuch und/oder dem Besuch einer Beratungsstelle, bereits gelingt, die eigenen Beziehungsprobleme und ihren Einfluss auf die aktuelle Situation mit den Jugendlichen zumindest zu verringern. In diesem Fall könnte ein bestimmter Zeitraum, z.B. von 15 Therapiestunden als „Probetherapie" definiert werden, um dann gemeinsam abzuschätzen, ob eine Behandlung mit SELBST-Familienprobleme unter Einbezug der Eltern im Kontext der Paarprobleme aussichtsreich ist oder nicht.

Ähnliches gilt für die Situation, dass eine Bezugsperson bei akuten und ausgeprägten psychischen Störungen zusätzliche, eventuell sogar stationäre Hilfen benötigt. Grundsätzlich sollte in dieser Situation vermieden werden, dass der Person, die intensivere Hilfen benötigt, automatisch eine hauptverursachende Rolle bezüglich der Familienprobleme zugeteilt wird. Therapeut:innen können in Einzelkontakten wertschätzend mit den Betroffenen erarbeiten, dass eine intensive Arbeit an den bestehenden Familienproblemen vor dem Hintergrund der starken Eigenbelastung des jeweiligen Familienmitgliedes zum aktuellen Zeitpunkt sehr nachvollziehbar eine Überforderung darstellt. Ggf. können auch hier bereits bekannte, konkrete Familiensituationen benannt werden, die eine solche Überforderung verdeutlichen. Gleichzeit sollte die aktuell bestehende Motivation der Betroffenen sehr positiv hervorgehoben werden und zu einem späteren Zeitpunkt als wichtiger Faktor benannt werden. Je nach Situation muss dann therapeutisch entschieden werden, wann und mit wem eine ambulante Therapie in welcher Intensität weitergeführt wird.

Familienprobleme werden von Eltern oder Jugendlichen dissimuliert oder externalisiert: Wie bereits in Phase 1 erwähnt, wird nicht von allen Mitgliedern initial erwartet, dass sie ein ausgeprägtes Problembewusstsein haben oder eine persönliche Verantwortlichkeit gegenüber den Problemen äußern. So können es die Jugendlichen sein, die zu Beginn eine Verantwortung für die bestehenden Konflikte mit den Eltern in erster Linie bei den Eltern selbst sehen, die Probleme also externalisieren, möglicherweise auch die Vehemenz der Konflikte und deren Auswirkung am Anfang bagatellisieren. Es können aber auch Elternteile sein, die beispielsweise die Schuld für die bestehenden Probleme vor allem bei dem anderen Elternteil (oder ehemaligen Partner) sehen oder aber ein sehr ungünstiges Verhalten in Konflikten als „normal" titulieren. Zu diesem frühen Zeitpunkt wird ein konfrontatives Ansprechen dieser Tendenzen therapeutisch nicht empfohlen. Oft ist es günstiger, die Vertrauensbildung mit der ganzen Familie voranzutreiben und gegebenenfalls in Einzelgesprächen mittels häufigem Perspektivwechsel das Verständnis für die Problemwahrnehmung anderer Familienmitglieder sukzessive zu erweitern.

2.3 Phase 3: Problemanalyse und Erarbeitung eines Störungskonzeptes

Inhalt und Ziele

Aktuelle Familienprobleme sollen in dieser Phase genau analysiert und schließlich definiert werden. Eltern sowie Jugendliche werden ausführlich zu ihren Vorstellungen über die Ursachen der vorliegenden Probleme exploriert. Nach der Entwicklung individueller Störungsmodelle mit den einzelnen Beteiligten soll schließlich ein gemeinsames Störungsmodell mit der ganzen Familie erarbeitet werden, aus dem sich in den folgenden Phasen transparent für alle Beteiligten Interventionen ableiten lassen. Eine ausführliche Darstellung der Phase 3 wird in SELBST-Grundlagen beschrieben. An dieser Stelle wird die Umsetzung auf Familienprobleme thematisiert.

Anzahl der Sitzungen

In der Regel zwischen drei und fünf Sitzungen benötigt.

Onlinematerialien

- G14 Was ist das Problem?
- G15 Was ist passiert?
- G16 Mein Problem: Vorteile & Nachteile
- G17 Was denken die anderen?
- G18 Woher kommen die Probleme? Individuelles Modell
- G19 Störungsmodell – Therapeut
- G20 Woher kommen die Probleme? Gemeinsames Modell
- G13 Job der Woche – Protokoll

Ablauf der Phase

- Herausarbeiten der aktuellen Familienprobleme
- Analyse der Familienprobleme
- Erarbeitung von Vor- und Nachteilen der aktuellen Familienprobleme
- Perspektivübernahme
- Erarbeitung eines gemeinsamen Störungskonzeptes

JOB der Woche

- (Weiter-)Entwicklung von Problemdefinitionen sowie von Vor- und Nachteilen des Problemverhaltens
- Perspektivübernahme anderer Beteiligter
- Vorbereitung/Weiterentwicklung von subjektiven Störungsmodellen
- Vervollständigen der Materialien G14 bis G18; bei Jugendlichen unter Einsatz der JAY-App: Funktion „Denk dran“ und „Videotagebuch“
- Entwicklung möglicher Therapieziele als Vorbereitung für Phase 4

Mögliche Schwierigkeiten in Phase 3

- Die Problemdefinitionen der Beteiligten weisen nur geringe Übereinstimmungen auf.
- Den Beteiligten fällt es schwer, therapeutisch als wichtig erkannte ursächliche Faktoren anzunehmen.
- Einzelnen Beteiligten fällt es schwer, auslösende und aufrechterhaltende Faktoren nachzuvollziehen, die andere Beteiligte einbringen.
- Nicht alle relevanten Faktoren können gemeinsam besprochen werden. Ein konstruktiver Austausch der Beteiligten ist in den Familiensitzungen nur begrenzt möglich.

2.3.1 Inhalt und Ziele

In dieser Phase werden die wichtigsten Familienprobleme analysiert und ein Störungskonzept wird erarbeitet. In der nachfolgenden Phase 4 werden dann die Therapieziele definiert und daraus die notwendigen Interventionen abgeleitet (vgl. Abbildung 21). In Phase 3 sollte zunächst mit Eltern und Jugendlichen getrennt gearbeitet werden. Beschränken Sie sich auf jeweils maximal vier Probleme, erarbeiten Sie für jedes Problem differenziert auslösende und aufrechterhaltende Bedingungen (Mikroebene) sowie kurz- und langfristige Vor- und Nachteile der Familienprobleme. Häufig stimmen die Problemdefinitionen von Jugendlichen und Eltern nicht überein, eine endgültige Abstimmung der Bereiche, die verändert werden sollen, erfolgt in Phase 4 (vgl. Kapitel 2.4). Bei der Erarbeitung von subjektiven Störungskonzepten erheben Sie zunächst die Vorstellungen der Beteiligten über Ursachen der aktuellen Probleme in der Familie. Diese Faktoren werden später in einem gemeinsamen Störungsmodell integriert. Ein für alle nachvollziehbares gemeinsames Störungsmodell stellt die Basis aller nachfolgenden Interventionen dar. Der Ablauf dieser Phase wird von Walter et al. (2007) in SELBST-Grundlagen differenziert beschrieben und hier speziell für Familienprobleme nochmals zusammenfassend vorgestellt.

2.3.2 Ablauf der Phase

1. Herausarbeiten der aktuellen Familienprobleme

Erarbeiten Sie mit Jugendlichen und Eltern getrennt die spezifischen Familienprobleme. Eine grobe Problembeschreibung aus Jugendlichen- und Elternsicht haben Sie auf der Seite 2 von SELBST-EX (vgl. Kapitel 2.1) bereits erhoben. Ergänzend kann Ihnen der Fragebogen zu Hauptkonflikten in der Familie Informationen über ausgeprägte Konflikte geben (vgl. F07 SELBST-Hauptkonflikte in der Familie). Davon ausgehend erarbeiten Sie nun mit den Beteiligten die wichtigsten Probleme (maximal vier) und bringen Sie in eine Rangreihenfolge nach dem Grad der Belastung. Dabei müssen allgemeine Problembeschreibungen (z.B. „Wir streiten uns wegen jeder Kleinigkeit") in konkrete Einzelprobleme, die möglichst auf einer Verhaltensebene beschrieben werden sollten, heruntergebrochen werden (Konkretisierung typischer und häufiger Anlässe für Ärger: „In Situation X kommt es regelmäßig zu folgendem Konfliktverhalten"). Hierzu können Sie das Arbeitsblatt „G14 Was ist das Problem?" verwenden. Abbildung 22 zeigt beispielhaft, wie eine Jugendliche familiäre Probleme konkretisiert.

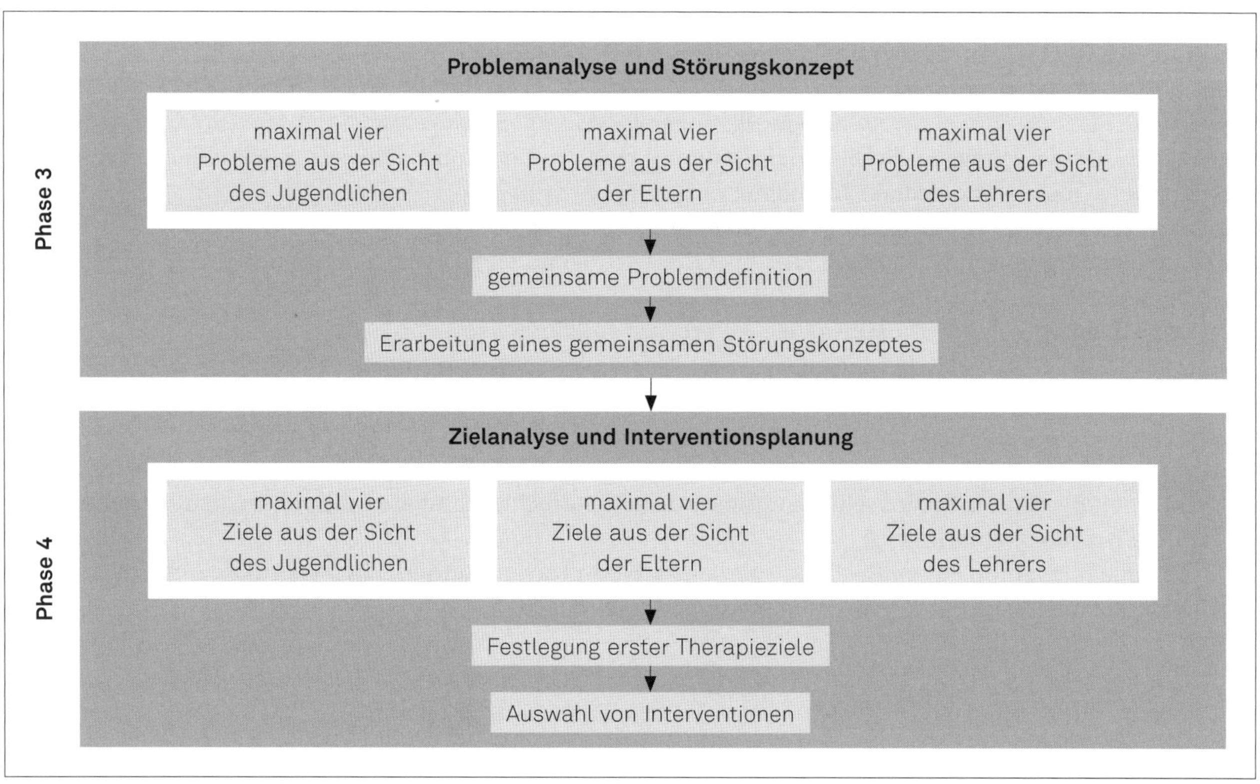

Abbildung 21: Prozessmodell zur Festlegung gemeinsamer Therapieziele (aus Walter et al., 2007)

G14 Was ist das Problem?

Name: *Nina* Datum heute: *20.07.2020*

Problembereich: *Familie*

Allgemein gesehen:		Genau genommen:
Ständiger Stress mit den Oldies	⇨	• *mit Mama Streit wegen Klamotten „So gehst du nicht unter die Leute"* • *wegen Zimmerordnung* • *wegen meinem älteren Freund* • *mit beiden Eltern Streit wegen meinen Freunden insgesamt „Schlechter Umgang"*

Problembereich:

Allgemein gesehen:		Genau genommen:
	⇨	• • • •

Aus Walter et al.: Grundlagen der Selbstmanagementtherapie bei Jugendlichen © 2007 Hogrefe, Göttingen selbst

Abbildung 22: Beispiel für ein ausgefülltes Arbeitsblatt „G14 Was ist das Problem?"

Kasten 14 zeigt Beispiele für die konkrete Beschreibung von Familienproblemen aus der Sicht von Jugendlichen und Eltern. Es ist sinnvoll, sowohl in einem allgemeinen Brainstorming als auch durch gezielte Exploration die einzelnen, spezifischen Probleme zu erheben. Auf die verschiedenen Explorationsmöglichkeiten wurde in Phase 2 (vgl. Kapitel 2.2) hingewiesen.

Kasten 14: Konkrete Beschreibungen von Familienproblemen – Beispiele

Aus Sicht der Eltern:

- Hält sich nicht an vereinbarte Ausgehzeiten Freitag- und Samstagabends.
- Steht nicht zeitgerecht um 6:30 Uhr auf, trödelt, verpasst den Bus.
- Erledigt vereinbarte Pflichten zu Hause nur unzureichend (v. a. Spülmaschine ausräumen, Müll wegbringen).
- Räumt ihr/sein Zimmer nicht wenigstens einmal pro Woche auf, so dass der Boden komplett frei ist.
- Verbringt mindestens sechs Stunden täglich mit digitalen Medien (Spielkonsole/Smartphone).
- Erledigt die Hausaufgaben nicht eigenständig nachmittags vor 18 Uhr, lernt keine Vokabeln.
- Lässt sich von schwierigen Freunden negativ beeinflussen (z. B. kürzlich beim Klauen mit einem Kumpel erwischt worden, fährt Bahn ohne Fahrschein).
- Wird in Gesprächen schnell laut und beleidigend, benutzt Schimpfworte.
- Kleidet sich unangemessen (sehr knapp bekleidet in der Schule, teils dreckige/kaputte Klamotten).
- Vermeidet aktiv jegliche gemeinsame Aktivität in der Familie (z. B. Essensituation; Aktivitäten am Wochenende, zeigt sich immer desinteressiert; spricht nicht, gibt nur wenig Auskunft, zieht sich immer ins Zimmer zurück).

Aus Sicht der Jugendlichen:

- Eltern verletzen die Privatsphäre der Jugendlichen (z. B. durchsuchen das Zimmer, lesen Nachrichten auf dem Smartphone).
- Eltern sind aufdringlich, wollen z. B. ständig und sehr detailliert darüber informiert sein, was die Jugendlichen tun, wie sie sich fühlen (z. B. in der Freizeit).
- Eltern nerven beim morgendlichen Aufstehen (z. B. wecken nach 6:30 Uhr mehrfach, rufen ins Zimmer, stehen neben dem Bett und meckern).
- Eltern mischen sich in schulische Angelegenheiten ein, wollen z. B. abends die Hausaufgaben oder die Schultasche auf Vollständigkeit kontrollieren.
- Eltern bestehen auf unmittelbarer Erfüllung von Haushaltspflichten, z. B. sollen die Jugendliche die Spülmaschine sofort nach dem Essen einräumen.
- Eltern werten Freunde der Jugendlichen ab, beurteilen jemand z. B. nach dem Äußeren als „asozial".
- Eltern erlauben zu wenig/sind zu streng, z. B. kurze Ausgehzeiten, PC-Nutzung.
- Eltern geben zu wenig Taschengeld im Vergleich zu dem, was andere Jugendliche aus dem Freundeskreis bekommen.
- Eltern respektieren den Freund/die Freundin der Jugendlichen nicht, sprechen schlecht über diese oder haben Vorurteile, ohne sich mit diesen auseinandergesetzt zu haben.
- Eltern verhalten sich in Gesprächen aggressiv und respektlos, z. B. beleidigen Jugendliche, kränken diese, indem sie deren Argumente als „dumm" bezeichnen.

2. Analyse der Familienprobleme

In einer Mikroanalyse soll jedes der Probleme mit den Beteiligten auf der Verhaltensebene analysiert werden. Hierbei steht die Exploration von situativen

G15 Was ist passiert?

Name: Timo Datum heute: ____________

Problembereich: Streit in der Familie

Situation

Ich sitze am frühen Abend an den Hausaufgaben und mein bester Kumpel Marc kommt vorbei, um mich zum Kicken abzuholen. Meine Mutter macht die Tür auf und schickt ihn ungefragt weg, weil ich „noch etwas für die Schule tun müsste".

⇩

Gedanken

„Boah, ist meine Mutter peinlich."

„Was denkt der Marc denn jetzt von mir?"

⇩

Gefühl

Ich bin total sauer/schäme mich vor Marc.

⇩

Verhalten

Ich motze meine Mutter an, greif' mir meine Jacke und mache mich auf den Weg.

⇩

Folgen

Meine Mutter ist sauer – selber schuld. Ich häng' erstmal mit Marc ab. Als ich nach Hause komme ist dicke Luft. Meine Mutter hat sich schon bei meinem Vater beklagt, der dann eine Ansprache zu meinen Schulleistungen hält. Bin total genervt und setz mich noch ne Runde zum Zocken an den PC.

selbst

Abbildung 23: Beispiel für ein ausgefülltes Arbeitsblatt „G15 Was ist passiert?"

Auslösern, Gedanken und Gefühlen des Betreffenden sowie das konkrete Verhalten inklusive der Verhaltensfolgen im Zentrum. Die Beteiligten sollen sich vergegenwärtigen, inwieweit ihr Handeln durch Gedanken und Gefühle beeinflusst wird. Abbildung 23 zeigt anhand des Arbeitsblattes „G15 Was ist passiert?" ein Beispiel eines Jugendlichen.

3. Erarbeitung von Vor- und Nachteilen der aktuellen Familienprobleme

Um konkrete Vor- und Nachteile eines Problems mit Eltern und Jugendlichen zu erarbeiten, ist es hilfreich, zwischen kurz- und langfristigen Konsequenzen desselben zu unterscheiden. In der Regel werden Familienprobleme durch kurzfristige Konsequenzen aufrechterhalten (z. B. Ärgerabfuhr, Zentrierung von Aufmerksamkeit, auch wenn diese negativ ist, Erleben von Kontrolle durch Machtdemonstration), während langfristig negative Folgen (Entfremdung, Beziehungsabbrüche, Wegfall der familiären Unterstützung) drohen, aber häufig nicht angemessen antizipiert werden. In diesem Stadium geht es zunächst nur darum, den Beteiligten eine sehr breite Sicht der aktuellen Probleme in der Familie zu vermitteln, aber auch den Blick dafür zu schärfen, dass Probleme möglicherweise versteckt auch Vorteile mit sich bringen können. Wenn Jugendliche verstehen, dass sie durch aktuelle Familienprobleme (z. B. stetige Vernachlässigung von Aufgaben für die Familie im Haushalt) zwar kurzfristig unangenehme Aufgaben umgehen, aber auch für sie attraktive Ziele gefährden (z. B. zunehmende Freiheiten, mehr Vergünstigungen), nehmen sie potenzielle Verhaltensänderungen eher für sich in den Blick. Wenn Eltern verstehen, dass ein elterliches Donnerwetter zwar kurzfristig mit Gefühlen von Macht und Stärke einhergeht, aber langfristig zu verstärkt verweigerndem und aufsässigem jugendlichen Verhalten führt, so kann dies im Idealfall die elterliche Änderungsmotivation stärken.

Zur Erarbeitung von Vor- und Nachteilen können Sie das Arbeitsblatt „G16 Mein Problem: Vorteile & Nachteile" verwenden (vgl. Abbildung 24 und Abbildung 25).

G16 Mein Problem: Vorteile & Nachteile

Name: Nina Datum heute: ______

Problem Nr. 1
Viel Streit mit meiner Mutter wegen Ausgehzeiten/ Aktivitäten abends mit Freund.

Vorteile:	Nachteile:
1. kurzfristig	**1. kurzfristig**
• Ich sage meine Meinung, lasse mir nichts gefallen.	• Wenn meine Mutter total eskaliert, streicht sie mir alles Mögliche, z. B. Taschengeld. • Sie beklagt sich bei meinem Vater, zieht den voll mit rein. • Meine Mutter nervt bei Besuch, quatscht meinen Freund schräg an (peinlich).
2. langfristig	**2. langfristig**
• Vielleicht gibt sie es ja auf, mich wie ein Baby zu behandeln.	• Nach einem heftigen Streit erlaubt sie mir in der nächsten Zeit noch weniger. • Mein Vater ist genervt von den ständigen Streitigkeiten und verbringt immer weniger Zeit mit der Familie. • Meine Mutter steht mir grundsätzlich angespannt gegenüber.

Abbildung 24: Beispiel für ein ausgefülltes Arbeitsblatt „G16 Mein Problem: Vorteile & Nachteile" (Problem Nr. 1)

G16 Mein Problem: Vorteile & Nachteile

Name: Nina Datum heute: ______

Problem Nr. 2
Ich halte mich nicht immer an Vereinbarungen, z. B. Zimmer aufräumen verschiebe ich oft.

Vorteile:	Nachteile:
1. kurzfristig	**1. kurzfristig**
• Ich hasse Aufräumen; ist total nervig, fällt dann eben weg. • Zeit für Sachen, die Spaß machen.	• Meine Mutter nervt! • Es wird eben nicht geputzt, alles vielleicht ein bisschen schmuddelig.
2. langfristig	**2. langfristig**
• Keine Ahnung	• Manches wird dann richtig dreckig mit der Zeit. • Meine Mutter hält mich für unzuverlässig; wir haben immer wieder Stress deswegen. • Ich finde kaum noch Dinge, die ich wirklich brauche (Handy, Klamotten usw.).

Abbildung 25: Beispiel für ein ausgefülltes Arbeitsblatt „G16 Mein Problem: Vorteile & Nachteile" (Problem Nr. 2)

4. Perspektivübernahme

Da sich die Perspektiven der Beteiligten bei Familienproblemen häufig deutlich voneinander unterscheiden, dient dieser Schritt dazu, den Beteiligten zu helfen, sich auf die Sicht des jeweils anderen einzulassen und damit die Erarbeitung eines gemeinsamen Störungskonzeptes vorzubereiten. Leiten Sie Jugendliche und Eltern optional auch im Rollenspiel dazu an, anhand eines konkreten Familienproblems die Sicht des Gegenübers zu schildern (z. B. „Wie würde das Problem aus der Sicht deiner Eltern/Ihres Kindes aussehen, was würden Sie/würden die Jugendlichen dazu sagen?“ und im zweiten Schritt „Wieso bewertet die jeweilige Person die Situation auf diese Weise?“). Gelingt den Befragten die Perspektivübernahme nur unzureichend, kann methodisch der Einsatz von Stuhlübungen (vgl. Hedlund, 2011) sinnvoll sein, die erfahrungsgemäß etwas Einübung benötigen, dann aber vielfältig einsetzbar sind. Hier werden Jugendlichen/Eltern alternierend Übungsstühle angeboten, auf denen das Familienmitglied sitzend die Position der jeweiligen Bezugspersonen (Vater/Mutter/Kind) einnehmen soll, um von dort aus zu argumentieren. Die Übung kann therapeutisch durch die Beschreibung einer bekannten Problemsituation und die Aktivierung von Sinnesmodalitäten eingeleitet werden (z. B. „Stell dir vor, deine Mutter steht gerade in der Tür und blickt auf dein unaufgeräumtes Zimmer. Was hat Sie gerade für eine Stimme, wie ist ihre Körperhaltung, wie schaut Sie dich an? Was denkt Sie gerade, was sagt sie und wie geht es ihr?“). Je aktiver sich die Klient:innen auf die Übung einlassen können, desto besser wird der Perspektivwechsel gelingen. Schließlich können auch Therapeut:innen imaginieren, was die andere Partei jeweils über das Problem denken könnte und der Klient bzw. die Klientin kann auf dem Stuhl sitzend in sich hineinhören, ob der geäußerte Gedanke aus seiner/ihrer Sicht für die Person passend wäre. Auf diesem Weg können aktiv Hypothesen entwickelt werden, die das jeweilige Familienmitglied dann weiter für sich prüfen kann. Neben unterschiedlichen Problemwahrnehmungen und dahinterliegenden Bewertungen sollten Therapeut:innen auch auf Gemeinsamkeiten in der Problembeschreibung fokussieren. Das Arbeitsblatt „G17 Was denken die anderen?“ kann dabei helfen, die geäußerten Ideen festzuhalten (vgl. Abbildung 26).

5. Erarbeitung eines gemeinsamen Störungskonzeptes

Die Erarbeitung eines gemeinsamen Störungskonzeptes wird beim Vorliegen von Familienproblemen als wichtig erachtet, weil Ursachenzuschreibungen gegenüber bestimmten Problemen in hohem Maße das Verhalten der Beteiligten steuern. Anschließend wird auch die Interventionserwartung der Familienmitglieder über das, was geändert werden soll und wie therapeutisch die Änderung am besten auf den Weg gebracht werden soll, davon abgeleitet. Anfangs können sich die Erklärungsmodelle der Beteiligten deutlich unterscheiden. Daher ist zunächst das getrennte Erarbeiten eines Störungsmodells jeweils mit Jugendlichen und Eltern empfehlenswert. Im nächsten Schritt können die individuellen Störungskonzepte dann in einem gemeinsamen Störungsmodell zusammengeführt werden, um daraus die notwendigen Interventionen abzuleiten (vgl. Kapitel 2.4). Die Arbeit an Störungsmodellen ist ein komplexer Prozess, der mit den Beteiligten einzeln und gemeinsam

G17 Was denken die anderen?

Name: Konstantin (14 Jahre) Datum heute: ________

Problembereich: Zimmerordnung

So sehe ich das:	Sicht von: Mutter	Sicht von: Vater
Das Zimmer muss nicht 1x die Woche aufgeräumt werden – das ist übertrieben – ich finde auch so alle meine Sachen.	Das Zimmer muss mindestens ein Mal die Woche sauber gemacht werden. Das vergammelt sonst. Außerdem muss Konstantin das Aufräumen lernen. Wie soll er denn sonst später klarkommen?	Eine gewisse Ordnung muss sein. Jeder in der Familie sollte bestimmte Aufgaben übernehmen.

Abbildung 26: Beispiel zur Erarbeitung eines Perspektivwechsels mit dem Jugendlichen zu einer konkreten Problemsituation (G17 Was denken die anderen?)

unterschiedlich lange dauern kann und von Therapeut:innen häufig viel aktive Mitarbeit und gute Vorbereitung erfordert. Es ist wichtig, dass dafür genügend Zeit eingeplant wird, wobei jedes Störungsmodell stets als ein heuristisches Modell betrachtet werden sollte, dass durch spätere Informationen im Therapieverlauf jederzeit ergänzt werden kann. Der Prozess wurde von Walter et al. (2007) in SELBST-Grundlagen ausführlich beschrieben, an dieser Stelle werden wichtige Inhalte für Jugendliche mit Familienproblemen nochmals zusammengefasst.

Erarbeitung von individuellen Störungskonzepten: Bei der Erarbeitung von individuellen Störungskonzepten ist es wünschenswert, dass auf Elternebene beide Elternteile an den Sitzungen teilnehmen. In jedem Fall sollte aber zumindest das Elternteil anwesend sein, das maßgeblich in die familiären Probleme involviert ist. Sollten v.a. organisatorische Schwierigkeiten die Teilnahme des anderen Elternteils verhindern, können Sie überlegen, ob es sinnvoll ist, den anderen Elternteil per Video in die Sitzung zu integrieren. Erarbeiten Sie mit den Beteiligten, dass es nun darum geht, weitere Gründe für die aktuellen Familienprobleme herauszuarbeiten. Gehen Sie von den Problemanalysen (siehe Punkt 2 „Analyse der Familienprobleme") aus. Berücksichtigen Sie neben situativen Faktoren (Mikroebene: z.B. der Jugendliche wird negativ verstärkt, indem es ihm gelingt, die Übernahme von aversiv wahrgenommenen Haushaltspflichten zu vermeiden) auch übergeordnete Merkmale (Makroebene: z.B. die generell hohe Stressbelastung der alleinerziehenden Mutter) und versuchen Sie, die verschiedenen Dimensionen der Problemverursachung herauszuarbeiten. Überlegen Sie mit den Beteiligten, inwieweit Faktoren der Mikro- und Makroebene miteinander in Verbindung stehen und welchen Einfluss sie auf die Familienprobleme haben. Häufig haben die Beteiligten anfangs nur wenige oder einseitige Ideen, woher die Probleme in der Familie kommen und demonstrieren die Erwartungshaltung, dass durch die therapeutische Expertise die Ursachen gefunden werden. Selbst wenn Therapeut:innen zu diesem Zeitpunkt schon einige belastbare Hypothesen zu den Problemen in der Familie gesammelt haben, ist es an dieser Stelle wichtig, die Beteiligten bei einer selbstständigen Analyse zu unterstützen und sie mittels Fragen zu einer differenzierteren Betrachtung des jeweiligen Problems anzuleiten (sokratischer Dialog). In der Regel entdecken Eltern und Jugendliche, dass Problemsituationen unterschiedliche Vor- und Nachteile in den verschiedenen Perspektiven haben, anschließend kann bisher unverständliches, eventuell brüskierendes Verhalten besser nachvollzogen werden. Andererseits stellen die Beteiligten fest, dass es Faktoren gibt, die eine zentrale, übergeordnete Rolle bei der Verursachung verschiedener Situationen spielen, obwohl diese in der Situation selbst gar nicht bewusst wahrgenommen wurden.

Folgende Bereiche können auf der Makroebene bedeutsam sein:

- Eigenschaften der Jugendlichen (z.B. starke Impulsivität, schwankende Stimmungen, wenig Selbstbewusstsein/Selbstunsicherheit);
- Eigenschaften der Bezugspersonen (z.B. Mutter momentan depressiv und erzieherisch überfordert; Vater aufbrausend, impulsiv);
- Besondere Belastungen (z.B. Gesundheitsprobleme des Vaters, finanzielle Sorgen, Pflege der Großeltern, krankes Geschwisterkind, bestehender Paarkonflikt).

Erstellen Sie zunächst mit Jugendlichen und Eltern jeweils ein eigenes Störungsmodell. Hierfür können Sie das Arbeitsblatt „G18 Woher kommen die Probleme?" verwenden. Abbildung 27 zeigt das Störungsmodell eines Jugendlichen, Abbildung 28 das Störungsmodell einer Mutter.

Zusammenführung von individuellen Problemdefinitionen: Anschließend sollen nun in einer gemeinsamen Behandlungsstunde die Problemdefinitionen von Jugendlichen und Eltern in Austausch gebracht werden, um nachfolgend Gemeinsamkeiten und Unterschiede herauszustellen. Es ist therapeutisch einzuschätzen, inwieweit die Parteien in der Lage sind, sich ihre Erkenntnisse selbstständig vorzustellen. In der Regel wird bei Familienproblemen hier die stark moderierende Rolle von Therapeut:innen benötigt. Zunächst werden vier Probleme benannt, die gemeinsam erarbeitet werden sollen. Die therapeutische Aufgabe besteht darin, die gemeinsame Sitzung gut vorzubereiten und zu moderieren und den Beteiligten dabei zu helfen, ihre Perspektive in einer angemessenen Form ohne voreilige Schuldzuschreibungen zu formulieren. Da hierbei in der Regel auch unterschiedliche, teils konträre Sichtweisen eingebracht werden, ist es sinnvoll, zu Beginn darauf hinzuweisen, dass erneut die bereits demonstrierte Fähigkeit der Beteiligten benötigt wird, einem Gegenüber zuzuhören und anderen Sichtweisen genug Raum zu geben.

Entwicklung eines gemeinsamen Störungsmodells: Schließlich sollen bei der Erarbeitung eines gemeinsamen Modells zur Entstehung und den Ursachen der bestehenden Familienprobleme auch die Erkenntnisse seitens der Therapeut:innen miteinfließen. Hier können Sie auf Befunde im Rahmen von Diagnostik und Exploration zurückgreifen, eigene Hypothesen einbringen, die ganz neue Aspekte beleuchten oder die geäußerten Annahmen der Beteiligten untermauern

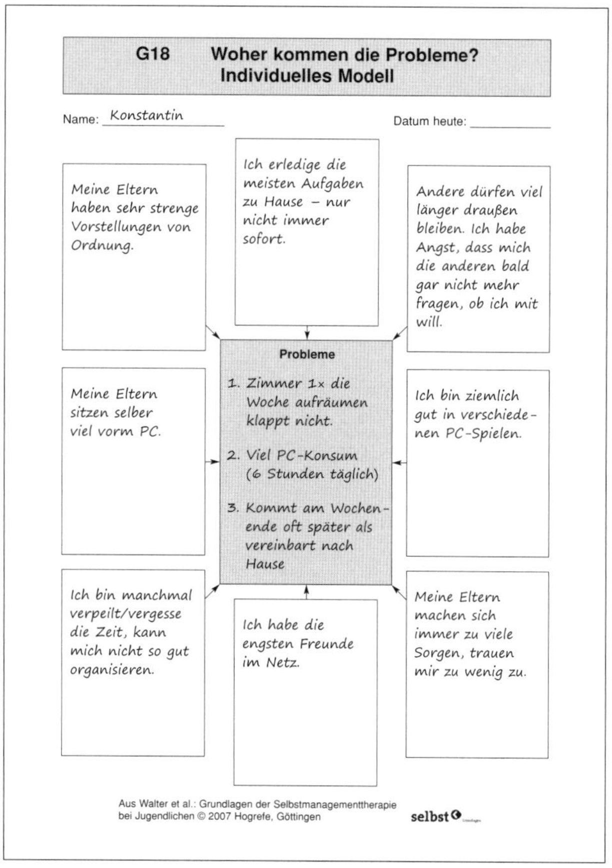

Abbildung 27: Beispiel eines subjektiven Störungsmodells eines Jugendlichen (G18 Woher kommen die Probleme?)

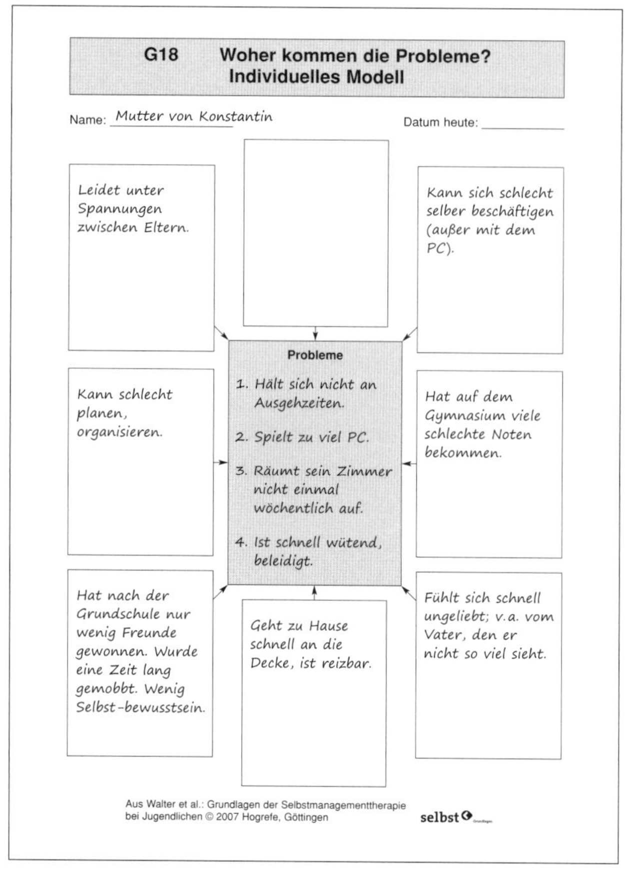

Abbildung 28: Beispiel eines subjektiven Störungsmodells einer Mutter (G18 Woher kommen die Probleme?)

und ergänzen. Für Sie als Therapeut:in ist es häufig sinnvoll, zuvor ein eigenes Modell zu entwickeln und sich selbst Klarheit über auslösende und aufrechterhaltende Faktoren zu verschaffen. Hierzu können Sie das Arbeitsblatt „G19 Therapeutisches Störungsmodell" vorbereitend zur Hilfe nehmen (vgl. Abbildung 29).

Für die gemeinsame Sitzung mit Jugendlichen und Eltern können Sie das Arbeitsblatt „G20 Woher kommen die Probleme? Gemeinsames Modell" verwenden (vgl. Abbildung 30). In das Störungsmodell integrieren Sie Informationen aus folgenden Quellen:

- Exploration von Jugendlichen, Eltern, eventuell anderen Bezugspersonen,
- Ergebnisse von Fragebogen,
- Ergebnisse von qualitativen, familiendiagnostischen Verfahren,
- Verhaltensbeobachtung während der Sitzungen,
- ggf. Ergebnisse der leistungsdiagnostischen Untersuchung/Schulrückmeldungen.

Berücksichtigen Sie sowohl die situativen als auch die übergeordneten Faktoren (Mikro- und Makroperspektive). Integrieren Sie auf der situativen Ebene Merkmale der Situation (z.B. morgendliches Aufstehen; Müdigkeit aller Beteiligten), die Wahrnehmung der Situation durch die Jugendlichen (z.B. die Kognition: „Bisher bin ich doch meistens pünktlich gekommen – warum nerven die so?"), des konkreten Verhaltens der Jugendlichen (z.B. nach dem Wecken nochmal umdrehen) und der Konsequenzen (z.B. Eltern kommen mehrmals ins Zimmer, sorgen dafür, dass er/sie aufsteht). Achten Sie auf der Makroebene auf Eigenschaften der Jugendlichen (z.B. erhöhtes Schlafbedürfnis/Morgenmuffel), Eigenschaften der Eltern (möglicherweise überfordert, schnell gestresst) und andauernde Belastungen (z.B. hohe berufliche Anspannung des Vaters).

Um die Akzeptanz des Störungsmodells zu erhöhen, achten Sie darauf, dass Sie zuerst die wesentlichen Faktoren integrieren, die seitens des Jugendlichen und der Eltern eingebracht wurden. Auf der anderen Seite tragen Sie dafür Sorge, dass auch wichtige Faktoren mit einfließen, die Ihrer Meinung nach relevant sind und von den Beteiligten nicht genannt wurden (z.B. intellektuelle Überforderung von Jugendlichen, erhöhte Impulsivität, Lernerfahrungen aus früheren familiären Situationen). Selbstverständlich setzt die-

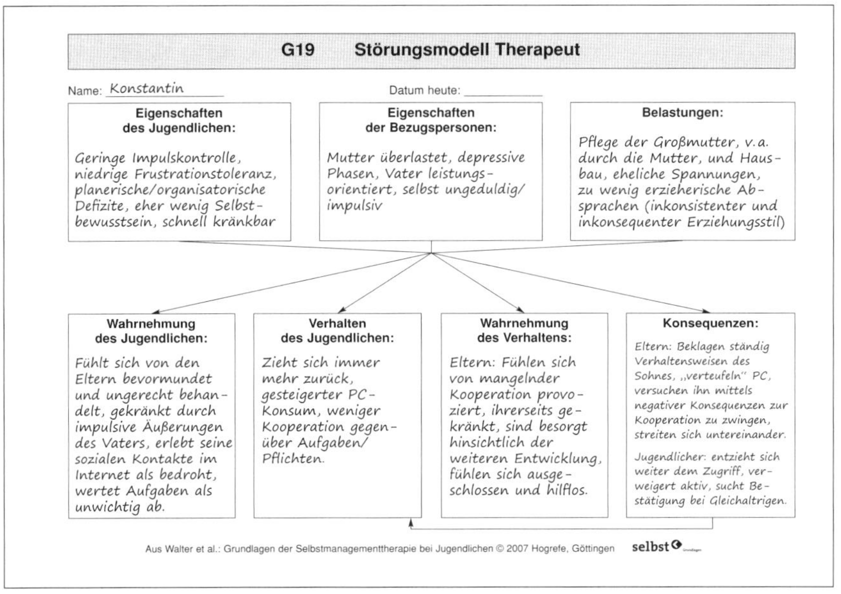

Abbildung 29:
Beispiel eines Störungsmodells aus therapeutischer Sicht
(G19 Therapeutisches Störungsmodell)

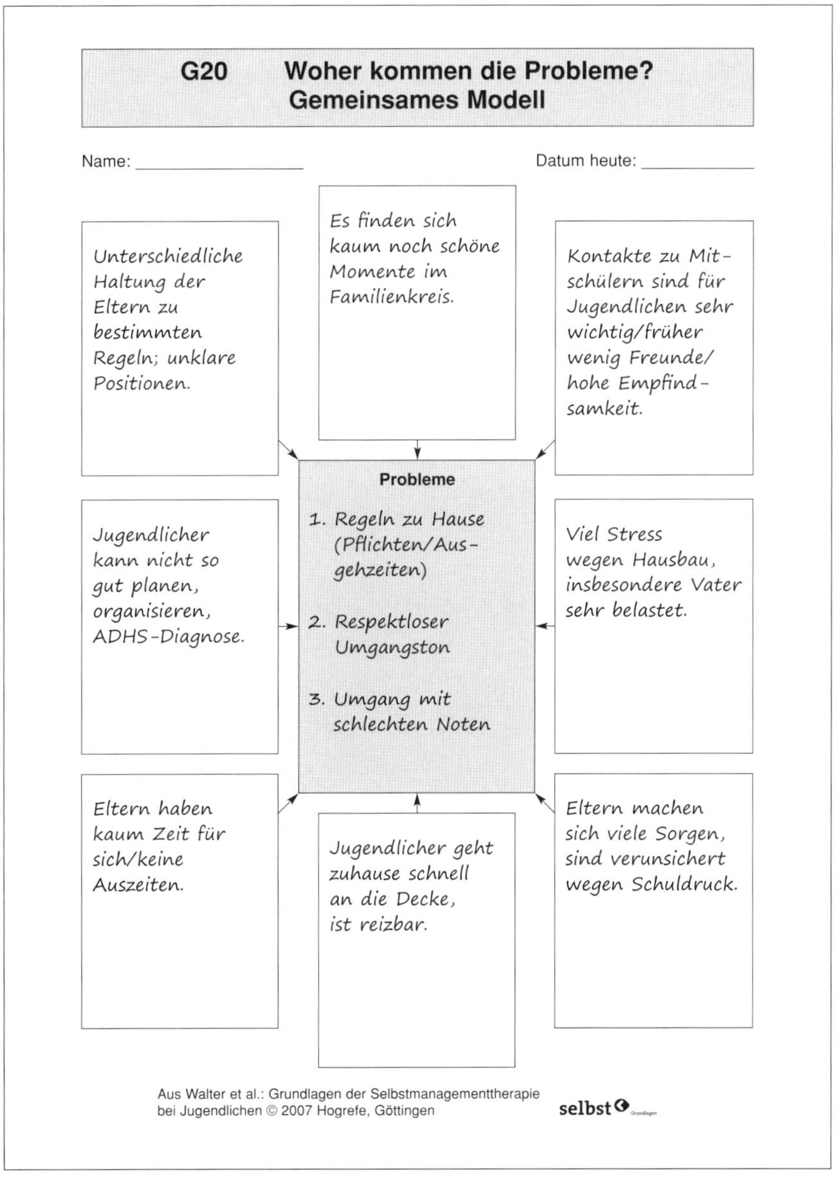

Abbildung 30:
Beispiel für ein gemeinsames Störungsmodell bei Familienkonflikten
(G20 Woher kommen die Probleme? Gemeinsames Modell)

ses Vorgehen voraus, dass diese Faktoren vorher auch in Einzelkontakten mit den Beteiligten erarbeitet wurden. Es ist hilfreich, wenn Jugendliche selbst das Arbeitsblatt in der Therapiestunde unter Ihrer Anleitung ausfüllen und wenn die Faktoren des gemeinsamen Störungsmodells auch aus der Sicht der Jugendlichen formuliert werden.

2.3.3 JOB der Woche

In Phase 3 beziehen sich die Therapieaufgaben für Jugendliche und Eltern zum einen auf das Entwickeln oder Weiterentwickeln von Problemdefinitionen im familiären Rahmen. Bitten Sie beispielsweise die Beteiligten, die größten Familienprobleme aufzuschreiben und nach Wichtigkeit in eine Reihenfolge zu bringen („Hitliste" der Familienprobleme: Das wichtigste bzw. das am meisten beeinträchtigende Familienproblem als erstes und so weiter). Nutzbar ist an dieser Stelle auch der Fragebogen „F07 SELBST-Hauptkonflikte in der Familie", mit dem aus Eltern- und Jugendlichensicht Konfliktthemen gescreent werden können. Alternativ oder ergänzend können Sie die Beteiligten dazu anleiten, bis zur nächsten Therapiesitzung für jedes der maximal vier Familienprobleme Vor- und Nachteile zu notieren oder die Familienprobleme aus der Sicht der anderen zu beschreiben. Hierzu können die Therapiematerialien G14 bis G17 zur Hilfe genommen werden. Zur Vorbereitung für die Erarbeitung subjektiver Störungskonzepte können die Beteiligten mithilfe des Arbeitsblattes G18 dazu angeregt werden, bis zur nächsten Sitzung einmal zu überlegen, woher die zuvor definierten Familienprobleme ihrer Meinung nach kommen. Nach der Erarbeitung eines gemeinsamen Störungsmodells ist es auf Elternebene hilfreich, dass die Beteiligten, wenn möglich, dies zu Hause noch einmal gemeinsam besprechen, bzw. das Elternteil, das nicht an der Therapiesitzung teilgenommen hat, ggf. in Rahmen einer folgenden Therapiestunde online einbezogen wird. Schließlich können Jugendliche und Eltern am Schluss von Phase 3 dazu ermuntert werden, als Vorbereitung für Phase 4 mögliche Therapieziele zu notieren (auch in ganz offener Form, z. B. in Form eines „Wunschzettels", vgl. Abbildung 31).

2.3.4 Mögliche Schwierigkeiten in Phase 3

Es steht nur ein Elternteil zur Entwicklung eines Störungsmodells zur Verfügung: Ist es bis zu diesem Zeitpunkt nicht gelungen, beide vorhandenen Elternteile/erziehenden Personen in die Therapie zu integrieren, so wird das Störungsmodell auch nur mit einem Elternteil erarbeitet, allerdings immer unter Berücksichtigung der Frage, wie das nicht präsente Elternteil die Verursachung der Probleme sehen würde. Hier ist es wichtig, mögliche Unterschiede in den Hypothesen zur Verursachung herauszuarbeiten, diese zu würdigen und auch darüber zu reflektieren, welche Veränderungswünsche bei dem nicht präsenten Elternteil damit verbunden sind. Liegen die Problemeinschätzungen weit auseinander, sind für jeden folgenden Therapieschritt (z. B. bei der Festlegung von Behandlungszielen) die Reaktionen des nicht teilnehmenden Elternteils mit zu bedenken, die im ungünstigsten Fall auch entwertende Reaktionen gegenüber den therapeutischen Schritten darstellen können. Auch

Mein Wunschzettel

- weniger Geschrei von allen
- mehr Geld (Taschengeld/Geld fürs Sparbuch/Feriengeld)
- mehr Zeit nehmen (für Brettspiele etc.)
- mehr Erlauben (Kino, Stadt, Treffen mit Freunden)
- mehr auf Wünsche eingehen (Kleidung/Einrichtung des Zimmers)
- weniger Streit
- länger Fernsehen/Computer (hat sich sehr gebessert und ist fast ok)
- weniger Sachen kaufen, die ich nicht möchte
- nicht so tun, als hätte ich es im Gegensatz zu anderen Kindern/Freunden viel besser
- nicht so viele abfällige Bemerkungen über Freund(e) (und deren Familien)
- sich nicht wegen jeder kleinen ZENSIERT so stark aufregen
- nicht so tun, als ob es normal wäre, sich nur ein- bis zweimal in 4 bis 5 Monaten Gaming-Zubehör oder sonstige Sachen bis 40€ zu kaufen

Abbildung 31: Beispiel für einen Wunschzettel eines Jugendlichen

Jugendliche sollten in diesem Kontext zu ihrer Einschätzung der Haltung von nicht präsenten Elternteilen exploriert werden.

Die Problemdefinitionen der Beteiligten weisen nur geringe Übereinstimmungen auf: Wenn die Problemdefinitionen der Beteiligten nur geringe Übereinstimmungen aufweisen, betonen Sie zunächst die verbliebenen Schnittmengen zwischen Eltern und Jugendlichen und erarbeiten Sie von dort aus mögliche Ziele in Phase 4. Es kann hilfreich sein, von einer konkreten Problemsituation, die völlig unterschiedlich bewertet wird, auf ein dahinterliegendes gemeinsames Thema zu schließen. Dies könnte zum Beispiel so aussehen: Die Problembeschreibung von Jugendlichen beinhaltet die Klage, dass die Eltern nur kurze Ausgehzeiten erlauben. Die Problembeschreibung der Eltern beinhaltet die Sorge, dass die Jugendlichen Gefahren nicht adäquat einschätzen können. Therapeutisch kann im ersten Schritt als zugrundeliegendes gemeinsames Problem die anstehende Autonomieentwicklung von Jugendlichen herausgearbeitet werden, die aktuell Eltern und Jugendliche vor neue Herausforderungen stellt. Es kann anschließend hilfreich sein, Konfliktthemen als Problembereiche in der Familie passiv zu formulieren und diese in den Mittelpunkt der Gespräche zu stellen (z.B. Verteilung von Rechten und Pflichten, Umgang mit Ausgehzeiten, Diskussionston). Auf diesem Weg verlieren die Probleme ihre persönliche Anbindung und werden auch in der Formulierung stärker zu gemeinsamen Problemthemen.

Den Beteiligten fällt es schwer, therapeutisch als wichtig erkannte ursächliche Faktoren anzunehmen: Zuweilen kann es vorkommen, dass es Jugendlichen oder Eltern Schwierigkeiten bereitet, Faktoren, die im diagnostischen Prozess deutlich geworden sind, als Teilursachen der Familienproblematik anzunehmen. Neben allgemeinen Faktoren, wie Persönlichkeitsmerkmalen der Eltern (z.B. hohe Ängstlichkeit der Eltern oder Rigidität), sind in diesem Zusammenhang v.a. Partnerschaftsprobleme oder psychische Probleme der Eltern schwer zu thematisieren. Meist ist es sinnvoll, dass Sie aus Ihrer Sicht relevante Faktoren bereits frühzeitig ansprechen, möglicherweise nach der Diagnostikphase oder bei den getrennten Gesprächen zur Erarbeitung subjektiver Störungsmodelle. Dabei können die individuellen emotionalen Reaktionen und die damit verbundenen Sorgen besser thematisiert und bearbeitet werden. Oft liegen diesen Reaktionen Ängste zugrunde, z.B. dass therapeutisch durch die Reflexion der elterlichen Probleme eine einseitige Schuldzuweisung erfolgt und die Jugendlichen aus dem Blickfeld geraten. Häufig sind in so einem Fall umfangreichere Interventionen notwendig. Spezielle Interventionen zur Veränderung dysfunktionaler elterlicher und jugendlicher Kognitionen finden Sie in Kapitel 2.5.4. An dieser Stelle ist es wichtig, dass eine grundlegende Akzeptanz erarbeitet wird, die die Basis für alle weiteren Interventionen darstellt.

Einzelnen Beteiligten fällt es schwer, auslösende und aufrechterhaltende Faktoren nachzuvollziehen, die andere Beteiligte einbringen: Jugendlichen kann es beispielsweise schwer fallen zu akzeptieren, dass die von den Eltern eingebrachte mangelnde Anstrengungsbereitschaft einen wesentlichen Faktor für familiäre Konflikte darstellt. In diesem Fall kann es sinnvoll sein, vor der Erarbeitung eines gemeinsamen Störungskonzeptes den Beteiligten getrennt durch Übungen zur Perspektivübernahme die Sichtweise der jeweils anderen näherzubringen (vgl. auch Kapitel 1.5.3.4, Stuhlübungen). Außerdem können Sie versuchen, in der gemeinsamen Sitzung die Ursache so umzuformulieren, dass sie von allen akzeptiert werden kann (Refraiming). So können Sie beispielsweise die von den Eltern eingebrachte mangelnde Anstrengungsbereitschaft als Schwierigkeit von Jugendlichen formulieren, sich für etwas anzustrengen, das er/sie nicht als sinnvoll betrachtet oder das ihm/ihr aktuell nicht so wichtig erscheint.

Nicht alle relevanten Faktoren können gemeinsam besprochen werden: Zuweilen können nicht alle relevanten Faktoren gemeinsam besprochen werden, beispielsweise weil Jugendliche nicht möchten, dass die Eltern von zeitweiliger Selbstverletzung im Rahmen von depressiven Stimmungseinbrüchen erfahren, oder weil die Eltern nicht möchten, dass ihr Kind über die elterlichen Schulden unterrichtet wird. Sie sollten diese Wünsche zunächst einmal respektieren, sofern die Jugendlichen keine Sorge bezüglich einer akuten Eigen- oder Fremdgefährdung vermitteln. Therapeutisch sollte der Blick im Verlauf dahin gerichtet sein, welche Sorgen und Befürchtungen mit der Veröffentlichung des Geheimnisses verbunden sind und was die Familienmitglieder auch von Ihnen benötigen, um unbelasteter über das jeweilige Geheimnis zu sprechen. Selbstverständlich sollten Therapeut:innen bei schwierigen Gesprächen stets ihre Unterstützung in Form von gemeinsamen Gesprächen anbieten.

Ein konstruktiver Austausch der Beteiligten in den Familiensitzungen ist nur begrenzt möglich: Mitunter gelingt es nur sehr eingeschränkt, dass die Beteiligten sich in den Familiensitzungen konstruktiv austauschen. Wie bereits angesprochen ist es grundsätzlich in Familiensitzungen wichtig, dass Sie eine stark moderierende und strukturierende Haltung einnehmen. Versuchen Sie, dabei neutral und sachlich zu bleiben, und betonen Sie die konstruktiven Ansätze der Beteiligten. Es kann hilfreich sein, die Familiensitzungen mit den Beteiligten getrennt gut vorzubereiten, indem Sie beispielsweise Ihre moderierende Rolle in den Vordergrund stellen. In den gemeinsamen Sitzungen können Sie zudem grundlegende Kommunikationsregeln (z.B. „Wir lassen den anderen aussprechen“) immer wieder definieren und in Erinnerung rufen. Bei Familiengesprächen, wo intensive Emotionen häufig impulsiv geäußert werden, sollten Sie die Beteiligten früh dabei unterstützen, vor allem ihre negativen Emotionen wie Ärger oder Angst offen anzusprechen und dem jeweiligen Gefühl Raum zu geben und die Intensität in der Situation angeleitet zu regulieren, z.B. durch kleine Pausen, Durchatmen, kurze Achtsamkeitsübungen. Gleichzeitig sollten Sie selbst aber darauf achten, sich zu diesem Zeitpunkt nicht mit sehr angespannten, möglicherweise extrem konflikthaften Familiengesprächen zu überfordern. Möglicherweise ist es hilfreich, den Umfang der gemeinsamen Gespräche anfangs zeitlich zu begrenzen. Wenn ein konstruktiver Austausch auch nachhaltig nicht möglich ist, arbeiten Sie zunächst mit den Beteiligten getrennt weiter, ggf. auch mit Einzelnen zunächst an möglichen Emotionsregulationsstrategien, die in gemeinsamen Therapiestunden integriert werden können. Beginnen Sie in Phase 5 bei der Arbeit mit mehreren Familienmitgliedern zeitnah mit einem Kommunikationstraining mit graduierten Schwierigkeitsgraden.

2.4 Phase 4: Zielanalyse, Stärkung der Änderungsmotivation und Interventionsplanung

Inhalt und Ziele

Diese Phase dient der Festlegung von konkreten Therapiezielen, die vor dem Hintergrund der analysierten Familienprobleme in der Behandlung erreicht werden sollen. Zu diesem Zweck werden mögliche Therapieziele mit allen Beteiligten zuerst individuell erarbeitet. Jedes potenzielle Ziel wird möglichst verhaltensnah operationalisiert und hinsichtlich seiner Erreichbarkeit diskutiert. Ein besonderes Augenmerk wird auf die Änderungsmotivation der einzelnen Familienmitglieder gelegt. Im nächsten Schritt werden alle Familienmitglieder dabei unterstützt, sich gemeinsam auf das Verfolgen bestimmter Ziele zu einigen, die dann die Grundlage der nachfolgenden Interventionen darstellen. Eine ausführliche Darstellung dieser Phase wird in SELBST-Grundlagen (Walter et al., 2007) beschrieben. An dieser Stelle wird die Umsetzung im Rahmen von Familienproblemen beschrieben.

Anzahl der Sitzungen

In der Regel werden zwischen vier und sechs Sitzungen benötigt.

Onlinematerialien

- G21 Wo geht's hin?
- G22 Mein Ziel: Vorteile & Nachteile
- G23 What to do?
- G24 Zusammenfassung von Problemen und Zielen
- G25 So wird's gemacht!
- G26 Veränderungsplan
- G27 Familiäre Belastungen
- G28 Therapieplanung – Therapeut
- G10 Problemliste
- G11 Zielliste
- G13 JOB der Woche – Protokoll

Ablauf der Sitzungen

- Definition von individuellen Therapiezielen
- Stärkung der Änderungsmotivation
- Gemeinsame Festlegung verbindlicher Therapieziele
- Erstellung der Problem- oder Zielliste
- Planung der weiteren Interventionsschritte

JOB der Woche

- Weiterentwicklung und Konkretisierung möglicher Therapieziele
- Gewichtung von Vor- und Nachteilen eigener Therapieziele und von denen der anderen Beteiligten
- Zusammenfassung eigener Probleme und Ziele
- Entwicklung von Möglichkeiten zur Verringerung zusätzlicher familiärer Belastungen (Eltern)
- Vervollständigen der Materialien G21 bis G24 und G26 bis G27; bei Jugendlichen unter Einsatz der JAY-App: Funktion „Denk dran“

Mögliche Schwierigkeiten in Phase 4

- Einzelne Ziele von Jugendlichen und Eltern lassen sich nicht miteinander vereinbaren.
- Jugendliche oder Eltern formulieren unrealistische Therapieziele.
- Jugendliche oder Eltern lehnen einzelne Therapieziele und daraus folgende Interventionen ab.
- Die Beteiligten stimmen Therapiezielen vorschnell zu.

2.4.1 Inhalt und Ziele

Zunächst arbeiten Sie mit allen Beteiligten getrennt realistische und konkrete Therapieziele heraus und stärken die Änderungsmotivation. Im sokratischen Dialog sollten mit allen Beteiligten sowohl Vor- als auch Nachteile des Prozesses abgewogen werden, der durchlaufen werden muss, um zu den gewünschten Zielen zu gelangen. Es ist sinnvoll, Ambivalenzen gegenüber Verhaltensveränderungen, mögliche Widerstände und Durstphasen auf dem Weg zu antizipieren, damit die Beteiligten eine realistische Arbeitshaltung gegenüber dem Veränderungsprozess entwickeln und nicht voreilig aufgeben. Zudem soll in dieser Phase ein Konsens bezüglich der Ziele hergestellt werden, die gemeinsam erreicht werden können. Dieser Prozess wird erleichtert, wenn jedes Familienmitglied eine gewisse Kompromissbereitschaft aufbringt, gleichzeitig sollten die Beteiligten sich aber auch sicher sein, dass individuell wichtige Wünsche und Ziele berücksichtigt werden. Ihre Rolle als Therapeut:in besteht darin, dafür Sorge zu tragen, dass am Schluss nur klinisch relevante Ziele aufgenommen werden und dass auch die Reihenfolge therapeutisch sinnvoll ist. Schließlich wird im Rahmen der Therapieplanung festgelegt, in welcher Reihenfolge die Therapieziele erarbeitet werden sollen. Dieser Prozess wird in SELBST-Grundlagen (Walter et al., 2007) ausführlich beschrieben und hier für Familienprobleme bei Jugendlichen zusammenfassend dargestellt.

2.4.2 Ablauf der Phase

1. Definition von individuellen Therapiezielen

In getrennten Sitzungen mit Eltern und Jugendlichen können Sie zuerst von den meist vage geäußerten Zielvorstellungen in der Diagnostikphase (vgl. SELBST-EX, Kapitel 2.2) und den Problembeschreibungen in Phase 3 (vgl. Kapitel 2.3) ausgehen. Erarbeiten Sie zunächst für jedes der definierten Familienprobleme ein allgemeines Therapieziel (z.B. respektvoller miteinander umgehen). Achten Sie darauf, dass auch Ziele berücksichtigt werden, die aus Ihrer Sicht wirklich zur Verminderung der Familienprobleme notwendig sind. Leiten Sie aus diesen allgemeinen Therapiezielen spezifische Zwischenziele ab, die möglichst konkret beschrieben werden sollten (z.B. sich ausreden lassen; keine Schimpfwörter in Auseinandersetzungen benutzen). Erarbeiten Sie mit den Beteiligten die notwendigen Schritte, um das übergeordnete Therapieziel zu erreichen. Überlegen Sie in diesem Zusammenhang, welche Defizite kompensiert werden müssen (z.B. unklare Regeln in der Familie) und welche Verhaltensexzesse verringert werden sollen (z.B. gegenseitiges Anschreien in Konfliktsituationen). Hierzu können Sie das Arbeitsblatt „G21 Wo geht's hin?" verwenden (vgl. Abbildung 32).

Arbeiten Sie anschließend für jedes der in Phase 3 (vgl. Kapitel 2.3) fokussierten Familienprobleme ein konkretes Therapieziel heraus. Die maximal vier wichtigsten Familienprobleme mit den dazugehörigen Therapiezielen können Sie in einer Rangreihenfolge (das Wichtigste zuerst) auf dem Arbeitsblatt „G24 Zusammenfassung von Problemen und Zielen" festhalten. Erstellen Sie jeweils ein eigenes Arbeitsblatt mit den Jugendlichen und den Eltern. Abbildung 33 zeigt eine Zusammenfassung von Problemen und Zielen aus Elternsicht.

Kasten 15 beinhaltet Beispiele für die Formulierung konkreter Zieldefinitionen bei Familienproblemen seitens der Eltern und seitens der Jugendlichen.

Kasten 15: Zieldefinitionen bei Familienproblemen – Beispiele

Aus Sicht der Eltern:

- Unser Sohn hält sich an vereinbarte Ausgehzeiten (unter der Woche abends nur bis 21:30 Uhr/Wochenende 23:00 Uhr).
- Unsere Tochter hält die vereinbarten Medienzeiten ein (unter der Woche täglich zwei Stunden, Wochenendtage jeweils 4 Stunden).
- Jugendliche erledigen vereinbarte Pflichten zu Hause zuverlässig (z.B. zweimal wöchentlich Spülmaschine ausräumen, jeden Morgen auf dem Weg zur Schule den Müll wegbringen).
- Jugendliche räumen ihr Zimmer einmal in der Woche selbstständig auf (sonntags vor 18 Uhr).
- Jugendliche erledigen Aufgaben für die Schule zuverlässig (Hausaufgaben vor 18 Uhr; vor Klausuren zweimal pro Woche Lernzeiten, ca. 30 Minuten).
- Jugendliche achten auf einen respektvollen Umgangston (keine Beleidigungen der Eltern, nicht rumschreien).
- Jugendliche verbringen nicht nur Zeit im eigenen Zimmer, sondern 30 Minuten täglich z.B. bei Malzeiten mit der Familie.

Aus Sicht der Jugendlichen:

- Meine Eltern achten auf die Einhaltung meiner Privatsphäre (an der Zimmertür anklopfen, keine Nachrichten auf meinem Smartphone lesen).
- Meine Eltern mischen sich nur nach Absprache mit mir in meine schulischen Angelegenheiten ein (z.B. bei vereinbarter Nachhilfe).
- Meine Eltern verlängern in den nächsten acht Wochen die Ausgehzeiten (Freitag/Samstag bis x Uhr) und/oder erhöhen mein Taschengeld auf Betrag x.
- Meine Eltern verhalten sich respektvoll gegenüber meiner Freundin (keine abwertenden Bemerkungen, fragen sie nicht aus, wenn sie da ist).

G21 Wo geht's hin?

Name: Mika Datum heute: ____

Problem Nr. 1

Viele heftige Konflikte mit meinem Vater

Allgemeines Ziel:

Ich will einfach zuhause meine Ruhe haben!

Teilziele – was soll mehr/weniger werden:

- Ich muss lernen, im Gespräch nicht auszurasten (nicht rumschreien, pöbeln, Türen schlagen).
- Mich mit meinem Vater in ein paar Punkten einigen, worüber wir uns immer zoffen.
- Einen geeigneten Zeitpunkt abzuwarten, um auch schwierige Themen erneut anzusprechen.
- Erst mal ruhig bleiben.
- Vielleicht mal was Nettes mit meiner Mutter machen, vielleicht hilft die mir dann ...

Abbildung 32: Beispiel für eine Zielkonkretisierung einer Jugendlichen (G21 Wo geht's hin?)

G24 Zusammenfassung von Problemen & Zielen

Name: Mutter Datum heute: ____

Problem:

Pia hält sich zu Hause nicht an Absprachen. Darüber gibt es immer wieder Streit.

Ziel:

Ziel: Pia soll wirklich einhalten, was sie verspricht, wie z.B. ihr Zimmer aufräumen, pünktlich nach Hause kommen.

Problem:

Pia zieht sich zu Hause stark zurück, hängt nur am Handy, nimmt nicht mehr richtig am Familienleben teil.

Ziel:

Wenigstens einmal am Tag eine gemeinsame Mahlzeit oder eine kleine gemeinsame Aktivität.

Problem:

Pia ist extrem schnell gereizt, geht sofort an die Decke.

Ziel:

Dass wir alle ruhiger miteinander sprechen, uns wieder näher kommen.

Problem:

Ziel:

Abbildung 33: Beispiel für ein ausgefülltes Arbeitsblatt „G24 Zusammenfassung von Problemen und Zielen" aus Elternsicht

- Meine Eltern verhalten sich in Gesprächen respektvoll (hören mir zu, keine ironischen Bemerkungen).
- Meine Eltern fragen nicht mehr weiter nach, wenn ich schon gesagt habe, dass ich mich nicht weiter unterhalten möchte.

Achten Sie darauf, dass die Therapieziele dem Entwicklungsstand und den Ressourcen der Beteiligten entsprechen und keine Überforderung darstellen. Es ist hilfreich, bereits bei der getrennten Erarbeitung von individuellen Therapiezielen darauf zu achten, dass sich die Therapieziele der Beteiligten nicht gegenseitig ausschließen (z.B. Therapieziel des Jugendlichen: Verringerung von Haushaltspflichten; Therapieziel der Eltern: Einhaltung eben dieser Aufgaben). In diesem Zusammenhang ist es grundsätzlich hilfreich, die Therapieziele der jeweils anderen Seite (z.B. diejenigen Ziele der Eltern) mit der anderen Person (z.B. dem Jugendlichen) zu erörtern und im Rahmen eines Perspektivwechsels zu überlegen, inwiefern Therapieziele der Beteiligten aufeinander abgestimmt oder miteinander verschränkt werden können. Es kann beispielsweise überlegt werden, inwieweit die Eltern dem Jugendlichen abends beim Ausgehen mehr Freiraum gewähren können, wenn sich dieser bezüglich der Einhaltung von Vereinbarungen in Bezug auf die Hausaufgaben als verlässlich erweist.

2. Stärkung der Änderungsmotivation

Strategien zur Steigerung der Änderungsmotivation sind bei Jugendlichen *und* Eltern von zentraler Bedeutung, da die jeweiligen Parteien häufig zu Beginn vornehmlich bei der anderen Seite einen Veränderungsbedarf sehen. Jugendliche neigen zudem nicht selten zu negativen und passiven Zieldefinitionen wie zum Beispiel „Meine Eltern sollen mich einfach in Ruhe lassen", so dass eine konstruktive Therapiehaltung gegenüber den Familienproblemen erst erarbeitet werden muss. Prochaska und DiClimente (1983, 1984) bieten mit dem transtheoretischen Modell für Verhaltensänderungen ein Stufenmodell an, an dem sich Therapeut:innen auch bei der Bearbeitung von Familienproblemen inhaltlich gut orientieren können. So werden vier Faktoren benannt, warum sich Personen nicht zu Therapiezielen und damit verbundenen Verhaltensänderungen durchringen können bzw.

diese ablehnen. Diese Faktoren können sich zudem überlappen und gegenseitig potenzieren:

- Widerstand
- Rebellion,
- Resignation und
- Rationalisierung.

Patienten, die aufgrund von *Widerstand* in der Ablehnungsphase verharren, wollen Verhaltensänderungen nicht in Erwägung ziehen, weil ihnen nicht ausreichend bewusst ist, dass ihr Verhalten problematisch ist. Bezogen auf Familienprobleme bedeutet dies, dass durch möglichst häufigen Perspektivwechsel in der Therapie Verständnis für die Sichtweisen und die daraus resultierenden Reaktionen der anderen Familienmitglieder aufgebaut werden muss. Es kann in diesem Kontext sehr hilfreich sein, dass zuerst im Einzelkontakt, eventuell auch unter zu Hilfenahme der Stuhltechnik (vgl. Phase 3) eine konkrete Konfliktsituation mit einem Elternteil oder Jugendlichen im Rollenspiel nachgestellt und die Szene an bestimmten Punkten unterbrochen wird, um dann mit dem Gegenüber über mögliche Beweggründe, Bedürfnisse, Gefühle des Konfliktpartners zu reflektieren. Dabei sollte nicht erwartet werden, dass eine Perspektivübernahme sofort problemlos gelingt und sich sehr schnell neue, hilfreichere Bewertungen gegenüber der Situation herstellen. Bei regelmäßigem Einsatz eines Rollenspiels zum Perspektivwechsel erhöht sich aber erfahrungsgemäß die Fähigkeit der Beteiligten, in eine andere Rolle zu schlüpfen und das Problem mit den Augen des anderen zu sehen. Für Therapeut:innen ergibt sich so die Möglichkeit, in der jeweiligen Rolle neue Wahrnehmungen/Perspektiven einzuführen, mit denen sich das Gegenüber auseinandersetzen kann.

Rebellion liegt als Ursache für das Verharren in der Ablehnung dann vor, wenn die Klient:innen sich damit gegenüber anderen auflehnen und nicht wollen, dass andere ihnen sagen, was sie tun sollen. In dieser Situation befinden sich häufig Jugendliche, die sich gegen die Bevormundung der Eltern auflehnen und deshalb ihr Verhalten nicht verändern wollen. Eine solche Rebellion kann aber auch zwischen getrennten Elternteilen vorliegen, die möglicherweise versuchen, auf diesem Weg Kränkungen zu überwinden. Methoden der motivierenden Gesprächsführung können helfen, diese Phase zu überwinden, indem den Beteiligten ermöglicht wird, ihren starken Widerstand gegenüber einer Verhaltensänderung zu artikulieren und indem gleichzeitig ihre Bereitschaft zur Verhaltensänderung gestärkt wird. Dies kann dadurch erreicht werden, dass therapeutisch dem jeweiligen Gegenüber darin voll zugestimmt wird, dass niemand gegen seinen Willen zu einer Verhaltensänderung gezwungen werden kann und daher auch auf therapeutischer Seite eine erzwungene Verhaltensänderung weder sinnvoll noch notwendig ist. Dann kann zunächst die Palette der Verhaltensoptionen eröffnet werden und das Gegenüber dazu motiviert werden, zunächst einmal über die verschiedenen Optionen nachzudenken und diese hinsichtlich der Vor- und Nachteile zu bewerten.

Manche Familienmitglieder befinden sich aufgrund von *Resignation* in der Phase der Ablehnung. Diese Personen haben es aufgegeben, an eine Möglichkeit der Verhaltensänderung zu glauben, und scheinen von dem Problem überwältigt zu sein. Dies ist beispielsweise der Fall, wenn Eltern nicht mehr an eine Verbesserung des Familienklimas glauben können, weil ihre bisherigen Versuche, mit den Jugendlichen lösungsorientiert zu kommunizieren, aus ihrer Sicht mehrfach gescheitert sind. Die Exploration von Änderungsbarrieren und die Unterstützung von Hoffnung können an dieser Stelle wichtige Strategien in der Motivationsarbeit darstellen. So können Sie als Therapeut:innen mit den Beteiligten erarbeiten, dass Rückfälle und erfolglose Bemühungen bei familiären Problemen weit verbreitet sind und ein Fehlschlag nicht als völliger, zeitlich überdauernder und unveränderbarer Misserfolg interpretiert werden sollte, weil sich häufig schwierige Situationen erst nach mehreren Anläufen verbessern lassen. Die Beteiligten werden darin unterstützt, zunächst eine kleine Verhaltensänderung anzustreben (vielleicht auch als Probe), diese wird therapeutisch positiv konnotiert und als wichtiger, wenn auch kleiner Schritt positiv bewertet.

Schließlich verharren manche Familienmitglieder aufgrund von *Rationalisierungen* in der Phase der Ablehnung. Sie haben für sich gute Gründe gefunden, warum sie ihr eigenes Verhalten nicht verändern wollen, beispielsweise weil sie andere dafür verantwortlich machen (z. B. „mit diesen Eltern kann man sich nur streiten"). Meist ist es nicht hilfreich, Gegenargumente zu dieser Position aufzubauen, sondern es ist häufig sinnvoller, Empathie und aktives, reflektierendes Zuhören einzusetzen. Dazu kann es angebracht sein, die jeweilige Person aufzufordern, zunächst einmal die Vorteile des Problemverhaltens aufzuzählen. Hierdurch wächst oft ihre Bereitschaft, auch über die Nachteile ins Gespräch zu kommen.

Befinden sich die Familienmitglieder bereits in der Phase der Akzeptanz von Verhaltensproblemen, das heißt die einzelnen Familienmitglieder können durchaus eigene problematische Anteile erkennen und halten diese auch für grundsätzlich veränderbar, kann weiter eine tragfähige Änderungsmotivation hinsichtlich der Erreichung von bestimmten Therapiezielen gefördert werden, indem im ersten Schritt im Einzelkontakt ausführlich die Vor-, aber auch Nachteile potenzieller Therapieziele und damit zusammenhängender Veränderungen herausgearbeitet werden. Dabei werden sowohl die kurzfristigen als auch die langfristen Konsequenzen fokussiert. So werden viele Familienmitglieder einem Therapieziel wie: „Mehr positive gemeinsame Zeit miteinander verbringen." möglicherweise schnell zustimmen, weil sich alle Beteiligten langfristig Vorteile davon versprechen (z. B. indem sich die Beziehung wieder verbessert, mehr Vertrauen aufgebaut wird). Kurzfristig ist dieses Ziel aber auch mit vermehrter Anstrengung für den Einzelnen verbunden. Eltern oder Jugendliche müssen dann ggf. andere Aktivitäten bewusst zurückstellen, weniger arbeiten, anderen Freunden auch mal absagen, was in den entscheidenden Momenten auch mit negativen Gefühlen verbunden sein kann. Eine Bewusstmachung des Aufwandes, der mit einer langfristigen positiven Veränderung verbunden ist, hilft den Beteiligten, die Situation realistisch zu einzuschätzen und ihr Engagement für eine Verhaltensänderung aufrechtzuhalten (vgl. G22 Meine Ziele: Vorteile & Nachteile). Abbildung 34 zeigt ein Beispiel, bei dem aus der Jugendlichenperspektive die Vor- und Nachteile lang- und kurzfristig abgewogen werden.

Eine differenzierte Beurteilung von Vor- und Nachteilen auf der Problem- und/oder Zielebene hilft auch dabei, potenzielle Ziele weiter zu konkretisieren, ggf. auch bestehende Ambivalenzen zu artikulieren. Ausgehend von den vorhandenen Problemdefinitionen wird beispielsweise beleuchtet, welche Vor- und Nachteile es hat, bestimmte häusliche Pflichten trotz getroffener Vereinbarung zu vernachlässigen (*Vorteile:* man muss weniger nervigen, langweiligen Kram machen, die anderen übernehmen lästige Pflichten für einen selbst, man kann mehr Zeit für angenehme Aktivitäten verwenden – *Nachteile:* die anderen sind

G22 Mein Ziel: Vorteile & Nachteile

Name: Pia Datum heute: ____

Ziel Nr. 1
Mit meinen Eltern ruhiger sprechen (ohne rumzubrüllen), auch bei schwierigen Themen wie Bewerbungen schreiben oder Ausgehzeiten.

Vorteile:	Nachteile:
1. kurzfristig	**1. kurzfristig**
• Ich bin nicht so im Stress; meine Eltern wahrscheinlich auch nicht.	• Ich kann meine Wut nicht so rauslassen; fühle mich manchmal schwach.
• Keine erneute Eskalation zuhause wie sonst immer.	• Vielleicht kann ich mich dann gar nicht gegen die durchsetzen.
• Ich kriege nicht so viel verboten/vielleicht sogar eher mal was erlaubt.	
2. langfristig	**2. langfristig**
• Vielleicht verstehen wir uns wieder besser.	• Mir fällt nix ein.
• Meine Eltern erkennen, dass ich eigentlich ganz vernünftig bin.	

Abbildung 34:
Beispiel für Vor- und Nachteile eines Ziels aus Jugendlichenperspektive (G22 Meine Ziele: Vorteile & Nachteile)

sauer, wenn sie diese Dinge immer übernehmen müssen, eventuell werden andere Privilegien reduziert, man lernt nicht, solchen Sachen selbstständig zu regeln). Im nächsten Schritt wird das geäußerte Ziel hinsichtlich seiner Vor- und Nachteile bearbeitet. Mit der Beleuchtung von Vor- und Nachteilen soll die jeweilige Person angeregt werden, sich aktiv für oder gegen ein Therapieziel zu entscheiden. Dabei sollten sich Therapeut:innen möglichst neutral verhalten und in erster Linie den Auseinandersetzungsprozess mit den Vor- und Nachteilen an sich positiv verstärken und ambivalente Haltungen herausarbeiten. Es sollen schließlich nur Therapieziele aufgenommen werden, die klinisch relevant sind und auch tatsächlich für den Beteiligten in dieser bestimmten Form zutreffend und persönlich bedeutsam sind, und nicht solche, die vor allem der sozialen Erwünschtheit Rechnung tragen, um zum Beispiel den allgemeinen Hausfrieden zu wahren. Schließlich impliziert die Abwägung von Vor- und Nachteilen eines Problem- oder Zielverhaltens auch immer, dass bestimmte Vorteile zumindest kurzfristig bei einer Verhaltensänderung auch verlorengehen können bzw. die Änderung mit Anstrengung verbunden sein wird.

Bei Familienproblemen beziehen sich Zieldefinitionen zu Beginn häufig nur auf die jeweils anderen Familienmitglieder, d.h. es werden Wünsche geäußert, wie „die anderen“ ein Problem anders oder besser lösen könnten. Um den interaktiven Aspekt bei den Familienproblemen immer wieder lebendig werden zu lassen, ist es wichtig, sehr früh in den Einzelkontakten zu hinterfragen, was die Person selbst tun kann, um die anderen bei der gewünschten Zielerreichung zu unterstützen oder überhaupt zu motivieren. Zeitweise können bei Familienproblemen auch solche Zieldefinitionen hilfreich sein, die alle relevanten Familienmitglieder einschließen bzw. passiv formuliert sind. Statt „Der/Die Jugendliche soll weniger freche Antworten geben“ wird eine Zieldefinition wie „Wir bemühen uns in Gesprächen um einen neutralen Ton, vermeiden Provokationen wie …“ meist problemlos angenommen und nimmt alle Familienmitglieder in die Pflicht.

Zeitweise werden Ziele geäußert, deren konkrete Umsetzung sich die Beteiligten zu diesem Zeitpunkt noch nicht wirklich zutrauen. Da nicht immer davon ausgegangen werden kann, dass diese Verunsicherung auch tatsächlich geäußert wird, ist es hilfreich, mit einer Skalierungsfrage aktiv nachzufragen, wie schwer es dem Gegenüber (ggf. auf einer Skala von 0/ganz leicht bis 10/sehr schwer) fallen könnte, dieses potenzielle Ziel zu erreichen, und welche kurzfristigen Strategien und Hilfestellungen ggf. notwendig wären, um die Person dabei zu unterstützen. Es ist auch wichtig, in einem Gespräch mögliche Hindernisse zu antizipieren und zu überlegen, wie diese Hindernisse gemeinsam überwunden werden könnten.

Grundsätzlich ist bei der Definition von Therapiezielen relevant, ob sich sonstige familiäre Belastungen, wie sie auch schon in den vorangegangenen Phasen erhoben wurden, hinderlich auf die Zielerreichung auswirken könnten, und inwieweit tatsächlich auch Entlastungen auf dieser Ebene umgesetzt werden müssen, um erfolgreich an den aktuellen Problemen zu arbeiten. In der Regel wurden solche belastenden Faktoren schon bei der Erarbeitung des Störungsmodells identifiziert, sollten hier aber nochmal thematisiert und hinsichtlich der Zielerreichung kritisch berücksichtigt werden (vgl. G27 Familiäre Belastungen). Abbildung 35 zeigt eine Auflistung von familiären Belastungen mit ersten Lösungsansätzen aus der Perspektive einer Mutter.

Im Folgenden haben Sie die therapeutische Aufgabe, mit den Beteiligten mögliche Zwischenziele und Kompromisslösungen zu entwickeln, um die genannten Ziele zu erreichen. Es ist bedeutsam, das Kompetenz- und Erfolgsvertrauen der Jugendlichen und der Eltern zu stärken, indem kleine, aber erreichbare Teilziele definiert werden. Vor dem Hintergrund meist chronifizierter Familienprobleme brauchen die Beteiligten viel Zuspruch und möglichst früh auch kleine Erfolgserlebnisse. Grundsätzlich ist es sinnvoll, die Beteiligten für jegliche Versuche positiv zu verstärken und zu „Verhaltensexperimenten“ und „Probezeiten“ zu motivieren, die implizieren, dass die Abläufe nicht sofort perfekt funktionieren müssen. In einigen Zusammenhängen kann es eine Unterstützung darstellen, wenn den Beteiligten ein kurzer Kontakt zwischen den Sitzungen angeboten wird (z.B. per Telefon, E-Mail, SMS), um diesen die Möglichkeit zu geben, bereits nach etwa drei Tagen einen Zwischenstand über die Therapieaufgaben geben zu können (vgl. Kapitel 1.5.3.4).

3. Gemeinsame Festlegung verbindlicher Therapieziele

Der nächste Schritt besteht darin, mit den Eltern und den Jugendlichen gemeinsam in einem möglichst konstruktiven Gespräch verbindlich Therapieziele und auch deren Reihenfolge festzulegen. Dies ist die Voraussetzung für alle weiteren Interventionen. Wählen Sie mit den Beteiligten maximal vier Therapieziele aus den individuellen Zieldefinitionen aus. Eltern wie Jugendliche sollten den Eindruck haben, dass für sie wichtige Ziele aufgenommen werden. Manchmal kann es aber auch günstiger sein, zunächst nur ein Therapieziel der Jugendlichen zu fokussieren, um die Behandlungsmotivation zu stärken. Bei der Festlegung der Reihenfolge der zu erarbeitenden Therapieziele ist es sinnvoll, wenn das Therapieziel, das die meiste Entlastung für die Beteiligten bringen würde, an erster Stelle steht. Therapieziele, über die in dieser Phase kein Konsens zwischen Eltern und Jugendlichen erreicht werden kann, können zunächst einmal zurückgestellt werden, um nach einer ersten Interventionsphase erneut thematisiert zu werden. Zur Festlegung von Therapiezielen können Sie das Arbeitsblatt „G25 So wird's gemacht" verwenden (vgl. Abbildung 36), auf dem Sie auf der linken Seite die vier wichtigsten Therapieziele und auf der rechten Seite die verbindlich festgelegten Therapieziele in der zu erarbeitenden Reihenfolge notieren können.

In der Regel wird nur an einem Therapieziel gearbeitet, um die Beteiligten nicht zu überfordern. Nach der Festlegung der Therapieziele werden mit den Beteiligten die nächsten Schritte zur Umsetzung, individualisiert auf die einzelnen Personen, erarbeitet. Auch an diesem Punkt sollen bereits mögliche Hindernisse thematisiert und im besten Fall potenzielle Lösungen entwickelt werden.

Wenn als Therapieziel beispielsweise gemeinsam festgelegt wurde, dass die Jugendlichen täglich bestimmte Haushaltspflichten (z. B. Müll wegbringen) erledigen sollen, sollte mit ihnen geklärt sein, bis zu welchem Zeitpunkt die Aufgabe spätestens erfüllt sein muss und wie er/sie sich daran erinnern kann. Dieses Beispiel verdeutlicht die Notwendigkeit, mit allen Betei-

G27 Familiäre Belastungen

Name: Nicos Mutter Datum heute:

Bereich	Stärke (gering – stark)	Lösungsansätze
Partnerschaftsprobleme, häufiger Streit zwischen Eltern	1 2 3 4	Eheberatung aufsuchen (z. B. Caritas)
Mutter unzufrieden mit aktueller Lebenssituation, möchte gern wieder in Teilzeit arbeiten	1 2 3 4	Weiter bewerben, evtl. auch außerhalb des gelernten Berufs
Großeltern väterlicherseits brauchen Betreuung wegen gesundheitlicher Probleme	1 2 3 4	Wer aus der Familie kann sich mit darum kümmern? Mit der Großfamilie erörtern.
	1 2 3 4	
	1 2 3 4	
	1 2 3 4	
	1 2 3 4	
	1 2 3 4	

Abbildung 35: Beispiel für Lösungsansätze einer Mutter für familiäre Belastungen (G27 Familiäre Belastungen)

G25 So wird's gemacht!

Name: Familie M. Datum heute:

Sicht von: Konstantin
Therapieziel Nr:
1. Länger mit Freunden weg bleiben dürfen (wochentags bis 22:00 Uhr; am Wochenende bis 23:00 Uhr)
2. Ruhige Gespräche mit den Eltern führen/mehr „Respekt"
3. Zuhause mehr Freiraum bekommen (z. B. mehr Zeit für PC-Spiele und im Zimmer in Ruhe gelassen werden)
4.

Sicht von: Vater
Therapieziel Nr:
1. K. soll sich an Vereinbarungen halten (z. B. PC-Spiele/Pflichten zu Hause)
2. Wir sollten ruhiger miteinander reden
3.
4.

Sicht von: Mutter
Therapieziel Nr:
1. Konstantin soll wieder mehr am Familienleben teilnehmen
2. Weniger Streit (v. a. zwischen Konstantin und seinem Vater und Konstantin und seinem Bruder)
3.
4.

Gemeinsame Therapieziele

Therapieziel Nr. 1: Ruhiger miteinander sprechen/Kommunikation in der Familie verbessern (z. B. nicht mehr rumbrüllen; sachlicher sprechen)

Therapieziel Nr. 2: Gemeinsam mit Konstantin verlässliche Vereinbarungen finden (z. B. über PC-Zeit/Zimmer/Ausgehzeit); darüber sachlich verhandeln

Therapieziel Nr. 3: Familienleben gestalten: Was kann mit der ganzen Familie unternommen werden? Woran haben wir alle noch Spaß?

Therapieziel Nr. 4:

Abbildung 36: Beispiel zur Festlegung von Therapiezielen (G25 So wird's gemacht)

ligten sehr genau zu klären, wann ein Ziel erreicht ist und woran die Familienmitglieder dies merken können. Dazu empfiehlt es sich, sowohl aktuelle Probleme als auch Therapieziele möglichst verhaltensnah und konkret zu operationalisieren. Auf dem Arbeitsblatt „G 26 Veränderungsplan" können Sie die genannten Schritte zusammenfassen lassen.

4. Erstellung der Problem- oder Zielliste

Sind die Therapieziele festgelegt, können die jeweiligen Inhalte in gleicher Reihenfolge in eine eigene Problem- oder Zielliste überführt werden, die anschließend von den Jugendlichen und auch von den Eltern einmal wöchentlich zu jeder Sitzung eingeschätzt werden sollen. Mittels dieser Liste können Veränderungen wöchentlich abgebildet und gegebenenfalls auch unterschiedliche Einschätzungen diskutiert werden. Entscheiden Sie in jedem Fall individuell, ob Sie lieber Problem- oder Ziellisten einsetzen wollen (vgl. Walter et al., 2007). Die erstellten Problem- oder Ziellisten werden in der Regel über einen langen Zeitraum fortgeführt und nicht laufend verändert, da sie zentrale Familienprobleme bzw. Therapieziele enthalten. Abbildung 37 zeigt beispielhaft eine Problemliste einer Jugendlichen (G10 Problemliste), Abbildung 38 eine gemeinsam Zielliste von Mutter und Tochter (G11 Zielliste).

G10 Problemliste

für: *Familienprobleme*

Beurteiler: *Pia* Datum:

Beurteilung der vergangenen Woche:
1. Wie häufig ist das beschriebene Problemverhalten aufgetreten?
2. Wie belastend oder beeinträchtigend war das Problemverhalten?

Problemverhalten	wie häufig trat das Problemverhalten auf? (nie – einmal – 2–3-mal – täglich – mehrm. tägl. – ständig)	wie belastend war das Problem? (kein Problem – es hätte nicht schlimmer sein können)
1 *Ich flippe in Diskussionen mit meiner Mutter aus (schreie rum, knalle Türen).*	0 1 X 3 4 5	0 1 2 3 4 5 6 X 8 9
2 *Ich schaffe es nicht immer, mein Zimmer aufzuräumen, es finden sich leer gegessene Teller, Essensreste, Müll auf dem Boden.*	0 X 2 3 4 5	0 1 2 3 X 5 6 7 8 9
3 *Ich komme mindestens zweimal pro Woche über eine Stunde nach der vereinbarten Zeit nach Hause.*	0 1 X 3 4 5	0 1 2 3 4 5 X 7 8 9
4	0 1 2 3 4 5	0 1 2 3 4 5 6 7 8 9
5 Wie problematisch war die letzte Woche insgesamt? (bitte alle Schwierigkeiten berücksichtigen)		0 1 2 3 4 5 X 7 8 9

Aus Walter et al.: Grundlagen der Selbstmanagementtherapie bei Jugendlichen © 2007 Hogrefe, Göttingen selbst

Abbildung 37: Beispiel für eine Problemliste einer Jugendlichen (G10 Problemliste)

G11 Zielliste

für: *Familie M.*

Beurteiler: *Mutter und Pia* Datum:

Beurteilung der **vergangenen Woche**: Wurde eine **Verbesserung seit Therapiebeginn** erzielt?	**Im Vergleich zu Therapiebeginn:** +3 – erheblich verbessert, eigentlich kein Problem mehr; +2 – deutlich verbessert; +1 – etwas verbessert; 0 – keine Veränderung; –1 – verschlechtert
Therapieziel	**Fand eine Verbesserung statt?**
1 *Pia die Schulaufgaben allein überlassen; nur bei Beauftragung draufschauen*	+3 X +1 0 –1
2 *Eine gute Zeit miteinander verbringen (zweimal die Woche abends zusammen essen)*	+3 X +1 0 –1
3 *Pia räumt einmal die Woche ihr Zimmer auf und geht täglich einmal mit dem Hund*	+3 +2 X 0 –1
4	+3 +2 +1 0 –1

Aus Walter et al.: Grundlagen der Selbstmanagementtherapie bei Jugendlichen © 2007 Hogrefe, Göttingen selbst

Abbildung 38: Beispiel für eine Zielliste einer Mutter und ihrer Tochter (G11 Zielliste)

5. Planung der weiteren Interventionsschritte

Auswahl ergänzender Maßnahmen. Überprüfen Sie zunächst letztmalig die Indikation von SELBST-Familienprobleme. Indikationen und Kontraindikationen wurden in Kapitel 1.4 bereits ausführlich dargestellt. Wenn es neben den Familienproblemen noch weitere klinisch relevante Schwierigkeiten bei den Jugendlichen gibt, die in den Indikationsbereich von SELBST fallen (z. B. Leistungs- oder Gleichaltrigenprobleme), können Sie die entsprechenden SELBST-Bände hinzuziehen. Liegen hingegen sehr spezifische Störungen vor (z. B. eine ausgeprägte Anorexie oder eine Zwangsstörung), sollte ein störungsspezifisches Vorgehen priorisiert werden. Je nach vorliegender Störung der Jugendlichen kann auch bei der Bearbeitung von Familienproblemen ergänzend eine medikamentöse Unterstützung der Jugendlichen hilfreich sei.

Zusätzliche Belastungen in der Familie (z. B. hohe Verschuldung, Erkrankungen anderer Kinder oder auch eine Erkrankung/Störung der Eltern selbst), müssen als Einflussfaktoren im Kontext der Familienprobleme thematisiert werden (vgl. Arbeitsblatt „G27 Familiäre Belastungen“) und erfordern nicht selten ergänzende Maßnahmen, die parallel zu SELBST-Familienprobleme angestoßen werden sollten.

Auswahl der Therapiebausteine. In Abhängigkeit der Therapieziele und des gemeinsamen Störungsmodells treffen Sie eine erste Auswahl von Therapiebausteinen, die Sie in Phase 5 (vgl. Kapitel 2.5) durchführen. Auf dem Arbeitsblatt „G28 Therapieplanung – Therapeut“ können Sie die gemeinsam festgelegten Therapieziele notieren und zusätzlich die indizierten Therapiebausteine aus Phase 5 eintragen (vgl. Abbildung 39). Achten Sie bei der Durchführung der Interventionen insbesondere darauf, dass diese die Beteiligten nicht überfordern, also deren Ressourcen und Kompetenzen Rechnung tragen (beispielsweise bei der Festlegung der JOBs der Woche). Berücksichtigen Sie bei der Auswahl der Therapiebausteine die in SELBST-Grundlagen dargestellten Gesichtspunkte (Wichtigkeit, Veränderbarkeit, Belastungsgrad, Funktionalität). In der Regel ist es günstig, mit Interventionen zu beginnen, die eine hohe Erfolgswahrscheinlichkeit haben. Auf diese Weise lassen sich Erfolgs- und Kompetenzerwartungen bei den Beteiligten stärken.

Häufig ist es sinnvoll, größere Ziele (z. B. die angemessene Verteilung von Haushaltspflichten auf mehrere Familienmitglieder) in Zwischenziele zu unterteilen (z. B. die Haushaltstätigkeiten im Familienrat sichten, mit der Übernahme einzelner Aufgaben starten, ein Erinnerungssystem entwickeln, darüber gemeinsam im Austausch bleiben).

Eine Übersicht aller Therapiebausteine von SELBST-Familienprobleme sowie Ausführungen zur Abfolge und Kombination von Interventionen finden Sie in Kapitel 1.5.1 und 1.5.2. In Kapitel 2.5 wird in der Übersicht für jeden Therapiebaustein genau beschrieben, bei welcher Indikation dieser durchgeführt wird.

2.4.3 JOB der Woche

Die Therapieaufgaben in Phase 4 beinhalten die Reflexion über die angesprochenen Themen und das Vervollständigen der Arbeitsblätter, die in den Therapiesitzungen begonnen und ggf. nicht beendet wurden. Für

G28 Therapieplanung – Therapeut

Name: Familie M. Datum heute: ____

Ziel	Bausteine	Sitzungen	Bemerkungen
Familienklima verbessern; Gemeinsamkeiten erhöhen	Stärkung positiver Beziehungselemente (Baustein 3)	4	Erst einzeln, dann gemeinsam
Mit Eltern: angemessene Autonomietendenzen im Jugendalter diskutieren; Erziehungsverhalten fördern (v. a. mit Kindsmutter Thema klare Aufforderungen und Konsequenzen)	Psychoedukation (Baustein 1) Training elterlicher Erziehungskompetenzen (Baustein 2)	2 4	Möglichst Termine mit Kindsvater
Gemeinsam verbindliche Vereinbarungen finden: Zimmerordnung/Pflichten zu Hause/Ausgehen	Problemlösetraining (Baustein 6)	3–6	Gemeinsame Sitzungen

Abbildung 39:
Beispiel für die Auswahl von Therapiebausteinen in Phase 5 entsprechend der Therapieziele (G28 Therapieplanung – Therapeut)

die Phase 4 Zielanalyse/Interventionsplanung sind sehr viele Materialien (G21 bis G28) entwickelt worden, vor allem weil die Entwicklung von lebendigen Zieldefinitionen ein wichtiges Element im SELBST-Ansatz ist. Es soll nochmals explizit darauf hingewiesen werden, dass nicht jedes Arbeitsblatt eingesetzt werden muss, ggf. dient es auch nur der Vorbereitung der Stunde. Es bleibt also therapeutische Entscheidung, welche Arbeitsblätter als JOB der Woche von den Beteiligten tatsächlich auch zu Hause erarbeitet werden sollen. Zur Unterstützung von Jugendlichen kann bei den Hausaufgaben an dieser Stelle die Erinnerungsfunktion der JAY-App eingesetzt werden.

2.4.4 Mögliche Schwierigkeiten in Phase 4

Einzelne Ziele von Jugendlichen und Eltern lassen sich nicht miteinander vereinbaren: Wenn sich einzelne Ziele von Jugendlichen und Eltern nicht miteinander vereinbaren lassen, können Sie versuchen, zunächst Teilziele zu erarbeiten, um nachfolgend gemeinsam zu überlegen, ob hierüber ein Konsens hergestellt werden kann. Wenn Jugendliche beispielsweise als Therapieziel formulieren, dass sie die Häufigkeit sozialer Kontakte außer Haus selbst bestimmen wollen, während die Eltern sich wünschen, dass die Jugendlichen alle Verabredungen genau mit Ihnen abstimmen, könnte ein Teilziel darin bestehen, dass Jugendliche zumindest am Wochenende in einem groben Zeitrahmen möglichst unabhängig über ihre Zeit verfügen können, während sie unter der Woche ihre Aktivitäten noch vollständig abstimmen.

Jugendliche oder Eltern formulieren unrealistische Therapieziele: Werden von Eltern oder Jugendlichen unrealistische Therapieziele genannt, können häufig psychoedukative Gespräche über Entwicklungsaufgaben im Jugendalter hilfreich sein, um zu einer angemesseneren Zieldefinition zu gelangen. So ist nicht zu erwarten, dass sich Konflikte zwischen Eltern und Jugendlichen gar nicht mehr ereignen. Möglicherweise werden einzelne Jugendliche auch niemals ein sehr enges Verhältnis zu einem Stiefelternteil entwickeln und wahrscheinlich werden sich Eltern bis zur Volljährigkeit immer in der Pflicht sehen, ihre Jugendlichen vor bestimmten Gefahren zu schützen, ggf. auch unter Einsatz von Verboten. An dieser Stelle ist mit den Beteiligten zu thematisieren, was tatsächlich erreichbar und mindestens notwendig ist, um als Familie zusammenzuleben.

Jugendliche oder Eltern lehnen einzelne Therapieziele und daraus folgende Interventionen ab: Wenn Jugendliche oder Eltern Therapieziele ablehnen, hat dies häufig mit einem mangelndem Kompetenz- oder Erfolgsvertrauen zu tun. Lehnen es beispielsweise Jugendliche ab, mehr gemeinsame Zeit mit ihren Eltern zu verbringen, so kann dies zum Beispiel damit zusammenhängen, dass sie befürchten, zukünftig in dieser Zeit noch stärker von den Eltern kontrolliert, statt von diesen unterstützt zu werden. Es gilt die Gründe, die hinter einer solchen Ablehnung stehen, vorsichtig zu explorieren und mögliche Wege aufzuzeigen, wie Befürchtungen ausgeräumt werden können. Häufig ist die Installation einer Probezeit in diesem Zusammenhang sinnvoll. Möglicherweise begründet sich die Ablehnung eines Therapieziels auch in unterschiedlichen Auffassungen über das Störungsmodell. Besprechen Sie in diesem Fall erneut das Störungsmodell, wägen Sie Erfolgswahrscheinlichkeiten von Interventionen gemeinsam ab und überprüfen Sie, inwieweit die Entwicklung von Teilzielen hilfreich sein kann, um Hürden vor einem größeren Ziel abzubauen.

Die Beteiligten stimmen vorschnell Therapiezielen zu: Ist bei Ihnen der Eindruck entstanden, dass sich bestimmte Personen noch nicht gründlich genug mit den erarbeiteten Therapiezielen und dem persönlichen Aufwand auseinandergesetzt haben, der mit einer Zielerreichung in bestimmten Bereichen verbunden ist, so scheuen Sie sich nicht, die wahrscheinlich auch anstrengenden Schritte mit den Beteiligten in der Vorstellung möglichst konkret und lebendig in Einzelkontakten zu anitzipieren. Sprechen Sie die notwendigen Gespräche/Übungen in der Therapie und auch im Familienalltag an, betonen Sie, dass sich viele Schritte leicht anhören, in der Praxis dann aber durchaus herausfordernd sein können, unterstreichen Sie Transparenz und Freiwilligkeit in der Mitarbeit und motivieren Sie die Beteiligten, auch Vorbehalte offen zu äußern. Therapieziele werden erfahrungsgemäß nachhaltiger verfolgt und Interventionen erfolgreicher umgesetzt, wenn die Beteiligten vorher ein realistisches Bild zu den Anforderungen entwickelt haben.

2.5 Phase 5: Durchführung von Interventionen

Übersicht über die Therapiebausteine in Phase 5

Mit jeder Familie sollen sowohl mit Eltern als auch Jugendlichen im Rahmen der *Psychoedukation* (Baustein 1; vgl. Kapitel 2.5.1) die grundlegenden Entwicklungsaufgaben im Jugendalter besprochen werden. Es sollen alterstypische, zu erwartende Probleme, aber auch bisher erfolgreiche Bewältigungsschritte der Jugendlichen von therapierelevanten Problemen unterschieden werden. Darüber hinaus werden die Eltern angeregt, sich mit ihren eigenen Adoleszenzerfahrungen in der Herkunftsfamilie und den eigenen Entwicklungsaufgaben zum aktuellen Zeitpunkt auseinanderzusetzen und ggf. ihre Selbstversorgung zu verbessern. Auswahl und Reihenfolge der weiteren systemisch-behavioralen Interventionsbausteine richtet sich dann nach den Hypothesen zur Ätiologie und Aufrechterhaltung der Problematik, die im Rahmen eines gemeinsamen Störungsmodells mit allen Familienmitgliedern (vgl. Kapitel 2.3) erarbeitet wurden. Abbildung 5 auf Seite 34 gibt eine Übersicht über die Therapiebausteine der Phase 5 und ihre Indikationen. Auf die Indikationen wird im Folgenden nochmals kurz eingegangen.

Zeigen sich die Eltern bei vorliegenden Familienproblemen in der Erziehung von Jugendlichen stark verunsichert, setzen sie viele ungünstige Erziehungsstrategien ein, und/oder liegen ungünstige Familienstrukturen und -prozesse vor, dann ist der *Baustein 2: Training elterlicher Erziehungskompetenzen und Veränderungen im Familiensystem* indiziert. Eltern werden hinsichtlich eines förderlichen Erziehungsstils bei Jugendlichen beraten. Anhand konkreter Problemsituationen mit Jugendlichen soll auf ein angemessenes, konsequentes und konsistentes Elternverhalten fokussiert werden. Da Familienkonflikte zudem Ausdruck ungünstiger Strukturen und Prozesse in der Familie sein können, sollen die Familienmitglieder angeregt werden, über ihr individuelles Erleben und ihre Bedürfnisse in der Familie zu reflektieren. Unter Einsatz zirkulärer Fragen und qualitativer Methoden kann ein Bild von den Beziehungen der Familienmitglieder untereinander, von den zugewiesenen Aufgaben und der bestehenden Rollenverteilung sowie von vorliegenden Koalitionen mit den Beteiligten erarbeitet werden. Ungünstige Familienstrukturen und -prozesse, wie zum Beispiel starre Koalitionsbildungen oder mangelnde Grenzen zwischen Eltern und Jugendlichen, die Familienkonflikte auslösen oder aufrechterhalten, können identifiziert und verändert werden.

Verbringen die Familienmitglieder vor dem Hintergrund anhaltender Konflikte nur noch wenig positive Zeit miteinander und/oder ist der Austausch an Lob und Wertschätzung deutlich reduziert, sollen die positiven Beziehungselemente in der Familie gestärkt werden *(Baustein 3: Stärkung positiver Beziehungselemente):* Jugendliche wie Eltern werden dafür sensibilisiert, positive Beziehungsaspekte oder Eigenschaften an ihrem Gegenüber wahrzunehmen und sich darüber auszutauschen. Noch unbelastete Momente in Eltern-Jugendlichen-Beziehungen werden herausgearbeitet und gefördert. Gegebenenfalls sollen unter Rückgriff auf frühere positiv erlebte Gemeinsamkeiten kleine Einheiten von positiver gemeinsamer Zeit realisiert und gesteigert werden. Die Eltern werden hinsichtlich verschiedener Möglichkeiten des Lobes und der Wertschätzung gegenüber den Jugendlichen angeleitet. Als Material zur Konkretisierung positiver Beziehungselemente können beispielsweise „Positivtagebücher" oder „Positivlisten" zum Einsatz kommen, die von den Eltern und Jugendlichen zwischen den Therapiesitzungen bearbeitet und dann in einen Austausch gebracht werden.

Sind die Konflikte in der Familie stark dadurch bedingt, dass Familienmitglieder verzerrte, dysfunktionale Annahmen/Gedanken gegenüber bestimmten Situationen hegen, zudem zu einer fehlerhaften, verzerrten kognitiven Weiterverarbeitung neigen und/oder Schwierigkeiten haben, in Konfliktsituationen ihre Affekte zu regulieren, kann der *Baustein 4: Korrektur dysfunktionaler Grundannahmen und Stärkung der Affektkontrolle* angewendet werden: Ziel dieses Bausteines ist es, dass Eltern und Jugendliche lernen, verzerrte, dysfunktionale Annahmen, die oftmals den Familienkonflikten im Alltag zugrunde liegen, bewusst wahrzunehmen, zu überprüfen und zu verändern. Nach Einführung eines kognitiven Modells werden dysfunktionale Annahmen und Denkweisen vor allem im sokratischen Dialog herausgearbeitet, einer Realitätsprüfung unterzogen und durch hilfreichere Annahmen ersetzt. Darüber hinaus sollen die Beteiligten lernen, vor allem negativ bewertete Gefühle wie Ärger und Wut früh genug bei sich selbst und dem Interaktionspartner achtsam wahrzunehmen, angemessen zu verbalisieren und insgesamt besser zu steuern.

Scheitern Konfliktgespräche in der Familie häufig daran, dass die Familienmitglieder auf sehr ungünstige Art miteinander sprechen, z.B. indem ständig unterbrochen, nicht richtig zugehört oder stark verallgemeinernd diskutiert wird, dann kann ein Kommunikationstraining indiziert sein *(Baustein 5: Kommunikationstraining):* Die Familienmitglieder werden in diesem Baustein dabei unterstützt, offen, konstruktiv und unter Einbezug ihrer Gefühle miteinander zu sprechen. Im ersten Schritt sollen die eigenen Kommunikationsmuster hinsichtlich typischer Kommunikationsfehler, die in Konflikten häufig auftreten, ggf. unter Einbezug einer Videoanalyse, untersucht werden (z. B. häufiges Unterbrechen, vorschnelles Interpretieren). Nachfolgend werden spezifische Fertigkeiten des Sprechens und Zuhörens vermittelt, die sich bereits in der Paartherapie als wirksam erwiesen haben (vgl. Schindler et al., 2020). Als eine zentrale Methode kann hier das „Paraphrasieren" benannt werden. Die Kommunikationspartner werden angehalten, sehr genau den Inhalt einer geäußerten Nachricht zu wiederholen, bevor sie selbst darauf reagieren. Zudem wird ein besonderes Augenmerk auf den Ausdruck und die Spiegelung von Gefühlen gelegt. Ungünstige Kommunikationsmuster werden in der Therapiestunde identifiziert und positive Strategien eingeübt. Nach einer Trainingsphase anhand von „Probethemen" sollen reale Konflikte graduiert erst im therapeutischen Rahmen und danach zu Hause unter Einbezug der Kommunikationsregeln besprochen werden.

Wird im Rahmen von Konfliktgesprächen in der Familie häufig ein Problemlöseprozess nur unzureichend durchlaufen, kann ein Problemlösetraining durchgeführt werden *(Baustein 6: Problemlösetraining):* Dieses zielt darauf ab, den Prozess des Problemlösens mittels eines 6-Punkte-Schemas, angefangen von der Problemdefinition bis hin zur konkreten Umsetzung einer Problemlösung mit der Familie schrittweise in der Therapiesituation einzuüben, um dann die erlernten Strategien zunehmend in den Alltag der Familie zu transferieren. Die Familie wird im ersten Schritt angeleitet, ein Problem möglichst konkret und prägnant zu benennen. Im zweiten Schritt sollen möglichst viele Lösungen aus den verschiedenen Perspektiven dazu generiert werden. Erst im dritten Schritt dürfen diese Lösungen bewertet werden und die Beteiligten einigen sich im vierten Schritt auf eine Probelösung, die von Eltern wie Jugendlichen zuvor positiv bewertet wurde. Schließlich wird im fünften Schritt genau operationalisiert, wer welche Schritte für die Umsetzung der Lösung einleiten kann. Im sechsten Schritt sollen alle Familienmitglieder überprüfen, ob wirklich eine passende Lösung gefunden wurde. Grundsätzlich kann dieser Prozess reversibel sein. Sollte die Familie Probleme mit einem bestimmten Stadium haben, kann sie auf das Stadium vorher zurückgreifen. Therapeut:innen vermindern ihre unterstützende Funktion in dem Prozess sukzessive, um die Selbstwirksamkeit der Familie zu fördern.

In der Regel sind mehrere Therapiebausteine bei Familienproblemen indiziert. Bis auf den *Baustein 1: Psychoedukation Jugendalter,* der am Anfang stehen sollte, kann die Reihenfolge, in der die einzelnen Therapiebausteine durchgeführt werden, unterschiedlich sein und sie können auch miteinander verschränkt werden. Dennoch wird empfohlen, nicht zu viele Therapiebausteine parallel in einer Familie zu bearbeiten. Die angegebene Anzahl an Sitzungen zur Durchführung der einzelnen Bausteine kann je nach Teilnehmer:innen und Problemintensität erheblich voneinander abweichen.

Tabelle 3 gibt eine Übersicht über die Indikationen für verschiedene Therapiebausteine.

In diesem Manual wird mehrfach, insbesondere beim Training elterlicher Erziehungskompetenzen, auf das Elternselbsthilfebuch „Wackelpeter und Trotzkopf in der Pubertät" von Kinnen, Rademacher und Döpfner (2015) verwiesen. Kapitel 2 dieses Buches kann bei Bedarf therapiebegleitend für Eltern eingesetzt werden.

Tabelle 3: Indikationen für verschiedene Therapiebausteine

Baustein	Indikation	Kapitel
Baustein 1: Psychoedukation Jugendalter	Information über grundlegende Entwicklungsaufgaben im Jugendalter mit Eltern und Jugendlichen (immer)	2.5.1
Baustein 2: Training elterlicher Erziehungskompetenzen und Veränderungen im Familiensystem	Unzureichende elterliche Erziehungskompetenzen und ungünstige Beziehungsmuster bedingen Familienkonflikte	2.5.2
Baustein 3: Stärkung positiver Beziehungselemente	Negativ-vermeidende Beziehungsgestaltung zwischen Eltern und Jugendlichen belastet die Familienbeziehungen	2.5.3
Baustein 4: Korrektur dysfunktionaler Grundannahmen und Stärkung der Affektkontrolle	Verzerrte Kognitionen seitens Eltern und Jugendlichen sowie ein übermäßiger Ausdruck von Ärger bedingen Familienkonflikte	2.5.4
Baustein 5: Kommunikationstraining	Unangemessene und unzureichende Kommunikationsstrategien verhindern konstruktive Gespräche	2.5.5
Baustein 6: Problemlösetraining	Der Problemlöseprozess wird ineffizient durchlaufen	2.5.6

2.5.1 Baustein 1: Psychoedukation Jugendalter

Indikation

Mit diesem Baustein soll schwerpunktmäßig den Eltern, aber auch den Jugendlichen allgemeines Wissen über grundlegende Entwicklungsaufgaben im Jugendalter vermittelt werden, die mit den vorliegenden Familienproblemen zusammenhängen können. Dieser Baustein kann daher immer durchgeführt werden. Den meisten Eltern ist bewusst, dass während der Adoleszenz ihres Kindes verstärkt mit Konflikten zu rechnen ist, dennoch besteht oft eine Verunsicherung darüber, welche Verhaltensweisen und Auseinandersetzungen in diesem Kontext noch als „normal" anzusehen sind, insbesondere bei Vorliegen einer psychischen Störung der Jugendlichen. Manchmal haben Eltern unangemessene Erwartungen bezüglich der Kompetenzen des nunmehr jugendlichen Kindes. Zeitweise sind sie übermäßig besorgt über neue Verhaltensweisen, welche die Jugendlichen möglicherweise gerade für sich erproben. Häufig spielen die Erfahrungen der Eltern in ihrer eigenen Jugendzeit eine wichtige Rolle bei der Bewertung des Verhaltens ihres jugendlichen Kindes. Zudem treten oft auch die Eltern in eine neue Lebensphase ein, wenn ihr Kind zunehmend autonom wird. Die Jugendlichen selbst können sich verunsichert über Ausmaß und Qualität der Veränderungen zeigen, die sie aktuell erfahren. Vereinzelt nutzen Jugendliche solche Gespräche, um zusätzliche relevante Therapiethemen neben den Familienkonflikten anzusprechen (z. B. Gleichaltrigenprobleme, Fragen zur Partnersuche). Allgemeine psychoedukative Gespräche zum Jugendalter bieten eine gute Grundlage, um das gegenseitige Verständnis für eine zeitweise schwierige Entwicklungsphase in der Familie zu festigen und die Notwendigkeit eines regelmäßigen Austausches zwischen Eltern und Jugendlichen zu unterstreichen.

Inhalt und Ziele

Sowohl den Eltern als auch den Jugendlichen werden allgemeine Informationen zu dieser Entwicklungsphase vermittelt. Der Entwicklungsstand der jeweiligen Jugendlichen soll mit den gegebenen Informationen abgeglichen und differenziert eingeordnet werden. Indem mittels der Psychoedukation bestimmte Entwicklungsaufgaben fokussiert werden, können einerseits die vorhandenen Ängste und Sorgen der Eltern hinsichtlich einer Bewältigung dieser exploriert werden. Andererseits kann aber auch ressourcenorientiert erfragt werden, welche Aufgaben schon gelöst wurden und welche elterlichen Strategien dabei hilfreich waren. Es ist möglich, anhand eines solchen Gesprächs einen Bogen zu den eigenen Adoleszenzerfahrungen der Eltern zu schlagen, welche bereits in Phase 2 besprochen wurden, um auch hier zu explorieren, was die Eltern bei ihrem Kind als „anders" erleben und welche Chancen und Risiken sie in der aktuellen Entwicklung sehen. Durch den Einsatz von Materialien, die sich auch auf die elterliche Situation beziehen, wird der Fokus auf den interaktiven Aspekt von familiären Prozessen gelenkt und auch die Eigenversorgung der Eltern in dieser Phase fokussiert.

Anzahl der Sitzungen

In der Regel werden drei bis vier Sitzungen benötigt.

Onlinematerialien

- F08 Entwicklungsaufgaben Jugendalter
- F09a Große Kinder – Große Aufgaben
- F09b Entwicklungsaufgaben der Eltern
- F10a Liste positiver Aktivitäten – Eltern
- F10b Meine Zukunft: Ziele und Wünsche – Eltern

Optional: JAY-App

- Ggf. Funktion „Wissenswertes" der JAY-App bei störungsspezifischer Edukation mit Jugendlichen

Ablauf des Therapiebausteins

- Erörterung der allgemeinen Entwicklungsaufgaben von Jugendlichen und ressourcenorientierte Analyse der bisherigen Bewältigung, ggf. unter Berücksichtigung einer störungsspezifischen Psychoedukation.
- Identifizierung förderlicher elterlicher Unterstützungsstrategien.
- Optional Rückgriff auf Erfahrungen der Eltern in der eigenen Jugendzeit.

- Erörterung der aktuellen Aufgaben/Entwicklungsaufgaben der Eltern und gegebenenfalls Stärkung der elterlichen Selbstversorgung.

JOB der Woche

- Identifizierung und Durchführung von positiven Aktivitäten (Eltern).

Mögliche Schwierigkeiten bei der Durchführung des Therapiebausteins

- Eltern schätzen ihr jugendliches Kind in Bezug auf die Bewältigung der Entwicklungsaufgaben nicht angemessen ein (über- oder untertreiben).
- Eltern setzten ihre eigenen Erfahrungen mit denen der Jugendlichen gleich/sind zu stark in Entwicklungsaufgaben der Jugendlichen involviert.
- Eltern zeigen sehr unterschiedliche Haltungen gegenüber den Jugendlichen und/oder sind zusätzlich stark mit anderen Belastungen konfrontiert.

2.5.1.1 Indkation

Kann mit Eltern und Jugendlichen grundsätzlich durchgeführt werden.

2.5.1.2 Inhalt und Ziele

Es sollen die wichtigsten Entwicklungsaufgaben im Jugendalter mit den Eltern und Jugendlichen zuerst getrennt voneinander diskutiert und in einen Zusammenhang mit den bestehenden Familienproblemen gebracht werden. Ergänzend können Informationen zu spezifischen Störungsbildern eingebracht werden. Es ist sinnvoll, besonders die Informationsaufnahme durch soziale Medien mit den Beteiligten bei den einzelnen Punkten zu berücksichtigen, da diese in der Regel einen großen Einfluss auf die Informationsgewinnung und Bewertung von Entwicklungsthemen im Jugendalter haben. Zudem sollen die Eltern für eigene Entwicklungsaufgaben in dieser Phase sensibilisiert werden. Gegebenenfalls können spezifische Hilfen für die Eltern wie Selbsthilfeliteratur oder Angebote für Gesprächsmediation bei Paarproblemen angesprochen werden.

2.5.1.3 Ablauf des Therapiebausteins

1. Erörterung der Entwicklungsaufgaben von Jugendlichen

Mit Eltern und Jugendlichen werden in Einzelkontakten anhand des Arbeitsblatts „F08 Entwicklungsaufgaben Jugendalter" die aufgelisteten Entwicklungsaufgaben thematisiert.

Ein Einstieg findet sich häufig über das Thema der *Identitätsfindung,* welches als zentrale Entwicklungsaufgabe des Jugendalters bekannt ist. Jugendliche setzen sich bewusst damit auseinander „wer sie sind" und „wer sie sein wollen". Sie entwickeln ein zunehmend differenziertes Selbstbild mittels Annahmen über sich selbst in verschiedenen Lebensbereichen (z. B. Familie, Schule, Gleichaltrigenverband). Mit einem Gespräch über wahrgenommene Stärken und Schwächen und dem damit verbundenen Selbstwertgefühl entsteht eine Einschätzung von den Identitätsthemen, die die Jugendlichen zum aktuellen Zeitpunkt beschäftigen.

Im engen Zusammenhang mit der Entwicklung des Selbstbildes stehen mögliche Veränderungen in der *Emotionalität* von Jugendlichen. Es kann in bestimmten Phasen zu einer erhöhten Emotionalität mit einer gesteigerten Verletzbarkeit und gehäuften Stimmungsschwankungen kommen. Jugendliche entwickeln mit fortschreitendem Alter ein zunehmend differenzierteres Repertoire, verschiedene Emotionen zu regulieren, können diese aber auch gut verstecken. Negative Emotionen wie z. B. Ärger und Scham werden vor allem durch soziale Bewertungssituationen im Gleichaltrigenverband, soziale Ausgrenzung oder elterliche Autonomieeinschränkung hervorgerufen. Mit den Jugendlichen selbst, aber auch mit den Eltern soll erörtert werden, welche Rolle die Wahrnehmung von und der Umgang mit Emotionen aktuell spielt.

Vorsichtig thematisiert werden kann auch der Umgang der Jugendlichen mit *körperlichen Veränderungen,* welche in der Pubertät v. a. durch die Produktion von Sexualhormonen angestoßen werden (z. B. Wachstum der primären und sekundären Geschlechtsmerkmale; Stimmbruch, plötzliche Wachstumsschübe, Menstruation/Samenerguss). Da diese Themen häufig schambesetzt sind, kann im Einzelkontakt mit den Jugendlichen angesprochen werden, wie sie generell die eigenen körperlichen Veränderungen in der Pubertät wahrnehmen, ggf. ob es Fragen zu bestimmten Sachverhalten gibt. Therapeutisch relevant ist der Eindruck, ob die Jugendlichen die körperlichen Veränderungen für sich akzeptieren und ein positives Körperbild entwickeln konnten. Zudem können ggf. Informationen zu der Imbalance physiologischer Prozesse im Gehirn während der Pubertät erläutert werden, welche eine vorübergehende verminderte Verhaltenskontrolle/Leistungseinbrüche (vgl. Kapitel 1.2) der Jugendlichen miterklären können.

Im Jugendalter spielt weiterhin die erlebte Integration der Jugendlichen in den *Gleichaltrigenverband* eine zentrale Rolle. Hier gilt es zu besprechen, wie sicher sich Jugendliche im Kontext von Gleichaltrigen fühlen und welche Interessen/Vorbilder geteilt werden. Meist bilden sich *engere Beziehungen* zu einem Freund/einer Freundin heraus. Dies kann noch auf einer platonischen Ebene im Sinne einer besten Freundin/einem besten Freund stattfinden. Darüber hinaus werden aber auch *romantische und/oder intime (Liebes-)Beziehungen mit ersten sexuellen Kontakten* aufgenommen. Jugendliche entwickeln zunehmend eine *Geschlechtsidentität.* Die sexuelle Orientierung beginnt und kann mit unterschiedlich starkem Probierverhalten und dem Experimentieren mit verschiedenen Rollenmustern verbunden sein.

Im sozialen Kontext können Beobachtungen, wie ein verstärkter Rückzug, Schüchternheit, soziale Unsicherheit, ein erhöhtes Peinlichkeitserleben, aber auch provokantes Auftreten, erhöhte Impulsivität, verminderte Frustrationstoleranz und Wutausbrüche durch die Jugendlichen selbst und von anderen rückgemeldet werden.

Insgesamt werden sich die Jugendlichen zunehmend in Form von größerer Unabhängigkeit *vom Elternhaus ablösen.* Sie wollen und erwerben mehr Selbstständigkeit in Bezug auf wichtige Entscheidungen im Alltag, z. B. wie und wann sie für die Schule arbeiten wollen, welche Kleidung sie tragen wollen, wann sie nach Hause kommen wollen, wie sie ihre Freizeit gestalten, wie sie mit Geld umgehen. Mittlerweile kann auch der *selbstverantwortliche Umgang mit elektronischen Medien* als Entwicklungsaufgabe definiert werden. Jugendliche entwickeln zunehmend eine *eigene Weltanschauung* mit daran gebundenen Werten und Handlungsprinzipien (z. B. ökologisches Bewusstsein, soziale Werte, politisches Verständnis), lernen sich für ihre Rechte einzusetzen.

Die *Ablösung* kann sich im Familienalltag räumlich (z. B. vermehrt im eigenen Zimmer, medial in anderen Räumen oder draußen unterwegs sein), zeitlich (z. B. weniger zu Hause, weniger erreichbar sein), aber auch emotional (z. B. weniger offen im Austausch mit den Eltern oder stimmungsschwankend sein) ausdrücken. In psychoedukativen Gesprächen kann erörtert werden, wie Eltern und Jugendliche die zunehmende Selbstständigkeit und den Ablöseprozesse erleben.

Mit zunehmendem Alter gewinnen Fragen nach einer *beruflichen Orientierung* bzw. der Entwicklung einer individuellen *Zukunftsperspektive* an Bedeutung. Es wird geklärt, welche Ausbildung angestrebt wird, und die Verselbstständigung wird konkreter ins Auge gefasst. Schließlich kann bei jungen Heranwachsenden auch eine Orientierung bezüglich der *partnerschaftlichen Beziehungsgestaltung und Familienbildung* stattfinden.

Wird ein Gespräch mit Jugendlichen über Entwicklungsaufgaben im Jugendalter angestrebt, kann anfangs erfragt werden, was die Jugendlichen über diese Entwicklungsphase wissen. Anhand der Überschriften kann mit den Jugendlichen über die einzelnen Themen und die mögliche persönliche Relevanz reflektiert werden. Der Austausch über die passive und aktive Mediennutzung von Jugendlichen bietet fortlaufend therapeutisch wertvolle Informationen und sollte deshalb stets miteinbezogen werden (z. B. welche Inhalte/Interessen werden in den Medien fokussiert, ggf. mit Freunden medial geteilt? Inwieweit reflektieren die Jugendlichen ihren Medienkonsum? Wie groß ist der zeitlicher Umfang der Mediennutzung und wie häufig finden reale Kontakte in der Gleichaltrigengruppe statt?). Bei der störungsspezifischen Edukation mit Jugendlichen kann ggf. unterstützend die Psychoedukationsfunktion der JAY-App hinzugezogen werden, die je nach spezifischer Voreinstellung durch Therapeut:innen auf typische Denk- und Verhaltensmuster bei Störungsbereichen wie ADHS, Aggressiv/Oppositionelles Verhalten, Angst, Zwang und Depression informiert. Vor diesem Hintergrund kann mit Jugendlichen erörtert werden, wie störungsbezogene Probleme auf die Bewältigung von Entwicklungsaufgaben einwirken.

Um schon früh einen Perspektivwechsel anzuregen, können Jugendliche in der Psychoedukation auch dazu angeregt werden, über die Entwicklungsaufgaben der Eltern in dieser Phase zu reflektieren.

Mit den Eltern sollte ressourcenorientiert erörtert werden, welche Entwicklungsaufgaben die Jugendlichen bisher schon bewältigen konnten und welche Aufgaben momentan noch im Zentrum der weiteren Entwicklung in ihrer Wahrnehmung stehen. Besorgte Eltern neigen möglicherweise dazu, ausschließlich die Entwicklungsaufgaben, die für die Jugendlichen gerade herausfordernd sind, in den Hauptfokus zu nehmen und darüber zu vergessen, welche Entwicklungsaufgaben seitens der Jugendlichen bisher aber auch schon bewältigt wurden, auch wenn Jugendliche durch eine psychische Störung belastet sind. Es kann darauf hingewiesen werden, dass die Bewältigung der Entwicklungsaufgaben keinem festen Schema folgt, sondern ein sehr individueller Prozess ist. So können kindliche und schon eindeutig adoleszente Anteile noch nebeneinander existieren (z. B. Beschäftigung mit kindlichen Hobbys zu Hause, sehr selbstbewusstes, teils oppositionelles Auftreten in der Schule). Auch kann es bei bestimmten Aufgaben länger dauern, bis sich Jugendliche eine eindeutige Position dazu erarbeitet haben, so dass Prozesse nach außen auch vermeintlich durch Stagnation gekennzeichnet sein können (z. B. wiederholt mangelnde Abgrenzung der Jugendlichen gegenüber Manipulationen Gleichaltriger).

Ergänzende Informationen zu bestimmten Entwicklungsthemen im Jugendalter, z. B. Sexualaufklärung, Suchtprävention oder Stressregulation sind für Eltern und Jugendliche über die Bundeszentrale für gesundheitliche Aufklärung (www.bzga.de) erhältlich. Ausführliche Information zur Medienerziehung finden Eltern u. a. unter „SCHAU HIN! Was Dein Kind mit Medien macht.", eine gemeinsame Initiative des Bundesministeriums für Familie, Senioren, Frauen und Jugend, der beiden öffentlich-rechtlichen Sender Das Erste und ZDF sowie der AOK (www.schau-hin.info).

2. Identifizierung förderlicher elterlicher Unterstützungsstrategien

Grundsätzlich stehen Eltern im Jugendalter vor der schwierigen Aufgabe, Jugendlichen noch einen orientierenden Rahmen in verschiedenen Lebensbereichen anzubieten, andererseits aber auch dem jugendlichen Bedürfnis nach zunehmender Autonomie gerecht zu werden. An dieser Stelle soll mit den Eltern überlegt werden, welche elterliche Haltung bisher bei welcher Entwicklungsaufgabe in der eigenen Wahrnehmung hilfreich oder weniger hilfreich war. Dabei ist es sinnvoll zu betonen, dass es auch hier keine eindeutigen Vorgaben im Sinne von richtigem oder falschem Elternverhalten gibt, sondern dass es immer darum geht, die möglichst beste Passung zur Situation der Jugendlichen und der Familie zu finden. Anhand des Arbeitsblattes „F09a Große Kinder – Große Aufgaben" können hilfreiche Strategien wie die bewusste Erweiterung der Handlungsspielräume der Jugendlichen, die Erziehung zur Selbstständigkeit sowie der beratende Dialog durch die Eltern fokussiert werden. Möglicherweise verfolgen Elternteile auch unterschiedliche Strategien im Umgang mit den Jugendlichen, was hier reflektiert werden kann (vgl. Explorationsinhalte zum familiären Hintergrund in Kapitel 2.2). So kann zum Beispiel die Mutter sehr besorgt auf das selbstkritische Körperbild der Tochter reagieren, die sich seit geraumer Zeit „dick und hässlich" findet. Möglicherweise versucht sie die Tochter in Gesprächen regelmäßig und vehement vom Gegenteil zu überzeugen, während sich der Vater für diese Fragestellung gar nicht zuständig fühlt und sich diesbezüglich eher distanziert verhält. Die Vor- und Nachteile von beiden elterlichen Strategien können gemeinsam reflektiert werden. Die hier gewonnenen Erkenntnisse können häufig auch zielführend für weitere Bausteine des Manuals eingesetzt werden (z. B. Training elterlicher Erziehungskompetenzen, Kommunikations- und Problemlösetraining, kognitive Umstrukturierung).

3. Rückgriff auf Erfahrungen der Eltern in der eigenen Jugendzeit (optional)

Sofern noch nicht ausführlich in Kapitel 2.2 erhoben, ist es sinnvoll, an dieser Stelle vertiefend die elterlichen Haltungen/Einstellungen vor dem Hintergrund eigener Erfahrungen zu explorieren. Inwieweit Eltern bestimmte Entwicklungsphasen ihrer jugendlichen Kinder nachvollziehen können oder gegebenenfalls problematisieren, hängt naheliegend auch von ihren eigenen Erfahrungen in ihrer Jugendzeit ab. Insbesondere gegenüber Verhaltensweisen, bei denen sich die Eltern stark verunsichert zeigen, kann es sinnvoll sein nachzufragen, ob ein Elternteil ein solches oder ähnliches Verhalten auch einmal selbst gezeigt hat oder ob es stellvertretend Erfahrungen damit in der eigenen Familie oder im Freundeskreis gemacht hat:

- Wie sind die Eltern der Eltern mit den Entwicklungsphasen im Jugendalter umgegangen?
- Wie wurde die Kommunikation in der Herkunftsfamilie erlebt und wie wurden Probleme/Konflikte dort gelöst?
- Was hat den Eltern in dieser Zeit bezugnehmend auf die eigenen Eltern gefehlt oder geholfen?

Vor dem Hintergrund der eigenen Lernerfahrung werden die Eltern das Verhalten der Jugendlichen mit hoher Wahrscheinlichkeit bewerten und sich dementsprechend gegenüber den Jugendlichen positionieren. Es ist sinnvoll, diese Bewertungen oder auch Annahmen zu verschriftlichen, z. B. auf Karteikarten oder auch durch Erstellung eines Genogramms, welches mit den Beteiligten fortlaufend transparent geführt wird, um diese Annahmen ggf. auch in weiteren Therapiebausteinen (z. B. dysfunktionale Grundannahmen Eltern; Förderung elterlicher Erziehungskompetenzen; Veränderungen im Familiensystem) zu bearbeiten.

4. Erörterung der Entwicklungsaufgaben der Eltern und Stärkung der elterlichen Selbstversorgung

Schließlich soll neben den Entwicklungsaufgaben der Jugendlichen auch die aktuelle Situation der Eltern in dieser Phase reflektiert werden. Unterstützend kann hier das Arbeitsblatt „F09b Entwicklungsaufgaben der Eltern“ eingesetzt werden. Therapeutisch soll einerseits dem Umstand Rechnung getragen werden, dass die zunehmende Selbstständigkeit der Jugendlichen auch mit Gefühlen wie Angst, Trauer und Verlassenwerden bei den Eltern einhergehen kann, die emotional bewältigt werden müssen (Stichwort „empty nest“). Weiterhin müssen Eltern häufig selbst in dieser Phase eine Identität in der Lebensmitte entwickeln. Sie realisieren möglicherweise zu diesem Zeitpunkt die Begrenztheit der eigenen Lebensspanne, was zeitweise durch Erkrankung, ggf. auch durch den Verlust der eigenen Eltern, noch verstärkt werden kann. Auch hier können Verlust- und Trauergefühle zusätzlich aufkommen, gleichsam aber auch neue Ansprüche, was die weitere Gestaltung des eigenen Lebens angeht.

Es stellen sich für Eltern mit zunehmenden zeitlichen Freiräumen durch die zunehmende Selbstständigkeit der Jugendlichen Fragen nach einer sinnvollen Freizeitgestaltung oder einer beruflichen Neuorientierung bzw. Umgestaltung. Schließlich können auch neue Ansprüche an die Partnerschaft in den Fokus rücken. Diese Aspekte können auf dem Arbeitsblatt „F10b Meine Zukunft: Ziele und Wünsche“ erfasst werden. Sollten sich in diesen Bereichen größere Problemfelder bei den Eltern auftun, so sollte auch zusätzliche unterstützende Beratung angeregt werden (z. B. Coaching; Einzel- oder Paartherapie).

Allen Eltern kann insbesondere bei hoher familiärer Belastung angeraten werden, einen Fokus auf den persönlichen Stressabbau zu legen und bewusst Situationen im Alltag einzubauen, in denen sie auftanken können. Es ist therapeutisch zu erarbeiten, dass diese Auszeiten kein Luxus sind, sondern eine Notwendigkeit darstellen, um ausreichend gestärkt die noch anstehenden Aufgaben zu bewältigen. Zudem können Eltern an dieser Stelle auch ein positives Modell in Bezug auf aktive Stressregulation für die Jugendlichen sein. Entspannende Aktivitäten sollten, z. B. unter Einsatz von „F10a Liste positiver Aktivitäten“, identifiziert und ggf. auch therapeutisch angeleitet in eine klare Tages- und Wochenstruktur implementiert werden. Häufig zeigen sich bei intensiverer Betrachtung der elterlichen Tages- und Wochenstruktur auch bestimmte Tagesphasen, die mit Aufgaben überfrachtet sind, welche sinnvollerweise entzerrt werden sollten.

Insbesondere bezüglich aktueller Problemsituationen mit den Jugendlichen gilt es, mit den Eltern darüber zu reflektieren, wann welche Themen in Angriff genommen bzw. lieber vermieden oder geplant an einem anderen Zeitpunkt angegangen werden sollen (vgl. hierzu auch Elternleitfaden Stufe 13 und 14 in Kinnen, Rademacher & Döpfner, 2015).

Gemeinsam mit Eltern und Jugendlichen kann auch erörtert werden, welche Personen im erweiterten Freundes- oder Familienkreis in schwierigen Zeiten Ansprechpartner:innen sowohl für Eltern als auch Jugendliche sein können. Solche Personen können aufgrund ihrer größeren Distanz zur Familie gute Gesprächspartner:innen sein, um Probleme zu reflektieren, aber auch um entspannte Aktivitäten mit den Beteiligten umzusetzen.

2.5.1.4 JOB der Woche

Therapieaufgaben in diesem Baustein beziehen sich auf die Erhebung einer Tages- und Wochenstruktur mit den Eltern und ggf. auf die Implementierung von positiven Aktivitäten (Auszeiten) für belastete Eltern.

2.5.1.5 Mögliche Schwierigkeiten bei der Durchführung des Therapiebausteins

Eltern schätzen ihre Jugendlichen in Bezug auf die Bewältigung der Entwicklungsaufgaben nicht angemessen ein. Es kann vorkommen, dass Eltern die Belastung bei der Bewältigung bestimmter Situationen unterschätzen bzw. den Jugendlichen Kompetenzen zutrauen, die sie aus therapeutischer Sicht noch nicht oder zumindest noch nicht sicher erlangt haben. Hier droht eine Überforderung der Jugendlichen, welche in der Elternarbeit in den kommenden Bausteinen beleuchtet werden sollte. Umgekehrt können Eltern bestimmte Probleme als zu dramatisch einschätzen, ein zu geringes Vertrauen in ihre Jugendlichen demonstrieren, was sich gleichermaßen negativ auswirken kann. Auch hier sollte im sokratischen Dialog versucht werden, eine angemessenere Einschätzung bei den Eltern zu fördern und den Jugendlichen schrittweise neue Aufgaben und Freiräume zuzuweisen. Schließlich können Eltern zu der Annahme neigen, dass ihr Sohn oder ihre Tochter Situationen genauso empfindet, wie sie diese selbst in einer vergleichbaren Entwicklungsphase empfunden haben. Dies kann zu Interaktionsstörungen führen, weil dies Jugendliche möglicherweise befremdet und sie zu wenig Raum finden, um ihr eigenes Erleben mitzuteilen. Hier gilt es die Eltern dafür zu sensibilisieren, dass sich die Situationen möglicherweise ähneln, die Wahrnehmung der Jugendlichen aber eine andere sein kann. Vereinzelt zeigen Eltern selbst eine hohe Identifikation mit anstehenden Entwicklungsaufgaben der Jugendlichen, wirken emotional stark involviert, drängen Jugendliche möglicherweise bei bestimmten Themen wie Ausbildung/Partnerwahl/Freizeitgestaltung in eine Richtung, die die Jugendlichen in ihrer Autonomieentwicklung einschränkt. Wird eine solche Dynamik therapeutisch beobachtet, kann diese grenzüberschreitende Nähe seitens der Eltern im *Baustein 2* (vgl. Kapitel 2.5.2) thematisch aufgegriffen werden.

Eltern zeigen sehr unterschiedliche Haltungen gegenüber den Jugendlichen und/oder sind zusätzlich stark mit anderen Belastungen konfrontiert. Zeitweise zeigt sich bereits in psychoedukativen Gesprächen mit den Eltern, dass neben den Konflikten mit den Jugendlichen andere, möglicherweise bearbeitungsrelevante Themen vorliegen. Im Idealfall konnten diese bereits in Phase 3 (vgl. Kapitel 2.3) identifiziert und in das Störungsmodell mit aufgenommen werden. Möglicherweise liegt aber auch erst zu diesem Zeitpunkt der Behandlung ein therapeutisches Vertrauensverhältnis vor, welches einen tieferen Einblick z. B. auf individuelle Belastungen oder Paarprobleme zulässt. Unterschiedliche Haltungen gegenüber den Jugendlichen sind bei Familienkonflikten eher zu erwarten und können im *Baustein 2* (vgl. Kapitel 2.5.2) aufgegriffen werden. An dieser Stelle ist es sinnvoll, die Unterschiede erst einmal möglichst wertfrei aufzunehmen, ggf. auch ressourcenorientiert die Vorteile der unterschiedlichen Haltungen herauszuarbeiten.

2.5.2 Baustein 2: Training elterlicher Erziehungskompetenzen und Veränderungen im Familiensystem

Indikation

Häufig nehmen Eltern eine große Unsicherheit wahr, wie sie Jugendliche noch effektiv erziehen können, bzw. erleben ihre bisherigen Strategien als ineffizient. In der Regel sind es zu wenig oder zu viel Strukturvorgaben, ein unklares Regelsystem, mangelnde elterliche Konsequenz, die – genau wie im Kindesalter – zu einer Häufung von Konflikten mit Jugendlichen führen. Zudem können sich aber auch ungünstige Strukturen und Prozesse in der Familie zeigen, die ein Problemverhalten bedingen oder aufrechterhalten. Dies ist z. B. der Fall, wenn die Paarebene der Eltern gestört ist und es den Jugendlichen über ein Problemverhalten gelingt, die Eltern zu spalten (z. B. indem die Mutter das respektlose Verhalten des Sohnes gegenüber dem Vater verteidigt, weil sie den Vater ohnehin als einen problematischen Beziehungspartner einschätzt). Rein symptomzentrierte Interventionen wären in einem solchen Fall nicht erfolgversprechend, da sich das eigentliche Problem, nämlich die Beziehungsdynamik und die damit verbundenen Bedürfnisse der Beteiligten nicht verändern. Häufig ist das Problemverhalten von Jugendlichen aber nicht ausschließlich durch die Funktion in den familiären Beziehungen bedingt. Vielmehr verknüpfen sich kurzfristige Verstärkermechanismen (z. B. Vermeidung einer Anstrengung durch wütende Verweigerung) mit Auswirkungen auf die familiären Beziehungen (z. B. Koalitionsbildung mit der nachgiebigen Mutter gegen den strengen Vater), die ein Problemverhalten dann zusätzlich positiv verstärken und aufrechterhalten.

Inhalt und Ziele

Mit Gesprächen hinsichtlich günstiger erzieherischer Strategien sollen Eltern aktiv dabei unterstützt werden, gegenüber den Jugendlichen die Rolle von wirksamen Berater:innen einzunehmen. In einzelnen Fällen kann auch vorab eine grundsätzliche Werteklärung hinsichtlich des Stils, in dem Eltern ihre Kinder erziehen wollen, sinnvoll sein (vgl. Hayes, 2020). Vor allem unter Bezugnahme auf systemische und qualitative Methoden wie sie bereits ansatzweise in Phase 2 (vgl. Kapitel 2.2) eingesetzt wurden, soll mit Eltern und Jugendlichen vertiefend ein Bild von den Beziehungen der Familienmitglieder untereinander, von den zugewiesenen Aufgaben und der bestehenden Rollenverteilung sowie von möglicherweise vorliegenden Koalitionen herausgearbeitet und ein Austausch darüber angeregt werden.

Anzahl der Sitzungen

In der Regel werden fünf bis acht Sitzungen benötigt.

Onlinematerialien

- F11 Hilfreiche Erziehungsstrategien für Eltern
- F12 Selbsttest: Wer hat das Problem?
- G15 Was ist passiert
- F06 SELBST-Fragebogen zum Erziehungsverhalten
- F04a Satzergänzungen Jugendliche
- F04b Satzergänzungen Eltern

Optional

- Family Relations Test für Kinder und Jugendliche (FRT-KJ) – Jugendlichenversion (Schürmann & Döpfner, 2018); Familienbrett (Ludewig & Wilken, 1999) (sofern nicht schon in Phase 2 durchgeführt)

Ablauf des Therapiebausteins

- Vorstellung und Diskussion günstiger Erziehungsstrategien im Jugendalter
- Erarbeitung spezifischer Erziehungsstrategien anhand konkreter Konfliktsituationen in der Familie
- Identifizierung ungünstiger Beziehungsmuster und Entwicklung von Lösungsideen/Änderungsimpulsen hinsichtlich funktionaler Prozesse in der Familie

JOB der Woche

- Obige Fragebogen bearbeiten
- Arbeitsblatt Situationsanalyse G15 „Was ist passiert“ bearbeiten

Mögliche Schwierigkeiten bei der Durchführung des Therapiebausteins

- Eltern lassen sich nur unzureichend in Gespräche über Erziehungsstrategien einbinden.
- Eltern haben deutliche Schwierigkeiten, die erarbeiteten Erziehungsstrategien tatsächlich im Alltag umzusetzen.
- Eine oder mehrere Personen können/wollen ungünstige familiäre Strukturen und Prozesse nur unzureichend wahrnehmen oder nicht verändern.
- Die Elternarbeit wirkt sich ungünstig auf die therapeutische Beziehung zu den Jugendlichen aus.

2.5.2.1 Indikation

Gegenstand dieses Bausteines ist die Identifizierung und Veränderung von ungünstigen Familienstrukturen und Prozessen (durchführbar mit allen) sowie unzureichender Erziehungsstrategien der Eltern, die maßgeblich Konflikte in der Familie bedingen oder aufrechterhalten (durchführbar mit den Eltern).

2.5.2.2 Inhalt und Ziele

Erziehungspraktiken der Eltern sollen ggf. im Kontext ungünstiger familiärer Muster möglichst lebendig herausgearbeitet werden. Über die Konkretisierung sollen die Beteiligten Änderungsmotivation hinsichtlich ungünstiger familiärer Muster entwickeln.

2.5.2.3 Ablauf des Therapiebausteins

1. Vorstellung und Diskussion günstiger Erziehungsstrategien im Jugendalter

In Anlehnung an die psychoedukativen Gespräche (vgl. Kapitel 2.5.1) soll mit den Eltern diskutiert und erarbeitet werden, welches Elternverhalten gegenüber Jugendlichen hilfreich ist, um von diesen als ein wirksames, orientierendes Elternteil wahrgenommen zu werden (vgl. hierzu auch „F11 Hilfreiche Erziehungsstrategien für Eltern"). Ein zentraler Ausgangspunkt aller Überlegungen sollte dabei sein, dass sich die Eltern immer stärker in einer Beraterrolle verstehen und sich bemühen sollten, möglichst viel auf Augenhöhe mit den Jugendlichen zu sprechen. Wirksame Erziehung bedeutet im Jugendalter, den Jugendlichen angemessene Gestaltungsräume in bestimmten Grenzen anzubieten, um eigene Erfahrungen sammeln zu können (vgl. Konzept „Der interaktive Elterncoach – Freiheit in Grenzen", Schneewind & Böhmert, 2016).

Folgende förderliche Erziehungsstrategien können in den Blick genommen werden:

- *Die Kommunikation mit den Jugendlichen aufrechterhalten:* Den Eltern wird empfohlen, möglichst viel im Gespräch mit den Jugendlichen zu bleiben und die aktiven Gesprächsanteile der Jugendlichen zu fördern. Es ist ausgesprochen wichtig, dass Jugendliche das elterliche Interesse in Form von Fragen und Ansprache wahrnehmen, selbst wenn sie spontan in ihren Reaktionen teilweise uninteressiert wirken oder sogar ablehnend reagieren. Elterliches Interesse kann sich in Form von Fragen ausdrücken, die direkt an die Jugendlichen gestellt werden, aber auch in Form von Mitteilungen eigener Erlebnisse/Geschehnisse, die so mit den Jugendlichen geteilt werden. Eltern sollten darauf achten, dass ihre Gesprächsanteile in Unterhaltungen mit Jugendlichen nicht zu groß werden, so dass Jugendliche möglichst viel zu Wort kommen. Augenhöhe kann sich dadurch ausdrücken, dass man Jugendliche mit zunehmendem Alter auch an Themen der „Erwachsenenwelt" teilnehmen lässt. Fragen sollten sich daran orientieren, mit den Jugendlichen in Kontakt zu bleiben, und keinen ausfragenden Charakter haben. Auch Jugendliche sprechen initial lieber über für sie positive Themen (z. B. Interessen, Erfolge, Hobbys, Pläne) als über Themen, die in der Vergangenheit häufig zu Problemen geführt haben. Möglicherweise unliebsame Antworten sollten durch die Eltern nicht vorschnell (negativ) bewertet werden, da damit die generelle Mitteilungsbereitschaft von Jugendlichen drastisch sinkt. Situative Gesprächsverweigerungen von Jugendlichen sind zu akzeptieren, sollten Eltern nicht entmutigen und mit einem späteren erneuten Kontaktversuch verbunden werden. Es ist hilfreich, auch die nonverbale Kommunikation der Jugendlichen in einer elterlichen Gesprächsanalyse zu berücksichtigen. (vgl. Kapitel 2.5.5 Kommunikationstraining sowie den Elternleitfaden, Stufe 6 in Kinnen, Rademacher & Döpfner, 2015).
- *Jugendlichen regelmäßig positives Feedback geben:* Jugendliche brauchen das Lob und die Anerkennung ihrer Eltern, selbst wenn sie nach außen hin demonstrieren, dass sie dieses nicht interessiert oder ihnen möglicherweise sogar „peinlich" ist. Eltern sollten dabei überlegen, in welcher Form dieses für die Jugendlichen am einfachsten anzu-

nehmen ist. Es kann sinnvoll sein, in einem humorvollen Austausch mit den Eltern im ersten Schritt zu überlegen, welche Formen der Belobigung bei den Jugendlichen ganz sicher nicht funktionieren, bzw. in der Vergangenheit schon fehlgeschlagen sind (No-Go-Lob), um aus diesen Erfahrungen zu lernen. In der Regel können kurze positive Statements, z. B. „Das hast du gut gemacht“, „Das hat mir gut gefallen“ problemlos angenommen werden. Wichtig sind auch Formen des ermutigenden Lobes (z. B. „Ich sehe, dass du dich bemüht hast, dieses oder jenes zu tun“ oder „Du bist auf einem guten Weg, dieses oder jenes zu erreichen“), wenn die Jugendlichen Versuche unternehmen, etwas Neues zu tun, das Ziel aber noch nicht erreicht haben. So können auch Teilschritte durch die Eltern gewürdigt und die Motivation des Jugendlichen unterstützt werden (vgl. Elternleitfaden, Stufe 4 in Kinnen, Rademacher & Döpfner, 2015). Eine humorvolle, „kontaktfreie“ Möglichkeit des Lobens besteht ergänzend in der Verteilung von „Lobkärtchen“, die z. B. als Klebezettel mit kurzer Begründung und Angabe eines Absenders im Zimmer der Jugendlichen platziert werden können, oder aber auch durch kurze Nachrichten per Messenger-Dienst.

- *Jugendliche möglichst häufig in Entscheidungen einbeziehen und klare Regeln kommunizieren:* Aufgrund der zunehmenden Reifung der Jugendlichen ist es möglich und notwendig, diese aktiv in viele Entscheidungen, die in der Familie getroffen werden, einzubeziehen. Dies sollte in jedem Fall bei der Planung von gemeinsamen Aktivitäten der Fall sein. Auch bei der Umsetzung von Alltagsroutinen/gemeinsamen Aufgaben sollte die Meinung der Jugendlichen eingeholt werden. Es ist im Einzelfall zu überlegen, wo sich die Eltern noch einen weiteren Einbezug vorstellen können. Gleichzeitig sollten die Eltern sich aber nach gemeinsamer Absprache auch darüber im Klaren sein, welche Themen sie in welchen Grenzen verhandeln wollen und welche Themen für sie grundsätzlich nicht verhandelbar sind, weil sie sich als Eltern nur einen bestimmten, bereits festgelegten Rahmen vorstellen können. Dies sind in der Regel Themen, die den Jugendschutz berühren, wie z. B. Konsum von Alkohol, Zigaretten oder Drogen, exzessive Disco-/Clubbesuche, möglicherweise gefährliche Übernachtungen außer Haus. Hier gilt es Begründungen für die vorgegebenen Grenzen zu geben (z. B. objektive Gefährlichkeit, Verweis auf Gesetzgeber), sich aber nicht in Pseudodiskussionen mit den Jugendlichen verwickeln zu lassen. Stellen Alltagsroutinen oder die Aufgabenverteilung in der Familie häufige Konfliktthemen dar, so sollten sich Eltern im ersten Schritt überlegen, welche Regeln sie übereinstimmend als wichtig erachten (z. B. Umfang Medienkonsum, Übernahme von Aufgaben im Haushalt) und ob die Erwartungen bisher explizit gegenüber den Jugendlichen in einem ruhigen Gespräch geäußert, die Ansichten der Jugendlichen eingeholt und im angemessenen Rahmen berücksichtigt wurden.
- *Jugendlichen die Möglichkeit geben, sich Freiheiten zu erarbeiten:* Es ist eine zentrale Entwicklungsaufgabe des Jugendalters, dass Jugendliche lernen, sich in verschiedenen Lebensbereichen allein, ohne die Eltern zu orientieren und zurechtzukommen. Dabei ist es Aufgabe der Eltern, Situationen herzustellen, in denen sich die Jugendlichen mit einem altersangemessenen Handlungsspielraum erproben können (vgl. Kapitel 2.5.1). Dies beinhaltet, dass Eltern einerseits lernen müssen, ihre Sorgen gegenüber bestimmten Problemsituationen zu ertragen und nicht zu kontrollierend einzuwirken. Auch sollten sie Jugendlichen sich natürlicherweise ergebene negative Konsequenzen bis zu einem bestimmten Grad zumuten (z. B. schlechte Noten in einem Fach bei mangelnder Mitarbeit/Vorbereitung oder Strafen des Gesetzgebers bei Verkehrsdelikten), damit diese selbst aus den Situationen lernen können. Die Freiheiten, die sich Jugendliche wünschen, hängen zentral von der Frage ab, ob diese schon die Reife besitzen, damit umzugehen. In diesem Kontext hat es sich bewährt, gemeinsam mit den Jugendlichen ein Stufenprogramm zu entwickeln. Wenn sich also die Eltern beispielsweise nicht sicher sind, ob eine bestimmte Ausgehzeit angemessen ist, so kann es sinnvoll sein, mit den Jugendlichen eine „Probezeit“ zu vereinbaren, in der diese sich verpflichten, anfangs zu einem frühen Zeitpunkt zuverlässig nach Hause zu kommen. Absolvieren die Jugendlichen diese Zeit gemäß den Vereinbarungen, bewähren sie sich gewissermaßen, kann ein längerer Zeitraum erlaubt werden. Dieses gestufte Vorgehen trägt dem Wunsch der Jugendlichen nach mehr Freiheit und zugleich den Sorgen der Eltern gegenüber möglichen Gefahren bei Erweiterung des Handlungsspielraumes Rechnung.
- *Verstärkung von positivem Verhalten vor Strafmaßnahmen:* Strafmaßnahmen sind im Jugendalter zunehmend schwerer durchzuführen. Strafen wie „Hausarrest“ oder „PC-Verbot“ sind in der Regel nicht sinnvoll durchführbar, weil die Jugendlichen viele Wege kennen, diese zu unterlaufen. Das stetige Androhen von „Strafen“ gerät zudem sehr häufig zu einem ausgeprägten Machtkampf zwischen Eltern und Jugendlichen, welcher die Eltern-Jugendlichen-Beziehung erheblich belastet und langfristig eine verweigernde Haltung seitens der Jugendli-

chen fördert. Zudem stehen diese Strafmaßnahmen meist nicht im sinnvollen Zusammenhang mit einem Fehlverhalten und werden von Jugendlichen daher oft als willkürliche, ungerechte und übertriebene Strafe bewertet. Häufig ist die Verstärkung von positivem, beispielsweise regelkonformem Verhalten bei Jugendlichen ein wesentlich aussichtsreicherer Weg, um unerwünschtes Verhalten zu vermindern. Tatsächlich sind Jugendliche dann motivierter, mit ihren Eltern zu kooperieren und ggf. einen Kompromiss einzugehen. Dennoch können negative Konsequenzen in einzelnen Fällen sinnvoll und unumgänglich sein. Diese sollten im Vorfeld seitens der Eltern sehr genau geplant, angemessen und durchführbar sein.

- *Reden und handeln:* Jugendliche messen ihre Eltern oft stärker als jüngere Kinder daran, ob die elterlichen Verhaltensweisen konsequent und konsistent sind. D.h. Versprechungen, die durch die Eltern gegeben werden, müssen aus Sicht der Jugendlichen auch eingehalten werden (was in problematischen Phasen nicht immer für den umgekehrten Fall gilt). Gleichermaßen sollten Eltern darauf achten, positive und negative Konsequenzen, die vorher angekündigt wurden, auch wirklich umzusetzen, da sich alle Beteiligten sonst weiter in eine Konfliktfalle hineinbegeben (Vergleich Stufe 3 „Konfliktfalle" in Kinnen, Rademacher & Döpfner, 2015). Die Konfliktfalle besteht darin, dass Jugendliche sehr ungünstige Lernerfahrungen machen, wenn Eltern bei Fehlverhalten einerseits zu nachgiebig oder andererseits unangemessen aggressiv reagieren. Entweder machen die Jugendlichen die Erfahrung, dass angedrohte negative Konsequenzen sowieso nicht durchgeführt werden und demnach nicht ernst genommen werden müssen, oder sie werden mit aggressiven Übergriffen der Eltern konfrontiert, die jugendlichen Widerstand und Boykott zur Folge haben. In jedem Fall führen die elterlichen Strategien nicht zu einer verbesserten Kooperation mit dem Jugendlichen und vertiefen die Konflikte in der Familie. Die Eltern sollten also – wenn nötig – dabei angeleitet werden, angemessene und durchführbare negative Konsequenzen gegenüber den Jugendlichen bei Fehlverhalten folgen zu lassen. Wie im Kindesalter geht es dabei nicht um die Demonstration von möglichst „harten" Konsequenzen. Auch wenn Jugendliche teils mit vermeintlicher Gleichgültigkeit auf die Ankündigung negativer Konsequenzen reagieren (z.B. „Ist mir doch egal"), sollten sich die Eltern nicht von einer Durchführung abbringen lassen. Gleichzeitig sollten sie angemessenes Verhalten der Jugendlichen konsequent positiv verstärken (vgl. Elternleitfaden, Stufe 10 und 11 in Kinnen, Rademacher & Döpfner, 2015)
- *Problemsituationen gedanklich vorwegnehmen:* Wie auch im Kindesalter ist es hilfreich, wenn Eltern sich gedanklich damit beschäftigen, welche Problemsituationen sich mit den Jugendlichen insbesondere angesichts anstehender Entwicklungsaufgaben in naher Zukunft einstellen könnten. Probleme können sich durch gesteigerte Anforderungen in der Schule oder ein verändertes Freizeitverhalten im Jugendalter (z.B. mehr Partys, mehr Kontakte zu verschiedenen Jugendlichen, erste romantische Beziehung, mehr Angebot von Alkohol/Drogen) ergeben, aber auch durch einen Wechsel in der alltäglichen Routine (Freizeitbeschäftigungen werden zunehmend selbstständig aufgesucht, Ferien/Urlaubsreisen teils ohne Eltern geplant, die Teilannahme an Familienevents wird möglicherweise neu bewertet). Insbesondere bei größeren Veränderungen der Lebensumstände (z.B. neue Schule, Wohnortwechsel, Erweiterung der Familie, Partnerwechsel) ist es wichtig darüber nachzudenken, wie die Jugendlichen möglichst früh in mögliche Veränderungen mit einbezogen werden können, welche Nachteile sie wahrnehmen und welche Unterstützung hilfreich sein könnte. Dabei geht es nicht darum, alle erdenklichen Probleme für die Jugendlichen zu lösen, sondern sich ausreichend auf ein Gespräch vorzubereiten, in welchem möglicherweise auftretende Probleme gemeinsam mit den Jugendlichen auch vorab thematisiert werden können. Schließlich erleben sich Jugendliche als ein wertgeschätztes Mitglied der Familie, wenn die Eltern sie aktiv in die Planung der näheren Zukunft mit einbeziehen und sie können auf diesem Weg auch für sich selbst lernen, wie mögliche Problemsituationen konstruktiv antizipiert werden können.
- *Den Überblick über das Verhalten der Jugendlichen außer Haus bewahren:* Mit diesem Punkt wird der Umstand betont, dass Eltern von Jugendlichen bis zum 18. Lebensjahr verpflichtet sind, über den Aufenthaltsort und die Tätigkeit der Jugendlichen zumindest informiert zu sein. Diese Verpflichtung ist auch juristischer Natur und kann diesen gegenüber auch so begründet werden. In Fällen, wo dies großräumig nicht gewährleistet werden kann, ist von einer Gefährdung der Jugendlichen auszugehen, die ggf. Jugendamtskontakte notwendig machen kann. Dennoch ist hier explizit kein exzessives Kontrollverhalten gemeint (z.B. Überwachung mittels GPS-Tracker), sondern eine elterliche Haltung, die darum bemüht ist, sich für das Verhalten der Jugendlichen z.B. in der Schule, im Freizeitbereich oder auf Reisen zu interessieren, Ansprechpartner

für den Jugendlichen zu bleiben, um ggf. in schwierigen Situationen auch hilfreich zur Seite stehen zu können.

- *Vergebung praktizieren und Jugendlichen Zuversicht vermitteln:* Ein nicht zu vernachlässigender Punkt liegt in der wünschenswerten Haltung der Eltern, ihrem Kind ein Fehlverhalten, selbst wenn es dieses zum wiederholten Male zeigt, grundsätzlich zu verzeihen. Nach klärenden Gesprächen über ein Problemverhalten und ggf. der Umsetzung von Konsequenzen sollte die „Schuld" der Jugendlichen getilgt sein und ein Fehlverhalten nicht mehr weiter vorgehalten werden. Dies soll nicht bedeuten, dass es nicht Krisen geben darf, in denen die Eltern sehr besorgt sind und ihre Sorgen auch wiederholt äußern. Prinzipiell ist aber wichtig, auch in schwierigen Zeiten immer wieder auf die Ressourcen der Jugendlichen zu vertrauen, sich diese selbst zu vergegenwärtigen und vor diesem Hintergrund Zuversicht hinsichtlich einer positiven Entwicklung zu vermitteln.

2. Erarbeitung spezifischer Erziehungsstrategien anhand konkreter Konfliktsituationen in der Familie

Schließlich geht es im Rahmen der Elternberatung darum, die oben genannten Strategien auf bereits vorhandene Konfliktsituationen anzuwenden und die Eltern dabei zu unterstützen, für ihre Jugendlichen einen erzieherischen Rahmen zu stecken, in dem Verhandlungen möglich sind. Hierzu wird auf die erarbeitete Problem- bzw. Zielliste (vgl. G10 und G11) aus Phase 4 (vgl. Kapitel 2.4) zurückgegriffen.

Die Eltern werden dazu angeleitet, zwischen verhandelbaren und nicht verhandelbaren Regeln zu unterscheiden. Die wichtigsten Problemsituationen werden hinsichtlich der zugrundeliegenden Regel, welche aus Sicht der Eltern verletzt wurde, analysiert (Vergleich Stufe 7 „Regeln überdenken" in Kinnen, Rademacher & Döpfner, 2015). Jede zugrundeliegende Regel sollte hinsichtlich ihrer Relevanz, Gültigkeit und Angemessenheit in der aktuellen Situation überdacht werden. An dieser Stelle ist es hilfreich, die oben genannten Fragebögen gemeinsam auszuwerten, insbesondere unter dem Aspekt, welche Verantwortlichkeiten Jugendliche schon übernehmen können (vgl. auch „F12 Selbsttest: Wer hat das Problem?"). Weiterhin sollte gemeinsam mit den Eltern eine Verhaltensanalyse bezüglich der vorliegenden Konfliktsituationen erarbeitet werden. Hierzu ist das Arbeitsblatt „G15 Was ist passiert?" hilfreich, auf dem die elterlichen Reaktionen sowohl auf der kognitiven als auch der emotionalen Ebene festgehalten werden. Schließlich können die bisherigen elterlichen Reaktionsweisen sowie angedrohte und/oder durchgeführte elterliche Konsequenzen auf ein Fehlverhalten der Jugendlichen hinsichtlich ihrer Funktionalität (vgl. Elternleitfaden, Stufe 3 in Kinnen, Rademacher & Döpfner, 2015) analysiert werden.

Die folgende Gesprächssituation soll verdeutlichen, wie sowohl eine Verhaltensanalyse mit den Eltern erarbeitet als auch gegebene oder anzustrebende elterliche Strategien hinsichtlich einer typischen Konfliktsituation mit dem Jugendlichen herausgearbeitet werden können. Die Exploration erfolgt mit den Eltern von Till (15 Jahre):

Beispiel: Exploration einer Konfliktsituation aus Elternperspektive

Th.: Liebe Familie M., für die heutige Stunde haben wir uns ja vorgenommen, eine Streitsituationen, die Sie und Till leider häufiger erleben, mal genauer anzuschauen, um vielleicht gemeinsam eine Strategie zu entwickeln, wie Sie in dieser entspannter handeln können. Welche Situation haben Sie denn mitgebracht?

Mutter: Ich würde gern über das ewige Thema „Medienkonsum" sprechen. Darüber geraten wir regelmäßig mit Till in die Haare. Eigentlich haben wir ja Zeiten vorgegeben und auch mit Till drüber gesprochen, aber Diskussionen gibt es dennoch jeden Tag – es sei denn, wir lassen ihn einfach spielen und mischen uns am besten gar nicht ein.

Th.: Oh ja, das kann ich verstehen. Das ist ein belastendes Thema für sehr viele Eltern von Jugendlichen. Schwierig ist das Thema vor allem, weil mittlerweile ja einfach viel Austausch zwischen den Jugendlichen über elektronische Medien stattfindet und dieser Austausch natürlich auch für die Jugendlichen bedeutsam ist.

Vater: Ja, aber mit gerade 15 Jahren sollte Till auch noch andere Interessen haben, als nur in seinem Zimmer zu daddeln. Am Wochenende sehen wir ihn praktisch nicht mehr, mit Ausnahme der Mahlzeiten und auch da sitzt er häufig nur missmutig rum und bedient sich zwischendurch lieber selbst am Kühlschrank und isst auf seinem Zimmer.

Th.: Das heißt, Sie machen sich nicht nur Sorgen um den Umfang des Medienkonsums, sondern auch darüber, dass er andere Dinge vernachlässigt?

Vater: Naja, zum Fußballtraining geht er unter der Woche noch, aber zu den Spielen am Wochenende hat er keine Lust mehr. Dafür zockt er bis spät in die Nacht, weil er ja am nächsten Tag keine Schule hat. Und etwas mit der Familie zu machen, scheint für Till mittlerweile völlig unattraktiv geworden zu sein. Da hören wir immer nur „keine Lust“. Wir stehen dann regelmäßig spät abends in seinem Zimmer und ermahnen ihn, jetzt mal den PC auszumachen und ins Bett zu gehen. Beim dritten Mal sind wir dann auch nicht mehr entspannt und dann gibt es zum Teil heftigen Streit – das kann man ja am Wochenende echt nicht gebrauchen.

Th.: Das heißt, es gibt auch am Wochenende eine definierte Zeit, zu der Till nicht mehr spielen, chatten oder sonst wie im Internet unterwegs sein sollte?

Mutter: Ursprünglich war mal 21:00 Uhr vereinbart, jetzt würden wir uns schon freuen, wenn Till um 22:00 Uhr Schluss machen würde. Leider sitzt er aber um 23:30 Uhr oder auch länger häufig noch da, diskutiert mit uns und muss unbedingt noch „dieses Spiel zu Ende spielen“.

Th.: Till fühlt sich also im Moment keiner festen Zeit am Wochenende verpflichtet, wartet, bis Sie ihn zu einem Abbruch drängen, und schiebt die Zeit mittels Diskussionen möglichst weiter hinaus.

Mutter: Genau, wobei der Streit ja auch für ihn sehr unangenehm sein muss. Wir werden dann ja auch laut und sagen weniger nette Dinge.

Vater: Das scheint ihn aber eher wenig zu stören ...

Th.: Ich kann mir vorstellen, dass Sie beide vielleicht auch auf unterschiedliche Art versuchen, auf die Situation Einfluss zu nehmen. Herr M., wie würden Sie das Vorgehen Ihrer Frau in dieser Situation beschreiben?

Vater (lacht): Ja, da gibt es deutliche Unterschiede. Meiner Frau ist am Wochenende sehr daran gelegen, dass wir in der Familie eine entspannte Zeit haben, was ich auch sehr schätze, weil ich unter der Woche viel arbeiten muss. Manchmal höre ich schon am frühen Abend, dass sie Till darauf hinweist, bitte beizeiten den PC auszumachen, damit es nicht wieder Ärger gibt. Till reagiert in der Regel da schon recht genervt. Wenn die Zeit dann wirklich kommt, begibt sich meine Frau in regelmäßigen Abständen immer wieder in das Zimmer unseres Sohnes, um ihn zum Aufhören zu bewegen. Manchmal werden Verlängerungen ausgehandelt und manchmal hält sich Till auch daran. Häufiger wird die Situation allerdings immer nerviger und dann werden die Gespräche auch immer lauter – ja, und wenn's richtig Krach zu geben droht, komme ich dazu. Ich muss allerdings sagen, dass ich dann auch keine Lust mehr habe, die Diskussionen zwischen meiner Frau und Till zu schlichten – wir sind dann schließlich alle müde und genervt. Also gibt es dann meinerseits eine laute Ansage – nicht schön, aber wirksam. Irgendwann muss ja schließlich mal Schluss sein.

Th.: Uff, das klingt ja in der Tat ziemlich anstrengend für Sie beide. Aktuell zeichnet sich da für mich eine Arbeitsteilung ab. Sie, Frau M., versuchen in gewisser Weise durch viele Ermahnungen die Vorarbeit zu leisten, die dann zeitweise durch Verstärkung Ihres Mannes zu Ende gebracht wird. Wie würden Sie denn das Vorgehen Ihres Mannes in der Situation beschreiben?

Mutter: Ja, es stimmt schon, dass mein Mann dann massiv durchgreift, wenn Till sich überhaupt nicht an die Zeiten halten will. Till scheint ja dann nur noch auf diese aggressive, laute Ansprache zu reagieren. Auch wenn ich Till wirklich unverschämt finde in der Situation, tut es mir dann doch immer leid, die Beiden so zu sehen. Manchmal befürchte ich auch, dass Till nur noch negativ auf seinen Vater reagiert, wenn sich diese Szenen immer wiederholen.

Th.: Gibt es denn weitere Konsequenzen für Till über den Streit hinaus?

Vater: Wir haben schon mal gedroht, dass wir ihm den PC aus dem Zimmer holen, wenn er sich nicht an die Zeiten hält – dann hat es auch mal ein paar Tage besser geklappt – gemacht haben wir das aber nie. Außerdem würde er dann einfach auf sein Smartphone umsteigen und damit weiter daddeln.

Th.: Sie sehen also keine realistischen Möglichkeiten, Till von den Medien fernzuhalten?

Vater: Nee, da müssten wir schon das WLAN bei uns abschalten. Finde ich aber keine gute Lösung gegenüber einem 15-Jährigen. Der sollte den kontrollierten Umgang ja auch lernen.

Th.: Okay, ich würde mir diese Situation mal gern schrittweise in Form einer Verhaltensanalyse mit Ihnen gemeinsam anschauen. Solche Analysen helfen mir als Therapeutin, eine Konfliktsituation aus der Perspektive verschiedener Beteiligten zu verstehen. Ich würde gern den ersten Teil mit Ihnen, Frau M., besprechen und in einem zweiten Schritt nochmal Ihren Mann hinzuziehen. Ist das in Ordnung?

Mutter: Okay.

Th.: Als auslösende Situation für den Konflikt möchte ich die Situation benennen, in der Till länger als vereinbart am Wochenende am PC sitzen bleibt. Dabei ist mir im Moment nicht ganz klar, wie die vereinbarte Zeit lautet. Ursprünglich 21:00 Uhr, aber er darf in der Regel sowieso bis 22:00 Uhr spielen?

Mutter: Darüber müssen wir tatsächlich nochmal mit ihm sprechen. Momentan schaue ich um 22:00 Uhr, ob er noch an der Konsole sitzt.

Th.: Der Konflikt beginnt also, wenn Sie dann ins Zimmer kommen?

Mutter: Kann man so sagen, wobei es ja nicht gleich Streit gibt.

Th.: Lassen Sie uns mal überlegen, wie Till die Situation wohl wahrnimmt. Welche Gedanken gehen ihm durch den Kopf, wenn Sie reinkommen?

Mutter: Na, das ist kein Geheimnis. Meistens sagt er ja auch, was er denkt. So etwas wie: „Boah Mama, du nervst" oder „Ich bin mitten Spiel - ich kann jetzt nicht aufhören".

Th.: Okay, kann ich mir vorstellen. Wie wird er sich dann wohl fühlen?

Mutter: Naja, schlecht. Er ist halt genervt, hat schlechte Laune, irgendwie frustriert.

Th.: Angespannt?

Mutter: Ja, wenn's ums Spielen geht, ist unser Sohn auch immer angespannt.

Th.: Und wie geht es Ihnen in dieser Situation?

Mutter: Also ehrlich gesagt, bin ich mittlerweile bei der ersten Ermahnung auch schon gestresst. Man weiß ja nie bei Till, wie sich die Situation weiter entwickelt.

Th.: Das kann ich gut nachvollziehen. Jetzt schauen wir uns an, wie Sie auf die Situation reagieren und wie sich das eventuell auf Till auswirkt. Sie haben ihn jetzt gebeten aufzuhören und ich gehe mal davon aus, er tut das häufig nicht.

Mutter: Nee, er sagt dann „Noch 15 Minuten" oder „Gleich" - es ist eigentlich immer dasselbe ...

Th.: Ja, und manchmal geben Sie ihm auch die Viertelstunde. Ihr Mann hat ja geschildert, dass das manchmal auch funktioniert. Wie wird es Till dann wohl gehen?

Mutter: Dann ist er natürlich erstmal zufrieden, er kann ja dann weiterspielen.

Th.: Genau, und weil das sein großes Bedürfnis in dieser Situation ist, fühlt sich das für ihn spontan sehr gut an. Er kommt aus dem unangenehmen, angespannten Gefühl, was er gegenüber dem angedrohten Spielende hatte, raus und ist froh, dass er weiterspielen kann. Nehmen Sie diesen Stimmungswechsel dann auch bei ihm wahr?

Mutter: Oh ja, manchmal bedankt er sich sogar kurz für die Verlängerung, allerdings hält er sich dann später oft trotzdem nicht an das Versprechen aufzuhören.

Th.: Okay, aber könnte man sagen, dass sich kurzfristig die vereinbarte Verlängerung für Sie beide erstmal gut anfühlt? Manchmal gelingt es Till ja auch, dann den PC später auszumachen.

Mutter: Ja klar, dann habe ich jedes Mal die Hoffnung, dass es diesmal keinen Stress gibt.

Th.: Genau, und das ist Ihnen ja auch wichtig, weil Sie gern ein entspanntes Wochenende mit Ihrem Mann verbringen wollen. D. h., Till gelingt es durch sein genervtes, angespanntes Verhalten gegenüber Ihrer Aufforderung, den PC auszumachen, häufig eine Verlängerung zu erzielen, die zumindest kurzfristig zu einer Verminderung von negativen Gefühlen auf seiner und Ihrer Seite führt.

Mutter: Ja, kurzfristig schon, aber wenn er dann nicht ausmacht, dann bleibe ich ja schon in der Situation konsequent, deshalb gibt es ja den Streit und das ist ja nicht positiv.

Th.: Richtig, ich schätze Sie auch durchaus als Eltern ein, die sich für eine Regeleinhaltung einsetzen. An dieser Stelle ist es mir aber auch wichtig zu sagen, dass viele Prozesse in der Kommunikation mit dem Nachwuchs nicht ganz bewusst und vielleicht auch nicht immer eindeutig ablaufen. Auch wir Erwachsene lassen uns häufig stärker von unseren kurzfristigen Eindrücken und Gefühlen leiten, als wir es selbst oft wahrhaben möchten. Till vermeidet eine für ihn unangenehme, möglicherweise frustrierende Situation, nämlich sofort mit dem Spielen nach Ihrer Aufforderung aufzuhören, indem er verzögert, und wird dadurch kurzfristig belohnt. Diese Erfahrung treibt ihn an, auch in der nächsten Situation auf Verzögerung zu setzen. Sie schließen sich seinem Verlängerungswunsch an, auch um kurzfristig Stress in der Familie zu vermeiden. Das fühlt sich auch für Sie erst mal besser an und wird hin und wieder auch dadurch belohnt, dass es Till manchmal schafft, nach der Verlängerung den PC auszumachen. Wenn ihm das nie gelingen würde, würden Sie ihm diese Option ja nicht mehr einräumen, richtig?

Mutter: Ja, das stimmt. Nur langfristig wird er ja dann nie freiwillig zur vereinbarten Zeit ausmachen, sondern immer verhandeln.

Th.: Zumindest ist die Wahrscheinlichkeit, dass er den Weg von Verhandlungen wählt, ziemlich hoch, und wenn er nur 10 Minuten rausschlägt. Haben Sie den Eindruck, dass er dann weniger frustriert ist, wenn er bei den folgenden Ermahnungen, spätestens durch Ihren Mann dann wirklich das Spielen beenden muss?

Mutter: Nein, überhaupt nicht. Den Frust lässt er am Ende sowieso raus und das macht die ganze Situation für mich echt undankbar!

Th.: Verstehe. Tatsächlich werden Ihre Bemühungen die Situation stressfrei zu lösen häufig nicht belohnt. Hat Ihr Sohn denn irgendeinen Vorteil von dem Stress?

Mutter: Vielleicht, dass er seinen Frust loswird?

Th.: Ja, das ist gut vorstellbar. Wir alle kennen ja Situationen, in denen es sich kurzfristig erstmal gut anfühlt, die eigene Anspannung und den Frust direkt loszuwerden.

Mutter: Mag sein. Aber was sollen wir denn jetzt konkret machen, damit er sich mal verlässlich an die Vereinbarung hält und seinen Frust irgendwo anders loswird?

Th.: Ich glaube, dass es ihm hilft, wenn Sie die Situation nochmal offen und geplant mit Till ansprechen. Das heißt, Sie sollten mit ihm einen Gesprächstermin vereinbaren, an dem das Thema gemeinsam besprochen werden soll. So hat Till auch Zeit, sich auf das Gespräch vorzubereiten. Im ersten Schritt ist es sicher hilfreich, erstmal Verständnis dafür zu zeigen, dass er sich – wie viele Jugendliche – gern mit PC-Spielen in seiner Freizeit beschäftigt. Vielleicht können Sie ihm rückmelden, welche positiven, spannenden oder spaßigen Momente Sie bisher in diesem Kontext beobachtet haben. Till sollte Gelegenheit haben, seinem Interesse und auch seinen Bedürfnissen Ausdruck zu geben und er sollte das Gefühl haben, dass Sie sein Bedürfnis grundsätzlich respektieren. Können Sie sich vorstellen das so zu machen? Wie glauben Sie reagiert er?

Mutter: Ja, ich denke schon, dass das geht. Stimmt ja auch, ist ja nicht so, als könnte ich prinzipiell das PC-Spielen nicht nachvollziehen. Ich glaube, er wäre ziemlich verwundert, wenn ich das Thema erst mal so positiv beginne und nicht direkt mit Forderungen komme. Aber wie soll es denn dann weitergehen? Schließlich müssen irgendwann ja auch Forderungen kommen, oder?

Th.: Dazu kommen wir noch. Im nächsten Schritt können Sie Till rückmelden, welche Probleme sich in der Situation aus Ihrer Sicht ergeben haben, also was Sie konkret stört oder worüber Sie sich Sorgen machen. Vielleicht sprechen Sie auch nochmal soziale Kontakte/Interessen außerhalb der Medien an, die er ja offenbar in der letzten Zeit vernachlässigt hat. Versuchen Sie, die Probleme möglichst kurz und sachlich zu schildern, und unterstreichen Sie, dass Sie vor allem eine gemeinsame Problemlösung bezüglich der Festlegung von Medienzeiten mit Till anstreben. Aber machen Sie auch klar, dass es Grenzen gibt. Es klang ja bereits an, dass es aktuell auch ein paar Unklarheiten bezüglich der bestehenden Regelung gibt.

Möglicherweise ist es sinnvoll, wenn Sie als Eltern und Till selbst im ersten Schritt nochmal die konkrete Zeit, die an verschiedenen Medien verbracht wird, protokollieren, um einen kompletten und vor allen objektiven Überblick zu bekommen. Das ist mittels Bildschirmzeiten ja leicht zu ermitteln.

Mutter: Ja, das ist gut, denn wir streiten uns auch ständig darüber, wie viel Zeit er denn wirklich an den Medien sitzt. Er untertreibt da meist maßlos.

Th.: Dann vereinbaren Sie ein Folgegespräch, in dem Sie dann über konkrete Medienzeiten mit Till verhandeln und zu einer konkreten Vereinbarung kommen. Möglicherweise kann zur Festigung der Vereinbarung dann auch ein „Verhaltensvertrag“ sinnvoll sein, der ganz genau festlegt, was die einzelnen Personen in der Situation tun sollen und was auch nicht. Zum Beispiel kann mit Till besprochen werden, ob er sich eine frühe Erinnerung durch die Eltern wünscht, oder ob ihn das eher mehr anspannt. Er kann sich auch selbst eine Viertelstunde vor Ende einen Timer setzen. Wenn Sie ein solches Gespräch als schwierig erachten, können wir in gemeinsamen Sitzungen gewissermaßen trainieren, wie Eltern und Jugendliche gut Probleme lösen können (vgl. Kapitel 2.5.6 Problemlösetraining sowie Elternleitfaden, Stufe 9 in Kinnen, Rademacher & Döpfner, 2015).

Mutter: Ehrlich gesagt, wäre mir das schon Recht. Zumindest das Gespräch mit den konkreten Vereinbarungen. Das Vorgespräch kriege ich hin.

Th.: Können wir gerne machen. Wichtig wird dabei dann auch sein, dass Sie als Eltern überlegen, welche negativen Konsequenzen Sie wirklich umsetzen können, wenn sich Till fortgesetzt nicht an die Regeln hält. Als Konsequenz könnte eine höhere elterliche Kontrolle zum Beispiel dadurch hergestellt werden, dass die Spielekonsole nicht mehr im Zimmer Ihres Sohnes, sondern in einem Gemeinschaftsraum steht, wo der Konsum offener beobachtet werden kann.

Umgekehrt stellt sich aber auch die Frage, wie Sie Till dafür belohnen könnten, wenn er sich an die zuvor vereinbarten Regeln hält. Es ist ja für Jugendliche keine Kleinigkeit, den Medienkonsum bewusst zu kontrollieren. Auch hier sollten Sie in der nächsten Zeit Ideen sammeln, wie sie möglicherweise über ein Lob hinaus Till noch positiv verstärken könnten. Zum Beispiel am nächsten Tag 15 Minuten längere Medienzeit.

3. Identifizierung ungünstiger Familienstrukturen und -prozesse und Entwicklung von Lösungsideen/Änderungsimpulsen hinsichtlich funktionaler Prozesse in der Familie

In der Regel verdeutlichen sich oft schon während der allgemeinen Exploration von schwierigen Situationen in der Familie ungünstige Beziehungs- und Kommunikationsmuster, die sich eventuell auch schon in den diagnostischen Erhebungen in Phase 2 abgebildet oder zumindest angedeutet haben. Anschließend geht es nun darum, die problematischen Muster im Kontext der Familienkonflikte im ersten Schritt mit einer vertiefenden Diagnostik für die Beteiligten transparent zu machen. Im zweiten Schritt können dann gemeinsam beispielsweise im sokratischen Dialog alternative Lösungen erarbeitet werden. Es sollen Überlegungen angestellt werden, wie die Eltern wieder eine überzeugende elterliche Koalition bilden können, um den Jugendlichen gemeinsam Orientierung geben zu können.

Folgende zirkuläre Fragestellungen sind im therapeutischen Prozess hilfreich, um den Fokus auf die Beziehungsmuster in der Familie zu legen:

- Wenn die Probleme/Konflikte so weiter bestehen würden, wer würde am meisten darunter leiden, wer käme am besten damit zurecht?
- Welchen guten Grund hat Ihr Sohn/Ihre Tochter für ihr Verhalten? Welchen guten Grund haben die Eltern für ihr Verhalten?
- Was müsste deine Mutter/dein Vater tun, damit Ihr weniger Probleme zu Hause habt? Was müsste Ihr Sohn/Ihre Tochter tun, damit es weniger Probleme zu Hause gibt?
- Was müsstest du tun, damit die Probleme noch viel schlimmer werden? Was müssten Sie tun, damit die Probleme noch viel schlimmer werden?
- In den Zeiten, in denen die Familie weniger Probleme miteinander hatte, was war da anders?

Sehr divergierende Erziehungsstile haben häufig zur Folge, dass sich Jugendliche mit dem weniger begrenzenden, vermeintlich verständnisvolleren Elternteil in eine Koalition begeben, was von dem „strengeren" Elternteil als problematisch erlebt wird. Möglicherweise verstärken die Eltern sogar ihre unterschiedlichen Erziehungshaltungen, um die jeweils komplementäre Haltung des Partners gegenüber den Jugendlichen auszugleichen.

Die Elternteile sitzen dann bildlich gesprochen auf zwei Enden einer Wippe: Je nachgiebiger das eine Elternteil agiert, umso strikter wird die Haltung und Überzeugung des anderen und umgekehrt. Um den Eltern aus diesem Prozess des gegenseitigen Aufschaukelns herauszuhelfen, ist es hilfreich, wenn therapeutisch mit beiden Elternteilen eine grundsätzliche Wertschätzung für die jeweils gegenteilige Erziehungshaltung des anderen erarbeitet wird, die wahrscheinlich in einigen Konfliktsituationen auch eine gute Passung darstellt. Es kann sinnvoll sein, die Elternteile dazu anzuregen, in schwierigen Situationen mit dem Jugendlichen zeitweise die Verantwortung an den Partner aktiv abzugeben und zu beobachten, was dann passiert. Indem zeitweise ein Partner zum Beobachter und der andere zum alleinigen Akteur wird, verlassen die Eltern in der Regel die gewohnten Positionen und nähern sich einander in der Haltung an. Es steigt die Wahrscheinlichkeit für „Sowohl-als-auch-Lösungen", die die Elemente beider Partner (z. B. Verständnis und Begrenzung) integrieren. Zudem intensiviert sich der Kontakt zwischen den Jugendlichen und dem bis dahin weniger präsent erlebten Elternteil. Gelingt dies, bauen Eltern polarisierende Diskussionen um die einzig „richtige" Haltung gegenüber den Jugendlichen ab und können wieder stärker als Team zusammenarbeiten.

Es stellt sich weiterhin die Frage, inwieweit zusätzlich vorhandene Paarkonflikte eine überzeugende elterliche Koalition beeinträchtigen bzw. sogar ungünstige Koalitionsbildung begünstigen. Ist ein ausreichendes therapeutisches Vertrauensverhältnis aufgebaut, gilt es den Blick der Eltern stärker auf die Problemthemen und Konfliktlösungen in der Partnerschaft zu fokussieren und ggf. die Notwendigkeit einer Paarberatung in Anspruch zu nehmen. Zentral ist die Frage, inwieweit es den Eltern gelingt, ihren Paarkonflikt zugunsten funktionaler Erziehungsstrategien gegenüber den Jugendlichen zurückzustellen. Würden die Eltern eine Paarberatung in Anspruch nehmen, wenn ihnen eine solche Distanzierung nur unzureichend gelingt? Wie sieht das familiäre Gefüge aus, wenn sich vorhandene starre Koalitionen auflösen, und wie können die Bedürfnisse der Koalitionspartner anders befriedigt werden? Schließlich kann thematisiert werden, wie es den Eltern gelingen kann, einen Kontakt zu den Jugendlichen herzustellen, ohne zu nah an diese heranzurücken oder andererseits die Beziehung zu diesen aus den Augen zu verlieren.

Orientierend können folgende dysfunktionale Familienstrukturen, die nach Robin und Foster (1989) häufig vorkommen, für die therapeutische Analyse hilfreich sein:

a) Es zeigt sich eine *Umkehrung der Familienhierarchie,* wobei Kinder im „Elternsattel" sitzen und übermächtig sind.
b) Es wird eine *schwache elterliche Koalition* deutlich, d.h. die Eltern können die Jugendlichen nicht übereinstimmend und somit effektiv erziehen.
c) Es finden sich *starre Koalitionsbildungen,* zum Beispiel indem ein Elternteil starr an der Koalition mit den Jugendlichen gegen das andere Elternteil festhält.
d) *Triangulationen* zeigen sich in dem Fall, dass zwei Familienmitglieder bei einem Thema nicht übereinstimmen. Jeder versucht einen Dritten auf seine Seite zu bringen. Der Dritte schwankt in seiner Unterstützung von einem zum anderen.
e) Die *Kohäsion* innerhalb einer Familie ist problematisch, zum Beispiel indem Eltern keine angemessene Nähe zu den Jugendlichen herstellen bzw. keinen Mittelweg zwischen Zudringlichkeit und Gleichgültigkeit finden.
f) Es existiert ein *Ehekonflikt.* Das Problemverhalten des Jugendlichen verdeckt den Paarkonflikt und stellt Nähe zwischen den Eltern her.

Wie sich die einzelnen Familienmitglieder in der Familie wahrnehmen und welche Aufgaben daraus abgeleitet werden, diese Eindrücke können häufig unmittelbarer durch qualitative Verfahren ausgedrückt und ggf. auch lebendiger erfahren werden. Sofern diese nicht schon in der Phase 2 (vgl. Kapitel 2.2) eingesetzt wurden, können sie zu diesem Zeitpunkt mit Eltern und Jugendlichen durchgeführt oder ggf. erneut betrachtet werden. Es obliegt den Therapeut:innen, die Ergebnisse bezüglich Informationen über Koalitionsbildungen, Kohäsion und Orientierung in der Familie sowie bezüglich verdeckter Beziehungswünsche im Dialog mit den Familienmitgliedern herauszuarbeiten und im nächsten Schritt, selbstverständlich mit Zustimmung der Beteiligten, zu überlegen, wie diese Informationen ggf. mit anderen Familienmitgliedern in Austausch gebracht werden können. Wird das Ergebnis von mehreren Beteiligten angesehen, erweist sich erneut das zirkuläre Fragen als hilfreich, um möglichst viele Perspektiven zum Ausdruck kommen zu lassen.

Häufig können in Satzergänzungsverfahren zum Thema Familie (vgl. F04a Satzergänzungen Jugendliche, F04b Satzergänzungen Eltern) sowohl in der Eltern- als auch der Jugendlichenversion Annahmen/Gedanken von einzelnen Beteiligten im familiären Kontext identifiziert werden, die in der Therapie zu einem vertieften Gespräch über die Wahrnehmung einzelner Familienmitglieder führen können. Es kann hilfreich sein, die Personen selbst zu fragen, wie sie das Ergänzen der Sätze erlebt haben, ob ihnen bestimmte Sätze besonders auf- oder schwergefallen sind, ob bestimmte Emotionen mit bestimmten Sätzen verbunden gewesen sind. Gleichermaßen können sich Therapeut:innen fragen, über welche Sätze sie „gestolpert" sind, die sie dann mit den Familienmitgliedern weiter explorieren (vgl. auch Gräßer & Hovermann, 2024a, b).

Eine weitere Möglichkeit, um über das Erleben von Familie mit den Beteiligten zu reflektieren, ist die Aufstellung der Familienmitglieder als Figuren auf dem „Familienbrett" (Ludewig & Wilken, 1999; vgl. Testbeschreibung in Kapitel 2.2). Auch bei diesem Instrument steht im Vordergrund, dass ein aktiver Dialog zwischen Therapeut:in und Familienmitgliedern über die verschiedenen Beziehungskonstellationen entsteht, der möglicherweise einen neuen Blickwinkel auf die vorliegenden Konflikte ermöglicht und Ideen eröffnet, wie die Beziehungen in der Familie verbessert werden können.

Deutet sich zum Beispiel in qualitativen Verfahren, wie dem Familienbrett, in der Jugendlichenperspektive (hier im Einzelkontakt durchgeführt) eine große Nähe zur Mutter und eine deutliche Entfernung zum Vater an, so geht es im ersten Schritt darum, diese Konstellation beschreiben zu lassen, die emotionale Stimmigkeit bei den Jugendlichen zu erfragen, zu erkunden, wie sie sich bei Ansicht der gestellten Konstellation fühlen und ob es Veränderungswünsche gibt. Diese Wünsche, so wie es in der Familie sein soll, können im nächsten Schritt auf dem Brett gestellt werden, so dass Jugendliche sich in der Vorstellung an neue Beziehungserfahrungen herantasten können. Haben Jugendliche für sich ein stimmiges Bild gefunden, kann überlegt werden, was die Jugendlichen brauchen, um die gewünschte Veränderung auch im

Alltag auf den Weg zu bringen und welche „guten Gründe" oder andere Bedingungen sie vielleicht bisher davon abgehalten haben.

Im Fallbeispiel „Luca" (vgl. auch Kapitel 3) soll verdeutlicht werden, wie Familienstrukturen und -prozesse mit den Konfliktpartnern (hier Mutter und Tochter) im Gespräch beleuchtet und wie möglicherweise eine gegenseitige Würdigung von Bedürfnissen und Grenzen in der Familie zu einer Konfliktverminderung führen kann. Die Therapie kam auf Initiative der Mutter zustande, die sich um Lucas Wohl besorgt zeigte. Im Hintergrund standen lange Partnerschaftsprobleme der Eltern, wegen denen sich die Kindesmutter zu einer räumlichen Trennung und dem Auszug aus dem Haus der Familie entschieden hat. Luca hat sich in dieser Situation für einen Verbleib beim Vater ausgesprochen. Das 17-jährige Mädchen ließ sich ihrerseits auf Therapiegespräche ein, um die „stressige Mutter irgendwie zu beruhigen" und besser mit ihr Absprachen finden zu können. Folgender Gesprächsausschnitt soll die Gesprächsführung demonstrieren:

Beispiel: Luca – Familienstrukturen und -prozesse beleuchten

Th.: Luca, kannst du mir schildern, wie ein Streitgespräch aktuell zwischen dir und deiner Mutter abläuft?

Luca: Momentan haben wir gar keinen Streit, weil absolute Funkstille zwischen uns herrscht. Das hat sich nach der letzten größeren Auseinandersetzung so ergeben. Normalerweise ist es so, dass meiner Mutter irgendetwas negativ auffällt, z. B. wie es in meinem Zimmer aussieht oder wenn ich später als normal in die Schule gehe und dann steht sie auch schon in meinem Zimmer und stresst rum.

Th.: Was heißt denn stressen genau?

Luca: Da kommen immer ganze Ansprachen, also nicht nur eine Bemerkung wie z. B. „Oh, bei dir sieht es aber chaotisch aus". Nein, das sind so lange Bandwurmsätze, vom Hölzchen aufs Stöckchen, so in dem Sinn von „Ich sehe, du hast keine Zimmerordnung, keine Ordnung im Leben, keinen Schulabschluss ..." Und das meist zu den ungünstigsten Zeiten, also wenn ich weg muss. Die ist dann einfach nicht zu stoppen, selbst wenn ich ihr schon sage: „Mama, da kann ich jetzt mit dir nicht drüber diskutieren", die geht völlig ab.

Th.: Verstehe, man könnte sagen, es gibt aus deiner Sicht eigentlich gar keine Situation für ein Gespräch, gar keinen richtigen Kontakt zwischen euch, um sich ruhig auszutauschen?

Luca: Allerdings. Es bleibt auch nicht beim Meckern. Sie versucht mir dann irgendwelche Regeln aufzudrücken. So wie – „Spätestens morgen hast du hier aber mal aufgeräumt" und das versucht sie auch tatsächlich zu kontrollieren. Echt, ich bin doch keine 7 mehr! Sie ist so ein Kontrollfreak.

Th.: Okay, also wenn deine Mutter ein kleines Kind so eng betreuen würde, dann könntest du das noch verstehen? Aber jetzt bist du 17 Jahre und deine Mutter zieht wahrscheinlich bald aus. Was wünscht du dir denn von ihr?

Luca: Eigentlich soll sie mich nur in Ruhe mein Ding machen lassen. Ich wohne ja jetzt schon mehr oder weniger allein, koche selber, wasche selber. Ich kriege das schon hin.

Th: Und wenn du dir jetzt mal vorstellst, es würde ein Wunder geschehen und alle Probleme zwischen dir und deiner Mutter wären gelöst, wie wäre euer Verhältnis denn dann?

Luca: Keine Ahnung – vielleicht eher freundschaftlich? Aber nicht so wie bei den „Gilmore Girls" *(lacht)*. Wir würden dann vielleicht nicht mehr über den Alltagskram reden, eher so darüber, wie es uns geht ...

Th.: Kannst du das genauer beschreiben? Welche Fragen könnte deine Mutter dir denn zum Beispiel stellen? Worüber würdet ihr sprechen?

Luca: Vielleicht, wenn sie einfach nur fragen würde, wie es mir geht, wie ich mich insgesamt fühle, aber eben nicht: Wie läuft es in der Schule; Was ist denn mit Projekt X/Y.

Th.: Also lieber offene Fragen nach deinem Befinden als Fragen danach, wie etwas funktioniert?

Luca: Ja, genau – sonst fühle ich mich sofort kontrolliert. Dieser Alltagskram ist doch nicht wichtig.

Th.: Hast du mit deiner Mutter denn schon mal so gesprochen, wie du dir das wünscht?

Luca: Auf jeden Fall. Über die Beziehungsprobleme meiner Eltern haben wir in der Vergangenheit öfter gesprochen und da hat sie sich auch ganz entspannt meine Meinung angehört.

Th.: Also, da hast du schon erlebt, dass sie dich nicht nur in der Rolle eines Kindes wahrnimmt?

Luca: Genau: Manchmal hört sie mir schon zu. Meistens ist sie aber anders drauf und irgendwie in ihrem eigenen Film.

Th.: Was glaubst du denn, welchen guten Grund deine Mutter im Moment vielleicht hat, dass sie zeitweise nicht so entspannt mit dir ist?

Luca: Sie sagt natürlich, dass sie sich Sorgen macht, so als Mutter, und das müsste ich einfach verstehen. Ich glaube, dass sie auch ein bisschen ein schlechtes Gewissen hat, jetzt bald allein zu wohnen, und ich bleibe „allein zu Hause".

Th.: Und wie ist das für dich, dass sie sich Sorgen macht und vielleicht sogar ein schlechtes Gewissen hat, dich allein zu lassen?

Luca: Ich kann schon verstehen, dass sie sich Sorgen macht. Wäre ja auch komisch, wenn das nicht so wäre. Aber ich brauche nicht diesen „Kleinkinderstress". Ich kann ihr so einfach gar nicht erzählen, wie es mir wirklich geht, weil sie sich vorher schon über irgendeinen Quatsch aufgeregt hat, und dann auch noch versucht, mich zu kontrollieren. Und für ihr schlechtes Gewissen kann ich ja nichts.

Th: Ja, das stimmt. Also, wenn ich das richtig verstehe, würdest du ihr schon in der Position einer fast erwachsenen Tochter erzählen, wie es dir geht, wie du dich fühlst, was dich bewegt, und dann dürfte sie dich auch beraten – so als Mutter – aber der Ausgangspunkt für ein Gespräch müsste anders aussehen?

Luca: Klar, aber bis jetzt sind wir ziemlich weit weg davon.

Ein Verfahren, welches zu der Entwicklung von neuen Hypothesen über die Funktion eines Problems dienen kann, ist der *Family-Relations-Tests,* der in einer neuen Version für Jugendliche (Family Relations-Test für Kinder und Jugendliche, FRT-KJ, Schürmann & Döpfner, 2018) vorliegt. Die Jugendlichen erhalten die Aufgabe, insgesamt 99 Items, die sich durch eine positive oder negative Einfärbung kennzeichnen, zuvor festgelegten Familienmitgliedern zuzuordnen. Die Items unterscheiden sich zudem dadurch, dass sie von der Testperson „ausgesendet" oder von dieser „empfangen" werden. Weiterhin stehen Items zur Verfügung, die über die mütterliche und väterliche Verwöhnung und über besondere Sorgen der Eltern Auskunft geben. Schließlich können den Familienmitgliedern auch Items zur wahrgenommenen Kompetenz in der Familie zugeordnet werden (z. B. „kann sich nicht gut behaupten", „nicht gut mit Problemen fertig werden"). Anhand der zugeordneten Items können inhaltlich Annahmen über die verschiedenen Beziehungsqualitäten in der Familie gebildet werden. Zudem entsteht durch die Übertragung des Ergebnisses in ein Diagramm auch ein quantitativer Eindruck des Austausches von negativen oder positiven Gefühlen zwischen verschiedenen Familienmitgliedern. Dieses kann gut als gemeinsame Interpretationsgrundlage genutzt werden. Die Testauswertung wird grundsätzlich nicht als reales Abbild der Familie gedeutet. Wesentlich ist aber, dass anhand des Tests Hypothesen über die Beziehungen und Bedürfnisse in der Familie gebildet werden können, die dann in einem gemeinsamen Diskurs ausgetauscht werden können. Mit folgendem Beispiel soll ein Eindruck vermittelt werden, wie Hypothesen und Informationen über die Familie erhoben und in den therapeutischen Austausch gebracht werden können.

Beispiel: Fallbeschreibung und dazugehörige FRT-Auswertung

Vorstellungsanlass: Der 13-jährige Patient wird auf Wunsch der Pflegeeltern vorgestellt. Beklagt wird, dass er einerseits zu einem etwas unaufmerksamen, unorganisierten Arbeitsstil neige, der seine schulischen Leistungen bei einer durchschnittlichen intellektuellen Grundbegabung in der siebten Klasse eines Gymnasiums mindere. Vor allem aber zeigen sich die Pflegeeltern besorgt, weil er schlechte Noten regelmäßig verschweige und auch gegenüber Fragen des Medienkonsum stetig lüge, obwohl ihm keine schwerwiegenden negativen Konsequenzen angedroht würden. Dies führe zunehmend zu Konflikten in der Familie. Beide Pflegeeltern beschreiben den Patienten als häufiger traurig, er ziehe sich oft vor den PC zurück. Insbesondere die Pflegemutter äußert im Verlauf der Therapiegespräche die Sorge, dass sich der Junge zu einem notorischen Lügner entwickeln und wie seine psychisch belastete leibliche Mutter eine schwierige Entwicklung nehmen könnte. Der Patient selbst bestätigt umfänglich die geschilderten Probleme, ergänzt, dass er sich „Dinge oft zu sehr zu Herzen nehme, was manchmal zu vielen Gedanken in seinem Kopf führe". Seine Hauptsorge gelte dem Erreichen des Abiturs, so dass er initial eine Beratung hinsichtlich seiner Leistungsprobleme wünscht. In der direkten Exploration der Beziehungen zu Pflegeeltern, leiblicher Mutter und anderen Verwandten zeigte sich der Patient eher karg und verschlossen, alles sei „gut", er äußerte weder Kritik noch irgendwelche Wünsche.

Anamnestische Daten: Der Patient wurde nach dem ersten Lebensjahr wegen Vernachlässigung seitens der psychisch kranken leiblichen Mutter durch das Jugendamt in die Obhut seiner Großeltern mütterlicherseits gegeben. Mit dem Tod des Großvaters konnte die Betreuung nicht mehr gewährleistet werden, so dass der Patient mit ca. 6 Jahren zu seinen Pflegeeltern in ein anderes Bundesland wechselte. Beide Pflegeeltern sind mittleren Alters, haben keine leiblichen Kinder und gehen einer selbstständigen Tätigkeit nach. Der Patient hat einen erwachsenen Halbbruder, der weit weg wohnt und mit dem er über soziale Medien lockeren Kontakt hält. Leibliche Mutter und Großmutter werden in größeren Abständen durch den Patienten besucht. Kontakt zum leiblichen Vater hat nie bestanden.

Abbildung 40 zeigt die Auswertung des FRT-KJ, durchgeführt mit dem Patienten in der Diagnostikphase. Der Patient hat in diesem Test seine beiden Pflegeeltern (hier Vater und Mutter), seine Großmutter, seine leibliche Mutter und seinen erwachsenen Halbbruder als der Familie zugehörig ausgewiesen. Er hat alle Aussagen gründlich gelesen und eine sehr bewusste Zuordnung der Aussagen zu den einzelnen Familienmitgliedern getroffen. Die Interpretation des Ergebnisses erfolgt vor allem qualitativ, da sich die Normierung, die der statistischen Auswertung zugrunde liegt, auf leibliche Eltern und leibliche Geschwister bezieht.

Betrachtet man die im FRT-KJ vorgenommene Zuordnung von positiven und negativen Items, zeigt sich, dass der Patient viele negative Items an „Niemand" verteilt hat, inhaltlich sind dies solche, die strafender Natur oder stark negativ aufgeladen sind. Die positiven Items werden hingegen vollumfänglich auf die Familienmitglieder verteilt, wobei niemand durch Vater oder Mutter „zu viel verwöhnt" wird.

Sich selbst beschreibt der Patient allerdings ausschließlich und in einem überdurchschnittlichen Maß (Stanine 8) negativ. Er gibt an, oft schlecht gelaunt, ohne Grund ärgerlich und manchmal ungeduldig zu sein, er könnte sich manchmal selbst auf den Mond schießen, komme sich manchmal dumm vor und traue sich wenig zu. Zudem ist er in der eigenen Wahrnehmung die Person, um die sich die Eltern in der Familie Sorgen machen (z. B. „dass er auf die schiefe Bahn gerät", „keinen Schulabschluss schafft", „dass ihm etwas Schlimmes zustoßen könnte").

Seine Pflegemutter hingegen erhält bis auf zwei negative Items („beklagt sich zu oft"; „macht mich manchmal vor anderen lächerlich") die meisten positiven Zuschreibungen. Der Patient beschreibt sie als fröhliche, spaßige Person, der er sich sehr nahe fühlt, die er keinesfalls vermissen will und bei der er sich gerne anlehne (pos.

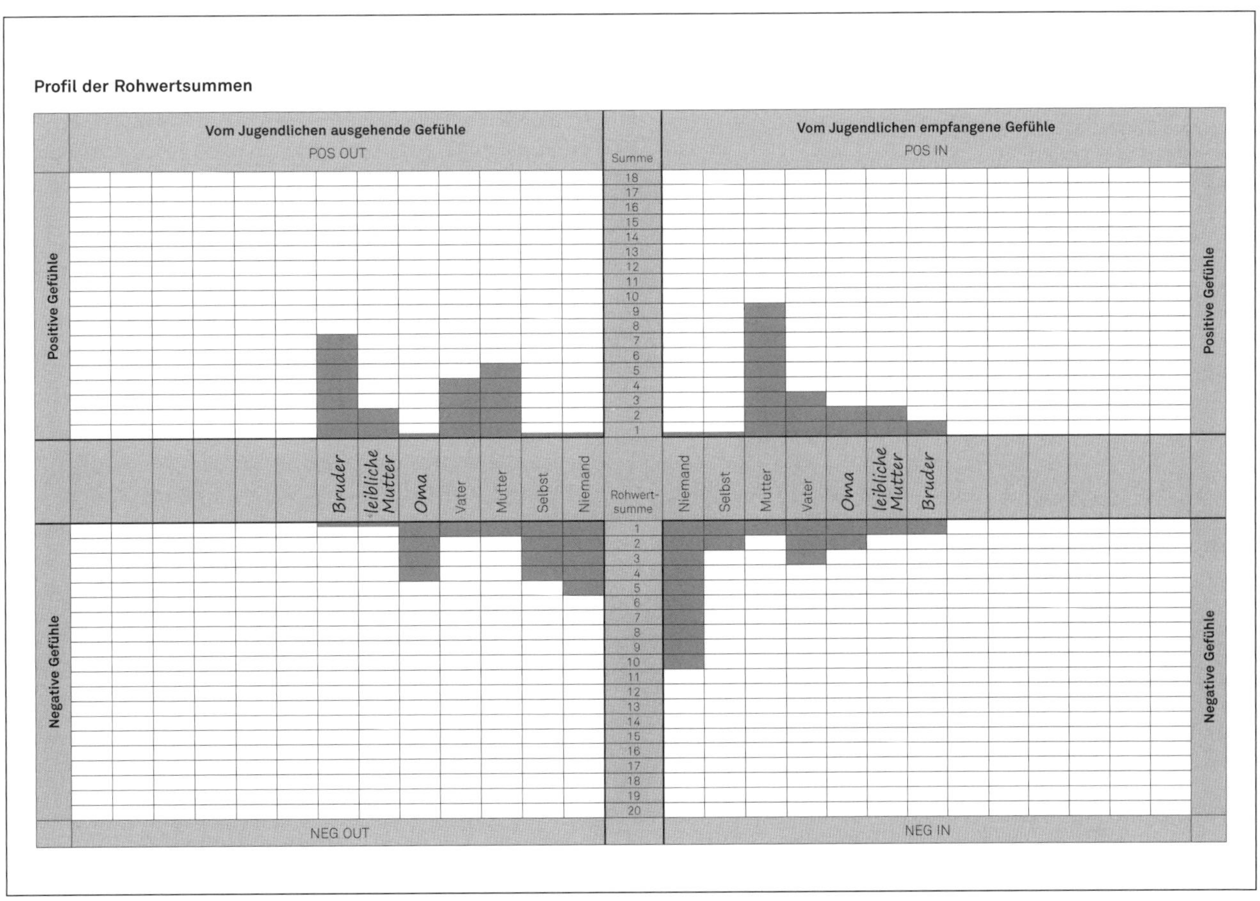

Abbildung 40: Beispiel Auswertung des FRT-KJ

out). Umgekehrt erhalte er viele positive Gefühle von dieser, fühlt sich von dieser gemocht, unterstützt und akzeptiert.

Auch mit dem Pflegevater verbindet der Patient viele positive Gefühle, beschreibt ihn als hilfsbereit und rücksichtsvoll, gibt an, dass er fast alles für ihn tun würde und sehr stolz auf ihn sei, zudem fühlt er sich umgekehrt von diesem geschätzt, weiß, dass dieser ihn nie im Stich lassen würde. Er demonstriert gegenüber dem Vater, etwas mehr als gegenüber der Mutter, wenige negative Interaktionen, indem er angibt, dass dieser ihn manchmal ärgere, ihn oft nicht ernst nehme und nicht richtig zuhöre.

Die psychisch kranke leibliche Mutter erhält vergleichsweise wenige, aber überwiegend positive Zuordnungen. Der Patient beschreibt sie als sehr lieb, sie „verdiene es glücklich zu sein", auch fühle er sich von dieser beachtet und in seinen Schwierigkeiten verstanden. Nur mit einem Item gibt er an, dass sich diese „manchmal nicht genug um ihn kümmere". Nachvollziehbarerweise verteilt er zwei Inkompetenz-Items an die psychisch kranke Mutter, indem er angibt, „dass diese nicht gut mit Problemen fertig werden" und „sich nicht gut behaupten könne".

Deutlich ambivalenter fallen die Zuordnungen des Patienten gegenüber seiner auch psychisch belasteten Großmutter (mütterlicherseits) aus. Hier überwiegen negative Zuordnungen, vor allem solche, die der Patient an sie aussendet: Sie nörgele zu viel, verderbe anderen den Spaß, gehe manchmal zu schnell an die Decke, könne ihn total nerven und geradezu verrückt machen. Die negativen Gefühle sind mit Stanine 8 überdurchschnittlich stark ausgeprägt. Als positiv gibt er an, dass sie sich für das interessiere, was er tue, und dass sie ihn gut leiden möge.

Als auffallend positiv beschreibt der Patient seinen erwachsenen Halbbruder. An diesen sendet er nach seiner Pflegemutter die meisten positiven Gefühle aus, gibt an, dass er diesen besonders möge, ihn gern in seiner Nähe habe, er gern Zeit mit ihm verbringe, dieser sehr nett zu ihm sei und ihn „wirklich verstehen würde". Die einzige negative Zuordnung drückt sich darin aus, dass dieser nicht genug Zeit für ihn habe, zu beschäftigt sei. Die Zuordnung von negativen Gefühlen gegenüber seinem Bruder, die im Prinzip eine Wunschäußerung nach mehr Zeit ist, ist auch statistisch grenzwertig unterdurchschnittlich ausgeprägt (Stanine 3).

Welche Informationen/Hypothesen lassen sich aus dem Test schließen und können ggf. therapeutisch weiterverfolgt werden? Der Patient bestätigt mit diesem Test die überwiegend gute Beziehung zwischen ihm und seinen Pflegeeltern, wobei insbesondere der Pflegemutter eine stark positive Bedeutung zukommt. Dieses Ergebnis könnte ressourcenorientiert den Eltern rückgemeldet werden. Umso überraschender ist es, dass es ihm so schwerfällt, den Eltern von schlechten Noten und Regelverstößen beim Medienkonsum zu berichten, dass er hier zu kleinkindhaften Lügen greift.

Naheliegend spielt das schlechte Selbstbild des Patienten, das sich in diesem Test zeigt, hier eine bedeutsame Rolle. Da er nur schlechte Seiten an sich realisiert und sich stark über sich selbst ärgert, besteht die Gefahr, dass er belastende Schuldgefühle im Sinne einer internalen Störung entwickelt. Es kommt möglicherweise zu einer Überbewertung von Fehlverhalten/Misserfolgen, welche er anschließend „verstecken" möchte. Zudem realisiert er die Sorge der Pflegeeltern, dass er auf eine schiefe Bahn geraten könne, wie dies bereits von der Pflegemutter (allerdings nicht offen ihm gegenüber) geäußert wurde. Diese wahrgenommene Sorge treibt die Überschätzung eines Problems seitens des Patienten möglicherweise zusätzlich an, so dass er dieses nicht eröffnen möchte. Therapeutisch kann demgemäß an dem Aufbau eines positiven Selbstbildes als Familienmitglied, an der angemessenen Einschätzung von Misserfolgen und an den dysfunktionalen, katastrophisierenden Annahmen der Pflegemutter gegenüber dem Patienten angesetzt werden.

Der Patient demonstriert eine fast ausschließlich positive Beziehung zu seiner leiblichen Mutter, auch wenn diese für ihn weniger bedeutsam ist. Dieses Empfinden ist vor dem Hintergrund, dass der Patient von der eigenen Mutter nicht versorgt werden konnte und mehrere Beziehungsabbrüche hinnehmen musste, bemerkenswert. Er realisiert, dass er ihr gegenüber nur bedingt Anforderungen stellen kann, was sich auch in den Inkompetenz-Zuweisungen ausdrückt. Indem er ihr zudem „das Glück wünscht, was sie verdient", deutet sich möglicherweise die Gefahr an, dass er sich eher in einer Versorgerrolle gegenüber der kranken Mutter definiert und möglicherweise eigene Bedürfnisse zu stark zurückstellt. Diese Hypothese könnte therapeutisch weiter im Blick behalten werden.

Am stärksten lässt der Patient die Äußerung von negativen Gefühlen gegenüber seiner Großmutter zu, auch wenn diese keine große Intensität vermitteln. Hier kann nachexploriert werden, was genau den Patienten im Kontakt so negativ berührt, ob es mehr Schuldzuweisungen gibt und welche Bedürfnisse seinerseits möglichweise nicht berücksichtigt wurden oder werden.

Als überraschend hat sich die positive und möglicherweise auch idealisierte Bedeutung des großen Halbbruders (weiterer Sohn der leiblichen Mutter) herausgestellt, den er tatsächlich nur sehr selten sieht. Diesem traut der Patient zu, „dass er ihn richtig verstehen könne", möglicherweise durch seine vergleichbare Position als Kind, das auch nicht in seiner Herkunftsfamilie groß werden konnte und bereits Selbstständigkeit erlangt hat. Möglicherweise stellt der Halbbruder aber auch eine Person für ihn dar, der er sich offener zeigen kann, ohne befürchten zu müssen, dass er belastende Sorgen bei diesem auslöst. Eine weitere Exploration von Beziehungswünschen gegenüber dem Halbbruder kann hilfreich sein, um dem Patienten erneut die Möglichkeit zu geben, seine emotionale Befindlichkeit und Bedürfnisse auszudrücken, mit dem Ziel, diese auch in der Pflegefamilie aktiver und offener einbringen zu können.

2.5.2.4 JOB der Woche

Therapieaufgaben bestehen in diesem Baustein darin, dass die Familienmitglieder die Fragebogen zu Hause bearbeiten und hier im Schwerpunkt die Eltern Situationsanalysen zu Konfliktsituationen in der Familie zu Hause anfertigen.

Eltern haben zudem die Aufgabe, neue Strategien wie klarere Grenzsetzung, positive Verstärkung, konsequente Reaktionen im häuslichen Rahmen zu erproben und diese, sofern vereinbart, zu protokollieren. Einige Eltern nutzen das Mobiltelefon, um per Sprachnachricht ihre neuen Erfahrungen zu protokollieren, und bringen die Aufnahmen mit in die Therapiestunde.

Werden Verfahren wie das Familienbrett, eine Familienskulptur oder auch ein Family-Relations-Test in der Therapiestunde durchgeführt, wird zur Dokumentation des Ergebnisses ein Foto empfohlen. Auf diesem Weg kann die „Produktion" zu einem späteren Zeitpunkt erneut betrachtet werden. Es kann sinnvoll sein, den Testbeteiligten das Foto weiterzuleiten und sie bis zum nächsten Termin aufzufordern, weitere Ideen/Eindrücke bei Ansicht der „Produktion" unter der Woche zu sammeln. Jugendliche können mittels der Jay-App (Erinnerungsfunktion) daran erinnert werden.

2.5.2.5 Mögliche Schwierigkeiten bei der Durchführung des Therapiebausteins

Eltern lassen sich nur unzureichend in Gespräche über Erziehung einbinden: Obwohl die elterliche Belastung häufig sehr stark ist, kann es dennoch schwierig sein, beide Elternteile regelmäßig in Beratungsgespräche einzubinden. Häufig wird die Teilnahme an diesen Gesprächen an nur den Elternteil delegiert, der vermeintlich stärker in den Alltag der Jugendlichen eingebunden ist. In diesem Fall sollte in einem Gespräch mit möglichst beiden Elternteilen nochmal auf Phase 3 „Problemanalyse und Erarbeitung eines Störungskonzeptes" zurückgegriffen werden, um die Bedeutung von konsistentem elterlichen Erziehungsverhalten zu thematisieren. Lässt sich eine Beratung beider Elternteile vor Ort nicht umsetzen, sollte überprüft werden, ob möglicherweise per Videotherapie ein Termin mit beiden Elternteilen gefunden werden kann. Das Selbsthilfebuch für Eltern (Wackelpeter und Trotzkopf in der Pubertät; Kinnen, Rademacher & Döpfner, 2015) kann ergänzend für weniger präsente, aber durchaus motivierte Elternteile begleitend mit herangezogen werden.

Eine oder mehrere Personen können ungünstige familiäre Strukturen oder Prozesse nur unzureichend wahrnehmen: Ungünstige familiäre Muster lassen sich nicht innerhalb von mehreren Stunden grundlegend verändern. Insbesondere bei schwelenden Paarkonflikten oder konflikthaft getrennten Elternteilen zeigt sich teils eine hohe Abwehr bei den Erwachsenen, sich beispielsweise mit ungünstigen Koalitionsbildungen zu beschäftigen. Zeitweise lassen sich einzelne Elternteile trotz intensiver Bemühungen gar nicht in die Therapie einbinden. Im Rahmen der Familiendiagnostik und den damit zusammenhängenden Hypothesen wird therapeutisch ersichtlich, wie weit die Familienmitglieder sich auf eine Problemwahrnehmung und mögliche Veränderungen einlassen können. Es gilt therapeutisch herauszuarbeiten, welche Auswirkungen bestimmte familiäre Strukturen auf das Erziehungsverhalten der Eltern in konkreten Konfliktsituationen haben, um auf diesem Weg eine Änderungsmotivation aufzubauen. Schließlich muss in einigen Fällen auch akzeptiert werden, dass sich eine ungünstige Dynamik als nicht zugänglich erweist. Gegebenenfalls können andere beratende Institutionen

(z. B. Paartherapie oder Mediation für getrennte Eltern in Familienberatungsstellen vor Ort; Onlineberatung, z. B. *STARK: Streit und Trennung meistern. Alltagshilfe, Rat und Konfliktlösung,* siehe unter: https://www.stark-familie.info/) empfohlen werden. Für das aktuelle therapeutische Setting sollten dann vor allem die Zieldefinitionen hinsichtlich ihrer Realisierbarkeit vor diesem Hintergrund überprüft werden. Das heißt, inwieweit lassen sich Veränderungen im familiären Gefüge durch ein verändertes Verhalten der in Therapie eingebundenen Familienmitglieder erzielen? Lässt sich das Problemverhalten der Jugendlichen ausreichend wirksam in der Therapie verringern, obwohl ungünstige familiäre Strukturen vermutlich weiter bestehen werden? Welche Ziele können die Jugendlichen in dem gegebenen Kontext aktiv für sich entwickeln?

Die Elternarbeit wirkt sich ungünstig auf die therapeutische Beziehung zum Jugendlichen aus: Wenn Eltern im Kontext von Eltern-Jugendlichen-Konflikten für mehrere Termine allein beraten werden, beinhaltet diese Situation immer die Gefahr, dass Jugendliche die Beziehung zwischen Eltern und Therapeut:in als bedrohliche Koalition wahrnehmen. Deshalb ist es von zentraler Bedeutung, dass die Jugendlichen *vorab* möglichst transparent über die die therapeutische Rolle im Rahmen der Elternberatung informiert werden. Es ist herauszuarbeiten, dass Therapeut:innen Eltern in ihrer Rolle als Erziehende beraten, allerdings die Eltern selbst als verantwortliche Erziehende die Entscheidungen treffen. Es kann wichtig sein, mit Eltern eine ungünstige Instrumentalisierung der Beratungsgespräche vorab explizit zu thematisieren. Zum Beispiel sollte vermieden werden, dass bestimmte restriktive Regeln gegenüber dem Jugendlichen damit begründet werden, dass dazu in therapeutischen Gesprächen geraten wurde. Grundsätzlich sollte therapeutisch stets darauf hingearbeitet werden, dass Eltern und Jugendliche gemeinsam zu Problemlösungen gelangen. Es kann transparent angesprochen werden, dass Problemlösegespräche zeitweise in Einzelkontakten getrennt vorbereitet werden, dann aber in gemeinsamen Problemlösegesprächen münden. Das heißt, Therapeut:innen müssen stets ihre neutrale und vermittelnde Rolle einhalten. Reagieren Jugendliche mit deutlicher Verunsicherung und Irritation auf Beratungsgespräche zwischen Eltern und Therapeut:innen, so sollte zuerst der Kontakt zu den Jugendlichen gestärkt und die Transparenz im therapeutischen Vorgehen erhöht werden. Im Extremfall muss die Elternberatung externalisiert, also an anderer Stelle, z. B. in einer Elternberatungsstelle oder bei einer Co-Therapeutin stattfinden.

2.5.3 Baustein 3: Stärkung positiver Beziehungselemente

Indikation

Beim Vorliegen chronifizierter Familienkonflikte ist eine Stärkung positiver Beziehungselemente zwischen Eltern und Jugendlichen in verschiedenen Beziehungskonstellationen praktisch immer sinnvoll. Einzelne Familienmitglieder neigen angesichts andauernder, heftiger Konflikte dazu, sich im zeitlich oft eng bemessenen Alltag konsequent aus dem Weg zu gehen. Dieses nachvollziehbare Kontaktvermeidungsverhalten von Eltern und/oder Jugendlichen führt aber dazu, dass die Mitglieder keine positiven Erfahrungen mehr miteinander teilen und das Erleben einer gegenseitigen positiven Wertschätzung immer geringer wird. Gemeinsam verbrachte Zeit kennzeichnet sich häufig nur noch durch einen Austausch des Notwendigsten, bzw. durch eskalierende Auseinandersetzungen, welche die Beziehungen immer weiter aushöhlen. Insbesondere Jugendliche neigen dann dazu, sich völlig von ihren Eltern abzuschotten und diese aus ihrer Erlebniswelt demonstrativ auszuschließen.

Inhalt und Ziele

Ziel dieses Bausteins ist es, vorhandene Ressourcen in einer oder mehreren Beziehungen zu verstärken bzw. wieder aufzubauen. Es sollen positive Beziehungsaspekte zuerst mit Jugendlichen und Eltern getrennt erarbeitet und dann in einen gemeinsamen Austausch gebracht werden. Positive Erfahrungen sollen belebt werden, um den familiären Zusammenhalt insgesamt zu stärken. Dem Aufbau gemeinsamer Aktivitäten sollte ein mit Jugendlichen und Eltern ausführlich erarbeitetes Störungsmodell vorausgehen, infolgedessen die Beteiligten die Intervention als sinnvoll erachten und ausreichende Motivation dafür aufbringen.

Anzahl der Sitzungen

In der Regel werden etwa vier bis sechs Sitzungen benötigt.

Onlinematerialien

- F13 Das ABC der Stärken
- F14 Positivliste: Individuelle Stärken deiner Eltern
- F15 Positivliste: Individuelle Stärken Ihres Kindes
- F16 Vorschläge für gemeinsame Zeit
- F17 Dos and Don'ts in gemeinsamer Zeit

Ablauf des Therapiebausteins

- Bearbeitung der Positivlisten mit Eltern und Jugendlichen
- Identifikation positiv erlebter Zeit aktuell (ggf. Rückgriff auf frühere Gemeinsamkeiten)
- Aufbau von positiver gemeinsamer Zeit

JOB der Woche

- Anfertigung von Beobachtungsprotokollen zum Thema „Gemeinsame Zeit", für Jugendliche auch unter Einsatz der Erinnerungsfunktion und des Videotagebuchs in der JAY-App

Mögliche Schwierigkeiten bei der Durchführung des Therapiebausteins

- Die vereinbarte gemeinsame Zeit wird nicht zuverlässig wahrgenommen.
- Es treten Konflikte während der gemeinsamen Zeit auf/die Jugendlichen fühlen sich bedrängt/die Eltern vernachlässigt.

2.5.3.1 Indikation

Bei der Behandlung von Familienproblemen ist grundsätzlich von einer Indikation für diesen Baustein auszugehen. In der Regel sind einzelne oder mehrere Beziehungen belastet. Die Wahrnehmung der gegenseitigen Wertschätzung und eines positiven Austausches stellt in der Regel eine motivierende Grundlage für weitere Interventionen dar.

2.5.3.2 Inhalt und Ziele

In diesem Baustein geht es um die Identifikation und den Aufbau von positiven Beziehungselementen.

2.5.3.3 Ablauf des Therapiebausteins

1. Bearbeitung der Positivlisten mit Eltern und Jugendlichen

Wie aus einigen anderen Behandlungsmanualen (z. B. THOP, Döpfner et al., 2019) bekannt, ist der Einsatz einer Positivliste wirksam, um positive Qualitäten einzelner Familienmitglieder in den Fokus zu rücken. Während eine solche Liste in der Regel nur von den Eltern bezugnehmend auf das Kind erstellt wird, sollen hier auch Jugendliche angeregt werden, positive Aspekte an den Eltern und der elterlichen Beziehung wahrzunehmen. Eltern oder Jugendliche können bei der Erarbeitung der Positivlisten in Einzelkontakten therapeutisch durch gezielte Explorationsfragen und optional durch Einsatz des Materials „F13 Das ABC der Stärken" unterstützt werden. Explorativ kann durch Herunterbrechen allgemeiner Beschreibungen auf konkrete Verhaltensweisen oder durch Erweiterung des Beurteilerkreises (z. B. „Haben andere Personen schon mal etwas Positives über die Eltern/die Jugendlichen gesagt?"; „Welche Stärken haben deine Eltern/der/die Jugendliche im Vergleich zu anderen Eltern/Jugendlichen?") die Erhebung von positiven Qualitäten unterstützt werden. In Kasten 16 sind Fragen aufgelistet, die sich bei der Exploration von positiven Qualitäten einzelner Familienmitglieder in der Therapiestunde als hilfreich erwiesen haben.

Kasten 16: Fragen zur Exploration positiver Qualitäten

- Wann haben Sie/hast du zuletzt eine schöne Situation mit Person X erlebt?
- Was hat Person X in dieser Situation positiv beigetragen?
- Wenn du/Sie Person X bewerben müsstest/müssten, welche Eigenschaften/Attribute/Stärken sollten dann positiv hervorgehoben werden?
- Was berichten andere Leute (in der Schule/auf der Arbeit/unter Freunden/in der Verwandtschaft), wenn sie positiv über Person X sprechen?
- Was hat Sie/dich an Person X jemals positiv überrascht?
- Gibt es Besonderheiten an Person X, die du/Sie schätzen würdest/würden, wenn sie etwas weniger stark oder etwas stärker vertreten wären?
- Welche Ziele/Hobbies/Wünsche hat Person X, die du/Sie auch interessant findest/finden?
- Was kann man von Person X lernen (auch wenn's manchmal nervig ist?)
- Wofür kann man Person X dankbar sein?

Die Sammlung positiver Qualitäten kann dann in „F14 Positivliste: Individuelle Stärken deiner Eltern" und „F15 Positivliste: Individuelle Stärken Ihres Kindes" überführt werden. Bei der elterlichen Positivliste wird zusätzlich die Wichtigkeit einzelner positiver Qualitäten seitens einzelner Elternteile differenziert abgefragt, die möglicherweise den Jugendlichen auch zusätzlich rückgemeldet werden. Natürlich können aber auch die erhobenen positiven Qualitäten als Collage, Mindmap oder mittels Karteikarten an einer Leine mit den Beteiligten gestaltet werden. Sofern es sich anbietet, können auch Briefe für einzelnen Personen verfasst, möglicherweise später auch abgeschickt werden. Hier sind der Kreativität keine Grenzen gesetzt. Die erhobenen Informationen aus den Positivlisten sollen dann in der Familie ausgetauscht werden. An dieser Stelle ist fallspezifisch und natürlich im Austausch mit den Beteiligten zu entscheiden, ob dies in einem gemeinsamen Gespräch, in der Dyade oder anfangs nur therapeutisch vermittelt geschehen soll. Der direkte Austausch von so geballter gegenseitiger Wertschätzung kann für Familienmitglieder anfangs sehr herausfordernd sein, so dass therapeutisch häufig eine graduierte Gestaltung sinnvoll ist. Therapeut:innen können die Beteiligten über den gesamten therapeutischen Prozess hinweg anhalten, die Positivlisten weiterzuführen, indem sie immer wieder die Aufmerksamkeit von Eltern und Jugendlichen auf positive Eigenschaften, Erfahrungen und Beziehungsaspekte lenken.

2. Identifikation positiv erlebter Zeit aktuell

Teilweise ergeben die erarbeiteten Positivlisten bereits valide Hinweise auf positive erlebte Zeit zwischen Eltern und Jugendlichen. An dieser Stelle soll mit den Beteiligten nun einzeln exploriert werden, welche positiven Erfahrungen aktuell wirklich noch miteinander geteilt werden. Dabei liegt der Fokus nicht unbedingt auf großen Aktivitäten zwischen Eltern und Jugendlichen, sondern vielmehr auf kleinen Begegnungen, die möglicherweise trotz anhaltender Streitigkeiten noch vorhanden sind. So kann z. B. das gemeinsame regelmäßige Ansehen einer TV-Serie oder das beiläufige Gespräch mit einem Elternteil im Auto eine solche positive Erfahrung sein. Sollte es den Beteiligten spontan schwerfallen, positive Momente zu benennen, kann zunächst ein Beobachtungsprotokoll bis zum nächsten Termin angeregt werden.

Sollte es nicht möglich sein, aktuelle positive gemeinsame Beziehungserfahrungen im Alltag zu identifizieren, bietet sich ein Rückgriff auf frühere positive Aktivitäten an, die ggf. reaktiviert werden können. Auch wenn es den Beteiligten manchmal unpassend erscheint, Aktivitäten zu benennen, die unternommen wurden, als die Jugendlichen noch viel jünger waren, soll dennoch dazu angeregt werden, da sich daraus häufig neue Ideen entwickeln lassen. Das Arbeitsblatt „F16 Vorschläge für gemeinsame Zeit" kann ergänzend zur Ideenfindung genutzt werden.

3. Aufbau von positiver gemeinsamer Zeit

Im Anschluss kann es sinnvoll sein, die o. g. alltäglichen, ohnehin stattfindenden Momente in der Therapie zu „verordnen". Aufgabe der Beteiligten wäre es zuerst, diese Gelegenheiten bewusst wahrzunehmen und im zweiten Schritt nach Belieben zu erweitern. Schließlich können auch neue gemeinsame Aktivitäten geplant und aufgenommen werden. Das Arbeitsblatt „F16 Vorschläge für gemeinsame Zeit" kann dabei unterstützen, Themenbereiche zu identifizieren, welche für Eltern und Jugendliche interessant sein können. Die inhaltliche Gestaltung der gemeinsamen Zeit sollte sich stärker an den Interessen und Bedürfnissen der Jugendlichen orientieren (vgl. Kasten 17). Äußern beispielsweise Jugendliche den Wunsch nach einer gemeinsamen Zeit am PC, sollten die Eltern zumindest den Versuch machen, sich auch dort einzubringen, selbst wenn das Thema konfliktbelastet ist.

Kasten 17: Wie Eltern eine gemeinsame Zeit fördern können:

- Ritualisierung von bestehenden gemeinsamen Aktivitäten.
- Sich für die Hobbys/Neigungen der Jugendlichen interessieren.
- Locker bleiben, kein straffes Regelwerk, nicht einfordern.
- Jugendlichen eigene Ideen anbieten, aber nicht aufdrängen.
- Werden gemeinsame Ideen interessanter, wenn Freund:innen einbezogen werden?
- Mit kleinen Einheiten beginnen.

Bei der gemeinsamen Zeit steht nicht unbedingt die Tätigkeit, sondern das gemeinsame Erleben im Vordergrund. Eltern können diese Situationen mit einer lockeren, möglichst authentischen Haltung unterstützen. Bei längerer und starker Konfliktbelastung in der Familie können die beidseitigen Vermeidungstendenzen stark ausgeprägt sein und möglicherweise gestaltet sich die gemeinsame Zeit anfangs mühsam. Hier ist häufig therapeutischer Zuspruch gegenüber beiden Seiten notwendig, ggf. auch das graduierte Einüben von kleinen Sequenzen im Rahmen der Therapie (z. B. Exploration eines PC-Spiels mit Therapeut:in, Elternteil und Jugendlichen; Gespräch über ein Interesse der Jugendlichen in der Therapiestunde). Es kann sinnvoll sein, dass Jugendliche und Eltern bei großer Verunsicherung gegenüber der gemeinsamen Zeit vorab Verhaltensregeln, sogenannte „Dos and Don'ts" formulieren (vgl. F17 Dos and Don'ts in gemeinsamer Zeit), indem sie beispielsweise humorvoll in der Therapie gefragt werden, was das jeweilige Gegenüber tun muss, um die gemeinsame Zeit völlig zu verunmöglichen. Letztlich ist der Aufbau einer gemeinsamen Zeit ein Annäherungsprozess, der je nach Vorgeschichte seine Zeit braucht und sich auch aus anfangs kleinen Einheiten entwickeln kann.

2.5.3.4 JOB der Woche

Die Familienmitglieder werden angehalten, für einen definierten Zeitraum auf die individuellen Stärken von Eltern/Jugendlichen zu achten und diese auf dem jeweiligen Arbeitsblatt (Positivlisten, vgl. F14 und F15) zu sammeln. Bei Vereinbarung einer gemeinsamen positiven Zeit werden Eltern und Jugendliche aufgefordert, sich besonders zu Beginn Notizen zum Verlauf zu machen, die Jugendlichen ggf. auch unterstützt durch die Memory-Funktion, das Videotagebuch der JAY-App.

2.5.3.5 Mögliche Schwierigkeiten bei der Durchführung des Therapiebausteins

Einzelnen Beteiligten fällt die Identifikation von positiven Qualitäten bei anderen Familienmitgliedern schwer: Vermitteln Sie den Beteiligten an dieser Stelle, dass es bei langanhaltenden Familienproblemen häufig nachvollziehbar schwierig ist, den Fokus von den negativen Erlebnissen in eine positive Richtung zu lenken. Unterstützen Sie die Beteiligten sehr aktiv bei der Identifikation positiver Qualitäten, indem sie diese aus den allgemeinen Beschreibungen der Beteiligten herausarbeiten, vermeintliche „Selbstverständlichkeiten" hervorheben, auch ihre positiven Eindrücke von den jeweiligen Personen als möglicherweise positive Qualität anbieten. Eventuell fällt es den Beteiligten leichter, wenn sie sich an frühere Zeiten mit den anderen Familienmitgliedern erinnern. Ermuntern Sie die Beteiligten, in einem definierten Zeitraum auf die Jagd nach positiven Wahrnehmungen zu gehen, akzeptieren Sie aber auch, wenn Einzelne sich auf diese Intervention noch nicht einlassen können. In diesem Fall kann die Etablierung einer gemeinsamen Zeit, eventuell auch erst in der Therapiestunde mit einzelnen Familienmitgliedern durchgeführt, dazu genutzt werden, positive Elemente zu sammeln.

Die vereinbarte gemeinsame Zeit wird nicht zuverlässig wahrgenommen: Gerade wenn sich bestimmte Familienmitglieder vor dem Hintergrund anhaltender Konflikte lange gegenseitig vermieden haben, wird es als ausgesprochen kränkend wahrgenommen, wenn sich eine Partei nicht an die vereinbarten Modalitäten für eine gemeinsame Zeit hält. Eine gute Vorbereitung hinsichtlich der konkreten Umsetzung der gemeinsamen Aktivitäten im Gespräch mit allen Beteiligten und dem Therapeuten oder der Therapeutin sollte dafür sorgen, dass dieser Fall möglichst gar nicht erst eintritt. Jedoch hält der Alltag oft mehr Fallstricke bereit, als bei der Planung berücksichtigt werden können. In jedem Fall ist dann eine sachliche Problemanalyse durch Therapeut:innen, ggf. auch im Einzelgespräch, sinnvoll. Hier sollten mit den Beteiligten die Frage der Motivation und/oder die konkreten Hinderungsgründe erarbeitet werden, um die gemeinsame Zeit angepasst neu zu planen. Grundsätzlich werden immer erst kleine gemeinsame Einheiten empfohlen, um die Erfolgswahrscheinlichkeit einer Umsetzung zu erhöhen.

Es treten Konflikte während der gemeinsamen Zeit auf/die Jugendlichen fühlen sich bedrängt/die Eltern vernachlässigt: Diese Konflikte sind offen anzusprechen und mit therapeutischer Hilfe zu thematisieren. Grundsätzlich gilt die Regel, dass in dieser Zeit keinesfalls sonstige bestehende Konflikte erörtert werden sollen. Das Zusammensein soll in der aktuellen Situation wahrgenommen und möglichst genossen werden. Es kann sich die Situation ergeben, dass sich z.B. die Jugendlichen von einem Elternteil dennoch in dieser Zeit bedrängt fühlen, z.B. indem der Ablauf der gemeinsamen Zeit durch ein Elternteil zu stark strukturiert wird. Es ist auch möglich, dass sich z.B. Eltern von ihren Jugendlichen nicht ausreichend in ihren Bedürfnissen gesehen fühlen. Hier sollte ggf. auch unter Einsatz von Kommunikationsregeln (vgl. Kapitel 2.5.5) ein therapeutisch begleiteter Austausch stattfinden. Möglicherweise sollten die Dos (Welches Verhalten ist erwünscht?) und Don'ts (Welche Verhaltensweisen sollen nicht gezeigt werden?) im Rahmen der gemeinsamen Zeit erneut besprochen werden (vgl. Arbeitsblatt „F17 Dos and Don'ts in gemeinsamer Zeit"). Eventuell muss der Umfang der gemeinsamen Zeit überdacht werden.

2.5.4 Baustein 4: Korrektur dysfunktionaler Grundannahmen und Stärkung der Affektkontrolle

Indikation

Wiederholen sich in einer Familie Konflikte über einen längeren Zeitraum, haben in der Regel sowohl Eltern als auch Jugendliche gegenüber bestimmten Themen oder Situationen unbewusst automatisierte Bewertungen entwickelt, die häufig verzerrt oder unangemessen sind. Diese verzerrten Annahmen, Überzeugungen und Denkweisen gegenüber bestimmten Sachverhalten tragen dann anschließend zur Entstehung weiterer oder zur Aufrechterhaltung bereits bestehender Familienprobleme bei. So kann die Annahme von Jugendlichen, dass ihnen grundsätzlich von den Eltern zu wenig zugetraut wird, dazu führen, dass sie sich mit den elterlichen Bedenken in verschiedenen Situationen nicht mehr differenziert auseinandersetzen und daher alles „allein entscheiden wollen" und sich auch so verhalten. Gleichmaßen kann die überbesorgte Mutter bereits bei geringen Regelverstößen der Tochter automatisch eine Katastrophe vorhersehen und zu rigiden Strafmaßnahmen greifen, was nachvollziehbar zu rebellischem Verhalten der Tochter führt. Zudem geht es bei chronifizierten Konflikten in der Familie häufig um einen ungünstigen Umgang mit negativen Affekten, insbesondere Ärger und Wut. Dysfunktionale Gedanken und Denkfehler werden bei angespannter Grundstimmung in familiären Konflikten häufiger auftreten. Bei expansivem Problemverhalten, welches häufig sowohl bei den Jugendlichen als auch zumindest in Ansätzen bei den Eltern zu finden ist, spielt die Verbesserung von Impulskontrolle und Ärgerregulation deshalb eine zentrale Rolle, um ein gemeinsames konstruktives Problemlösen in der Familie zu befördern.

Inhalt und Ziele

Im Rahmen der kognitiven Umstrukturierung sollen Eltern und Jugendliche lernen, eventuell vorliegende verzerrte Annahmen und Denkprozesse, die oftmals den gemeinsamen Konflikten im Alltag zugrunde liegen, wahrzunehmen, zu überprüfen und ggf. durch hilfreichere Annahmen zu ersetzen. Hohe eigene Anspannung und extreme negative Affekte sollen seitens der Beteiligten identifiziert und möglichst früh im Sinne einer funktionaleren Kommunikation begrenzt und reguliert werden.

Anzahl der Sitzungen

In der Regel werden sechs bis acht Sitzungen benötigt.

Onlinematerialien

- F18a Kognitives Modell Jugendliche – Beispiel Leistungsbewertung
- F18b Kognitives Modell Jugendliche – Beispiel Regelverstoß
- F19a Kognitives Modell Eltern – Beispiel Leistungsbewertung
- F19b Kognitives Modell Eltern – Beispiel Regelverstoß
- F20a Interaktionsfallen zwischen Eltern und Jugendlichen – Elternsicht
- F20b Interaktionsfallen zwischen Eltern und Jugendlichen – Jugendlichensicht
- F21a Einstellungen zur Familie – Deine Meinung ist gefragt!
- F21b Einstellungen zur Familie – Ihre Meinung ist gefragt!
- F22 Ärgerprotokoll
- F23a Wutpalme – Was bringt mich rauf?
- F23b Wutpalme – Was bringt mich runter?
- F24a Ungünstige Überzeugungen – Eltern
- F24b Ungünstige Überzeugungen – Jugendliche
- F25 Typische Denkfehler
- F26 Selbstinstruktionen zur Ärgerkontrolle
- F27 Notfallbox: Kurzfristige Strategien zur Ärgerkontrolle

Optional: JAY-App

- Einsatz diverser Funktionen der JAY-App (Problemlösetraining; Gedankenbezogene Skills; Entspannungs-, handlungs- und sinnesbezogene Skills; Videotagebuch)

Ablauf des Therapiebausteins
• Erarbeitung eines allgemeinen kognitiven Modells • Identifizierung von dysfunktionalen Annahmen und Denkfehlern • Prüfung des Realitätsgehaltes/Infragestellen der Annahmen • Entwicklung hilfreicherer Annahmen und Training der neuen Einstellung • Sensibilisierung für unangemessen starke Affekte (v. a. Ärger und Wut) • Begrenzung von extremen Affekten in der akuten Situation
JOB der Woche
• Erstellung eines Ärgerprotokolls; für Jugendliche; auch Einsatz von Erinnerungsfunktion und Videotagebuch in der JAY-App • Training von neuen Annahmen im Alltag; für Jugendliche auch Einsatz des Videotagebuchs und der gedankenbezogenen Skills in der JAY-App • Einsatz von kurzfristigen Strategien zur Ärgerkontrolle; für Jugendliche auch Einsatz von Entspannungs-, handlungs- und sinnesbezogenen Skills in der JAY-App
Mögliche Schwierigkeiten bei der Durchführung des Therapiebausteins
• Es fällt Eltern und Jugendlichen schwer, dysfunktionale Annahmen zu identifizieren bzw. hilfreichere Gegengedanken einzusetzen. • Die Affektkontrolle gelingt einzelnen Familienmitgliedern nur unzureichend.

2.5.4.1 Indikation

Der Baustein kommt immer dann zur Anwendung, wenn dysfunktionale Annahmen der Familienmitglieder neue Konflikte entstehen lassen oder alte Kontroversen anfeuern und/oder unangemessene Affekte (vor allem extremer Ärger, Wut) ein funktionales Problemlöseverhalten verhindern.

2.5.4.2 Inhalt und Ziele

Der Baustein hat zum Ziel, dass die Familienmitglieder dysfunktionale kognitive Annahmen durch angemessenere, hilfreiche Kognitionen ersetzen. Darüber hinaus sollen die Beteiligten lernen, eigene hohe Anspannung und Ärger wahrzunehmen, zu regulieren, um in einer ausreichend stabilen emotionalen Verfassung Konflikte zu bearbeiten. Eltern wie Jugendliche müssen nicht selten initial aktiv durch den Therapeuten dabei unterstützt werden, Gefühle achtsam wahrzunehmen und Ruhe zu bewahren. Kognitive Interventionen können teils erst auf dieser Grundlage greifen.

2.5.4.3 Ablauf des Therapiebausteins

1. Erarbeitung eines allgemeinen kognitiven Modells

Zuerst soll mit den Beteiligten der allgemeine Zusammenhang von Gedanken, Gefühlen und Verhalten erarbeitet werden. Eltern und Jugendliche sollen nachvollziehen, dass viele gedankliche Annahmen automatisiert und in der Regel auch funktional sind, indem sie sehr komplexe Informationen in sozialen Situationen auf das Wesentliche reduzieren und dabei helfen, ein Verhalten zu erklären und vorherzusagen. Einige Annahmen sind allerdings fehlerhaft und können gleichermaßen automatisiert ein Problem herstellen oder stabilisieren. Beispiel: Die Mutter denkt, dass sich ihre Tochter beim Essen immer so ungeschickt anstellt, weil diese sie provozieren will (Annahme: „Meine Tochter weigert sich demonstrativ sich an die Regeln guten Benehmens zu halten"). Der Tochter hingegen passieren viele Missgeschicke, weil die Mutter sie in der Vergangenheit kritisch beim Essen beobachtet hat (Annahme: „Meine Mutter wartet immer nur darauf, dass ich etwas falsch mache"), was eine erhöhte Nervosität und eine Zunahme von ungeschicktem Verhalten zur Folge hat. Wenn sich solche Annahmen verfestigen, wächst der Ärger auf beiden Seiten, die Situation wird immer angespannter. Letztlich sind die automatisierten Zuschreibungen fehlerhaft, problemherstellend und somit „dysfunktional".

Paul Watzlawick hat bereits 1983 in seinem Buch „Die Anleitung zum Unglücklichsein" beispielhaft den inneren Monolog eines Mannes geschildert, der zunehmend verzerrte Kognitionen gegenüber einer alltäglichen Situation entwickelt. Diese Geschichte eignet sich als humorvolle Einführung in das Thema Denken, Fühlen und Verhalten mit Eltern und Jugendlichen:

Die Geschichte mit dem Hammer (in Anlehnung an Watzlawick, 1983)

Ein Mann möchte ein Bild aufhängen, hat einen Nagel, aber leider keinen Hammer. Er beschließt zum Nachbar hinüberzugehen, von dem er weiß, dass er Werkzeug im Haus hat. Bevor er sich aber auf den Weg macht, um nach dem Hammer zu fragen, gehen ihm folgende Gedanken durch den Kopf: Er fragt sich, wie soll ich reagieren, wenn er mir den Hammer nicht leihen will? Schließlich, so denkt der Mann, hat er mich gestern bereits nur kurz gegrüßt, vielleicht war er in Eile, vielleicht hat er aber auch etwas gegen mich? Das würde er sich dann aber nur einbilden, denn ich habe ihm ja gar nichts getan! Es wäre doch wirklich unhöflich, mir den Hammer nicht zu leihen. Ich andersherum bin ja stets hilfsbereit. Am Ende glaubt er noch, dass ich auf ihn angewiesen bin! Solche Nachbarn können einem wirklich das Leben schwer machen. Das werde ich jetzt gleich mal mit ihm klären! Schließlich rennt der Mann zum Nachbarn hinüber, klingelt Sturm und noch bevor der Nachbar „Hallo" sagen kann, schreit der Mann ihn an: „Behalten Sie Ihren Hammer".

Mit den Arbeitsblättern „F18a/b Kognitives Modell Jugendliche" und „F19a/b Kognitives Modell Eltern" können Familienmitglieder dann in Einzelkontakten mittels weiterer Beispielsituationen angeleitet werden, den Zusammenhang zwischen Gedanken, Gefühlen und Verhalten nachzuvollziehen (vgl. Abbildung 41).

Dabei ist therapeutisch zu vermitteln, dass es weder auf Eltern- noch auf Jugendlichenseite völlig falsche

F19b Kognitives Modell Eltern – Beispiel Regelverstoß

Wer herrscht über wen? Vom Einfluss unserer Gedanken auf unser Verhalten.

Die Eltern von Jan und Miriam holen ihre Kinder nach gemeinsamer Klassenfahrt der 9b vom Bus ab. Kurzfristig werden die Elternteile von dem zuständigen Lehrer darüber informiert, dass die beiden einmal beim Rauchen erwischt wurden, was den Ausschluss aus der jeweiligen Tagesaktivität zur Folge gehabt hatte.

Der Vater von Miriam reagiert gelassen. Er signalisiert Verständnis dafür, dass die Schule den Regelverstoß sanktioniert hat, zeigt aber erstmal Interesse an den spontanen Berichten seiner Tochter über die Fahrt. Die Mutter von Jan ist wie vor den Kopf geschlagen. Gleich im Auto fragt sie Jan in eindringlichem Ton, was er sich denn bei dieser Aktion gedacht habe und ob er jetzt mit dem Rauchen anfangen wolle.

Die Eltern reagieren also spontan sehr unterschiedlich auf die gleiche Situation. Wie lassen sich die Unterschiede erklären? Was haben die Eltern wohl spontan gedacht, als sie vom Lehrer über den Regelverstoß unterrichtet wurden?

Miriams Vater: *„Ich bin wirklich überrascht. Passt gar nicht zu ihr. Mal sehen, was meine Frau sagt. Jetzt soll das Kind erstmal ankommen".*

Jans Mutter: *„Jetzt auch noch Rauchen. Als wäre das letzte Schuljahr mit den schlechten Noten nicht schon schwer genug gewesen. Warum muss er momentan nur so viele dumme Sachen machen".*

© Klaus Gehrmann

Solche Gedanken sind uns in der Regel gar nicht bewusst, sie sind aber mitentscheidend dafür, wie wir uns in der Situation fühlen und wie wir uns dann spontan verhalten. Miriams Vater ist wahrscheinlich auch besorgt, baut aber erstmal Kontakt zu seiner Tochter auf. Jans Mutter drückt Verunsicherung und Ärger sofort aus, was ein Konfliktgespräch mit dem Sohn wahrscheinlicher macht.

Situation ⇨ **Gedanke** ⇨ **Gefühl** ⇨ **Verhalten**

Abbildung 41: Beispiel für unterschiedliche elterliche Bewertungen (F19b Kognitives Modell Eltern – Beispiel Regelverstoß)

oder völlig richtige Annahmen gibt und dass die meisten Annahmen in einem bestimmten Kontext auch ihre Berechtigung haben. Vielmehr sollen die Beteiligten im ersten Schritt therapeutisch dazu angeregt werden, sich des Einflusses von Annahmen auf den Verlauf von Situationen in der Familie bewusst zu werden.

Das Arbeitsblatt „F20a Interaktionsfallen zwischen Eltern und Jugendlichen - Elternsicht“ und das Arbeitsblatt „F20b Interaktionsfallen zwischen Eltern und Jugendlichen - Jugendlichensicht“ können psychoeduaktiv eingesetzt werden, um anhand der Bewertung einer Hausaufgabensituation die wechselseitigen Reaktionen in Eltern-Jugendlichen-Konflikten zu beleuchten.

2. Identifizierung von dysfunktionalen Annahmen und Denkfehlern

In der Regel haben Therapeut:innen bereits in der Diagnostikphase (vgl. Kapitel 2.2), in den Gesprächen über Entwicklungsaufgaben im Jugendalter (vgl. Kapitel 2.5.1) oder im Rahmen der Stärkung der elterlichen Erziehungskompetenzen (vgl. Kapitel 2.5.2) Hinweise auf dysfunktionale Annahmen bei Eltern und Jugendlichen erhalten und möglicherweise auch Hypothesen dazu entwickelt, wie sich diese in konkreten Problemsituationen auswirken. An diesem Punkt geht es darum, gemeinsam mit den Beteiligten dysfunktionale Annahmen anhand konkret bestehender Konflikte zu beleuchten. Zur Veranschaulichung wird im Folgenden ein Therapiedialog zwischen einer Therapeutin und der Kindesmutter beschrieben.

Beispiel: Luca (Forts.) – Identifikation von „hilfreicheren“ Gedanken

Mutter: Ich mache mir wirklich große Sorgen, dass Luca sich mit diesem Freund endgültig überfordert. Wie soll sie denn ihr Abitur schaffen, wenn sie sich ständig um die Probleme ihres Freundes kümmern muss. Ich sehe doch, dass sie das im Alltag nicht mehr alles unter einen Hut bringt.

Th.: Wie reagiert Luca denn, wenn Sie Ihre Sorge darüber äußern?

Mutter: Da fliege ich fast aus dem Zimmer! Sie ist sofort auf 180! Ich höre immer nur, dass ich mal chillen soll, dass ich mich raushalten soll - dass das ihre Sache sei. Und ich hätte ja selbst genug Probleme.

Th.: Und wie geht es Ihnen damit?

Mutter: Spontan bin ich erst mal sauer, weil Luca so bockig ist und einfach keinen an sich heranlässt. Später bin ich oft traurig und grübele weiter über die Situation.

Th.: Und was glauben Sie, steckt hinter dem Wunsch, dass Luca im Moment alles allein regeln und Hilfe nicht annehmen möchte?

Mutter: Vielleicht will sie mir ja unbedingt beweisen, dass sie schon erwachsen ist und ihren Alltag allein schafft. Eigentlich war das bei ihr immer schon so - alles allein hinkriegen wollen - sie ist schon ein stures Mädchen.

Th.: Und hat das auch mal geklappt mit der selbstständigen Bewältigung von Alltagssituationen?

Mutter: Nicht immer, aber häufig schon. Oft haben wir ja erst später davon gehört, dass sie mit der einen oder anderen Situation Probleme hatte. Da hätten wir gerne geholfen, aber irgendwie hat sie sich da allein durchgewurstelt.

Th.: Heute sind Sie sich aber sicher, dass Sie ihr Abitur nicht schafft, wenn sie weiter ihre Beziehungsprobleme allein lösen möchte?

Mutter: Naja, das heißt ja nicht, dass sie ihr Abitur gar nicht schafft, aber es ist doch sehr wahrscheinlich, dass es deutlich schlechter ausfällt und sie später traurig ist, weil sie das eine oder andere dann nicht machen kann. Das möchte ich ihr als Mutter natürlich ersparen.

Th.: Verstehe - die meisten Eltern wünschen sich, dass ihre Kinder einen bestmöglichen Schulabschluss erzielen. Aber wenn das nicht gelingt, ist das dann die Verantwortung der Eltern?

Mutter: Nein, die Eltern können ja nur unterstützen - zur Schule geht das Kind allein. Und ich will Luca ja auch gern unterstützen - sie lässt mich ja einfach nicht.

Th.: Verstehe, schwer auszuhalten, wenn man der Tochter helfen möchte, diese das aber nicht annehmen will. Ich würde mir aber gern nochmal den Gedanken anschauen, den Sie anfangs geäußert haben, wenn Sie mitbekommen, dass Luca sich viel mit den Problemen ihres Freundes beschäftigt. Am Anfang haben Sie gesagt: „Wie soll sie denn ihr Abitur schaffen, wenn sie sich ständig um die Probleme ihres Freundes kümmern muss“ - anders gesagt denken Sie spontan in der Situation: „Wenn das so weitergeht, dann schafft sie es nicht“?

Mutter: Ja, das denke ich und möchte ihr das dann auch unmittelbar klarmachen, damit die Schule nicht ganz den Bach runtergeht.

Th.: Wie hoch ist denn dann Ihre Aufregung/vielleicht auch Anspannung auf einer Skala von 0 bis 10 (0 ist keine Anspannung und 10 ist extreme Anspannung), während Sie das denken?

Mutter: Bestimmt bei 8.

Th.: Also recht hoch. Später im Gespräch haben Sie bei genauerer Betrachtung der Möglichkeiten gesagt, dass Sie glauben, dass Luca ihr Abitur wahrscheinlich schon schafft, aber vielleicht nicht so gut, richtig?

Mutter: Ja, wenn ich mich beruhigt habe, kann ich das etwas entspannter sehen.

Th.: Wie schätzen Sie denn Ihre Anspannung gegenüber diesem Gedanken ein?

Mutter: Vielleicht eher bei 6. Also weniger aufgeregt.

Th.: Würden Sie sagen, dass dieser Gedanke in der Situation möglicherweise hilfreicher ist, auch weil Sie sich weniger aufregen?

Mutter: Für mich ist das sicher gesünder (lacht).

Th.: Auch das ist naheliegend. Und wie würde sich das auf ein Gespräch mit Ihrer Tochter auswirken, wenn Sie da gelassener reingingen?

Weitere diskutable Annahmen gegenüber dem Thema „Familie und Familienprobleme" können in dem Fragebogen „Einstellungen zur Familie" innerhalb der Stunde in Einzelkontakten mit Jugendlichen (F21a Einstellungen zur Familie – Deine Meinung ist gefragt!) und Eltern (F21b Einstellungen zur Familie – Ihre Meinung ist gefragt!) gesammelt werden. Auch hier bietet sich zur Aktivierung die Arbeit mit einem Flipchart an, wo Eltern oder Jugendliche ihre Meinung zu Einzelitems mit Therapeut:innen erheben. Häufig ergeben sich bereits über die Erhebung der Meinungen informative Gespräche über damit verbundene konkrete Problemsituationen.

Anschließend werden Eltern wie Jugendliche dazu angeleitet, ihr eigenes Verhalten in einer konkreten Konfliktsituation genau zu beschreiben. Mittels Fragen wie „Was haben Sie in dieser Situation gedacht?", „Wie haben Sie sich in der Situation gefühlt?" und „Wie haben Sie sich verhalten?" erarbeiten die Eltern/Jugendlichen anhand des Arbeitsblattes „F22 Ärgerprotokoll" mit therapeutischer Unterstützung die wesentlichen Determinanten des allgemeinen kognitiven Modells. Generelle explorative Fragen wie: „Was müssen deine Eltern sagen/machen, damit du *total genervt* bist und was denkst du dir dann?"; „Was muss Ihr Sohn/Ihre Tochter tun, um *schnell Ärger* bei Ihnen *auszulösen*?" und „Was denken Sie in solchen Situationen?" unterstützen in der Regel die Identifikation automatisierter Annahmen in Konfliktsituationen. Mittels integriertem Ärgerthermometer im Arbeitsblatt „F22 Ärgerprotokoll" kann Ärger und Wut graduiert ausgedrückt werden, zudem fokussiert das Protokoll neben Gedanken und Handlungen auch auf die Frage „Wie ist die Situation zu Ende gegangen?", um sowohl negative Verläufe, aber auch Ausnahmesituationen analysieren zu können.

Für Jugendliche kann alternativ zum Ärgerprotokoll die Funktion des Tagebuchs der JAY-App eingesetzt werden, mittels derer sie durch gezielte Fragen dazu aufgefordert werden, von Konfliktsituationen aus ihrem Alltag zu berichten.

Im Arbeitsblatt „F23a Wutpalme – Was bringt mich rauf?" können zudem fortlaufend häufige bzw. typische Ärgeranlässe und Ärgergedanken gesammelt werden.

In der gemeinsamen Analyse in der Therapiestunde kann es hilfreich sein, die protokollierten Kognitionen gegebenenfalls therapeutisch übertrieben zu spiegeln, um die Dysfunktionalität der dahinterliegenden Annahmen klarer herauszuarbeiten: z. B. „*Übertrieben gesagt oder zugespitzt formuliert* glauben Sie, dass Ihre Tochter auf die schiefe Bahn gerät, weil sie sich nicht an die verabredete Zeit gehalten hat?". Eltern und Jugendliche können weiterhin angeregt werden, die vermuteten Gedanken und Überzeugungen ihrer jeweiligen Konfliktpartner auch übertrieben zu beschreiben, so dass die Reziprozität der Interaktion deutlich wird. So kann z. B. die übertriebene Annahme eines Vaters, dass das Leben seines Sohnes sofort eine sehr schlechte Entwicklung nehmen wird, sollte man ihm mehr Freiheit zugestehen oder die Regeln lockern, dazu führen, dass er einen sehr rigiden Erziehungsstil umsetzt, gegen den der Sohn in nachvollziehbarer Weise rebelliert. Umgekehrt kann die Annahme des Sohnes, dass sein ganzes Leben nichts mehr wert ist, sollte er nicht jetzt und sofort an bestimmten Unternehmungen in der Clique teilnehmen dürfen, dazu führen, dass er entschieden zu heftig auf jede Begrenzung seiner Außenaktivitäten reagiert.

Robin und Foster (1989) legen der kognitiven Arbeit mit Eltern und Jugendlichen eine Auswahl von dysfunktionalen Annahmen/Überzeugungen zugrunde, die etwas abgewandelt und ergänzt heute noch häufig bei Eltern-Jugendlichen-Konflikten anzutreffen sind (vgl. Kasten 18).

Kasten 18: Beispiele für mögliche dysfunktionale Annahmen von Eltern (in Anlehnung an Robin und Foster (1989)

- Werden meinem Kind mehr Freiheiten zugestanden und/oder werden die Regeln gelockert, dann werden katastrophale Konsequenzen daraus entstehen, welche die Zukunft des Kindes ruinieren.
- Mein Kind soll stets selbst herausfinden, was es will und was ihm guttut. Grenzen durch Eltern beeinflussen die kindliche Entwicklung negativ.
- Mein Kind soll immer tun, was ich ihm sage. Es ist katastrophal, wenn es mir nicht gehorcht.
- Mein Kind sollte immer wissen, was richtig ist und die richtigen Entscheidungen treffen.
- Mein Kind hat nur gute Chancen im Leben, wenn es mir stets gelingt, seine Bedürfnisse wahrzunehmen und alles Leid von ihm fernzuhalten.
- Es ist meine Schuld, wenn mein Kind falsch handelt. Wenn ich es anders erzogen/unterstützt hätte, wäre das nicht geschehen.
- Mein Kind leidet unter einer psychischen oder körperlichen Belastung, die es ihm nicht möglich macht, sich anders zu verhalten.
- Mein Kind verhält sich absichtlich schlecht, z. B. um mich oder meinen Partner/meine Partnerin zu verletzten oder um jegliche Anstrengung zu vermeiden.

Eltern und Jugendliche können - therapeutisch unterstützt - darüber nachdenken, inwieweit sie sich mit einer Überzeugung oder mehreren der Überzeugungen auf dem Arbeitsblatt „F24a Ungünstige Überzeugungen - Eltern" bzw. „F24b Ungünstige Überzeugungen - Jugendliche" identifizieren können.

In Konfliktsituationen können Eltern wie Jugendlichen zudem in der Verarbeitung Denkfehler unterlaufen, von denen einige beispielhaft in Kasten 19 aufgelistet sind (vgl. auch „F25 Typische Denkfehler"). Zu Beginn ist es die Aufgabe der Therapeut:innen, aus den Formulierungen der Beteiligten mögliche Denkfehler herauszuhören, diese in den Raum zu stellen und vorsichtig im sokratischen Dialog zu hinterfragen. Im weiteren Verlauf sollen Eltern wie Jugendliche lernen, ihre Gedanken zunehmend selbst zu analysieren. Da familiäre Konflikte häufig auch um das Thema Schule kreisen, wird in der Arbeit mit den Eltern auf die ausführliche Darstellung von verzerrten elterlichen Kognitionen und ihre Neubewertung in Tabelle 7 im Band „Leistungsprobleme im Jugendalter" von Walter und Döpfner (2009) verwiesen.

Kasten 19: Beispiele für typische Denkfehler in Eltern-Jugendlichen-Konflikten

Katastrophisieren:
- Eltern: „Wenn mein Sohn sich weiter so benimmt, wird es ein schlimmes Ende mit ihm nehmen."
- Jugendliche: „Wenn meine Eltern weiter so streng sind, werde ich bald gar keine Freunde mehr haben."

Alles-oder-nichts-Denken:
- Eltern: „Wenn ich sehe, wie belastet meine Tochter aus der Schule kommt, dann kann ich zu Hause keine Forderung mehr an sie stellen."
- Jugendliche: „Immer, wenn meine Mutter mich auf die Schule anspricht, will sie mich nur fertig machen."

Willkürliches Schlussfolgern:
- Eltern: „Wenn unser Sohn uns wirklich respektieren würde, dann wäre er heute pünktlich gewesen.
- Jugendliche: „Wenn meine Eltern sich wirklich für mich interessieren würden, dann dürfte ich jetzt zu der Party gehen."

Emotionale Beweisführung:
- Eltern: „Es kann nicht richtig sein, meinem Kind die Forderung X zu versagen, wenn ich mich selbst so schlecht dabei fühle."
- Jugendliche: „Meine Angst zeigt mir, dass ich ohne die Unterstützung meiner Eltern total verloren bin."

Gedankenlesen:
- Eltern: „Ich weiß genau, was meine Tochter von mir hält."
- Jugendliche: „So wie die mich ansehen, denken die doch sowieso, dass ich schuld bin."

3. Prüfung des Realitätsgehaltes und Infragestellen der Annahmen

Um produktiv arbeiten zu können, sollte therapeutisch grundsätzlich jede Annahme der Beteiligten aufgegriffen und ernstgenommen, gleichzeitig aber nicht als Tatsache akzeptiert werden. In Form des sokratischen Dialogs gilt es, eine kritische Überprüfung durch die Familie selbst zu fördern, indem die Familienmitglieder aufgefordert werden, Belege und nähere Informationen zu einer Annahme zu erbringen. Dabei können die Beteiligten auch andere vertrauenswürdige Eltern und Gleichaltrige zu dem Thema befragen oder Informationen aus Büchern oder dem Internet hinzuziehen. Eltern sollen überlegen, wie sie selbst als Jugendliche in der Situation gehandelt haben. Die Fragen in Kasten 20 können den Familienmitgliedern helfen, ihre eigenen Annahmen zu analysieren.

Kasten 20: Beispielfragen zur Überprüfung von Annahmen

- Was kann schlimmstenfalls passieren? Worüber machst du dir/machen Sie sich die größten Sorgen?
- Wie hoch ist die Wahrscheinlichkeit, dass dieser Umstand jetzt eintritt?

- Haben andere Familien ähnliche Probleme?
- Gibt es Menschen, die die Situation anders beurteilen würden?
- Gab es in der Vergangenheit irgendeine Situation, die diese Einstellung in Frage stellt?
- Wie lautet die logische Grundlage für die Überzeugung?
- Welche „guten Gründe" hat Ihr Kind/haben Deine Eltern, eine bestimmte Meinung zu vertreten?
- Welche Bedürfnisse haben die Eltern/hat das Kind möglicherweise in der Situation?
- Welche anderen Positionen kann man gegenüber dem Konflikt einnehmen?
- Hilft dieser Gedanke, sich so zu fühlen und zu verhalten, wie du es willst/Sie es wollen?

Als häufig sinnvolle therapeutische Intervention bei Eltern-Jugendlichen-Konflikten kann die Methode des „(Ent-)Katastrophisierens" benannt werden. Die Beteiligten werden aufgefordert, sich zuerst mit dem „worst case", dem schlimmsten Ausgang eines Problems zu konfrontieren, indem sie sich diesen konkret vorstellen und ausführlich beschreiben. Sehr häufig realisieren die Beteiligten im Rahmen dieses Prozesses selbst, dass es in der aktuellen Situation keine ausreichenden Belege für ein zwingendes Katastrophen-Szenario gibt. Zudem können die Beteiligten aber auch therapeutisch unterstützt konkrete Strategien entwickeln, sollte eine extrem ungünstige Entwicklung eintreten. In beiden Fällen werden ein vorher empfundener, meist unterschwelliger Alarmismus und damit verbundene Hilflosigkeitsgefühle besser reguliert, was die Möglichkeit einer problemorientierten Auseinandersetzung steigert. Bei der Betrachtung von „Worst case"-Szenarien, bzw. im grundsätzlichen Prozess des Hinterfragens von Annahmen, ist es therapeutisch sehr wichtig, die eigentliche Sorge oder Klage von Jugendlichen und Eltern – wenn auch nicht in diesem Ausmaß – immer wieder als nachvollziehbar und berechtigt zu spiegeln. Es ist auch zu berücksichtigen, dass die bestehenden Annahmen und auch Denkweisen der Familienmitglieder, mögen Sie auch aktuell noch so dysfunktional sein, möglicherweise von den Beteiligten dazu entwickelt wurden, um ein Erleben von negativen Gefühlen wie Ohnmacht, Frustration oder Kränkung, welche in einer früheren Situation erlitten wurden, aktuell unbedingt zu vermeiden. Je stärker der Widerstand der Beteiligten ausfällt, sich mit den eigenen Grundannahmen überhaupt kritisch auseinanderzusetzen, desto wahrscheinlicher ist es, dass die Grundannahmen in einem anderen Kontext von hoher funktionaler Relevanz waren. Die Schematherapie spricht in diesem Kontext von transgenerationalen Schemata und Botschaften, die weitergegeben werden. Auf elterlicher Seite lohnt sich deshalb häufig ein Rückgriff auf die elterlichen Erfahrungen in der eigenen Herkunftsfamilie (vgl. Kapitel 2.2), um die Entwicklung aktueller, nicht leicht veränderbarer Grundannahmen nachvollziehen zu können. Auch auf Seiten der Jugendlichen sind neben früheren Eltern-Kind-Interaktionen, auch belastete Interaktionen in anderen Kontexten (z. B. Mobbing-Situationen im Gleichaltrigenkontext) als Einflussgrößen zu berücksichtigen.

4. Entwicklung hilfreicherer Annahmen und Training der neuen Einstellung

An dieser Stelle unterstützen Therapeut:innen die Familienmitglieder bei der Suche nach einer angemesseneren oder hilfreicheren Überzeugung, die die identifizierte dysfunktionale Annahme ersetzen soll (vgl. hilfreiche Fragen in Kasten 21). In einigen Fällen kann bereits die therapeutische Umdeutung (Refraiming) eines definierten Problems zu einer verminderten Problemwahrnehmung führen (z. B. Etikettierung eines bestimmten Verhaltens des Jugendlichen als „normal pubertär" im Rahmen psychoedukativer Gespräche).

Kasten 21: Hilfreiche Fragen im Rahmen der Entwicklung neuer Annahmen

- Welche Überzeugung wäre in der gegebenen Situation realistischer?
- Was würden die meisten Leute in einer solchen Situation denken?
- Wie wäre der goldene Mittelweg bei diesem Thema?
- Wie könnten Sie sich/könntest du dich bei dem Thema anders verhalten?
- Welche Zugeständnisse können in der Situation gemacht werden?
- Wie sieht ein alternatives Verhalten konkret aus und wie würde der Konfliktpartner darauf reagieren?

Unterstützend kann an dieser Stelle eine Auswahl dysfunktionaler Annahmen und hilfreicherer alternativer Gedanken mit den Eltern (vgl. F24a Ungünstige Überzeugungen – Eltern) und mit den Jugendlichen (vgl. F24b Ungünstige Überzeugungen – Jugendliche) exemplarisch disputiert werden. Ziel ist es schließlich, eine angemessenere, hilfreichere Annahme für vorliegende Konfliktsituationen in der Familie zu finden. Diese soll als Selbstinstruktion ausgearbeitet und in einem positiv formulierten Satz zusammengefasst werden. In der Therapie sollen die Familienmitglieder überprüfen, ob sie diese Selbstinstruktion als passend erleben, sich diese „richtig anfühlt".

Es ist häufig sinnvoll, den neuen hilfreichen Gedanken im Rahmen eines Rollenspiels, ggf. auch als Stuhldialog (vgl. Kapitel 1.5.3.4), in der Therapie zu erproben. Dabei wird eine Konfliktsituation nachgestellt und die Jugendlichen oder ein Elternteil werden dazu aufgefordert, den neuen Gedanken einzusetzen. Dies kann bewusst geschehen, indem Therapeut:innen das Rollenspiel an einem bestimmten Punkt stoppen und das Familienmitglied bitten, sich den neuen Gedanken nochmal bewusst zu machen, ggf. diesen laut auszusprechen, in sich hineinzuhören, um nach dieser Unterbrechung das Rollenspiel zu Ende zu bringen. Auch wenn Rollenspiele künstlichen Charakter haben, schulen sie die Beteiligten darin, ihre Gedanken bewusst zu beobachten, und erhöhen somit die Wahrscheinlichkeit, dass die Person auch in einer realen Situation den neuen Gedanken einsetzt.

Prinzipiell sollen die Familienmitglieder fortlaufend trainieren, ihre Kognitionen in verschiedenen Situationen auf dysfunktionale Anteile hin zu untersuchen und angemessenere Überzeugungen zu entwickeln. Therapeutisch kann dieser Prozess unterstützt werden, indem die Familienmitglieder immer wieder angeregt werden, sich eine Situation möglichst konkret und lebhaft vorzustellen und damit verbundene Gedanken und Gefühle zu schildern. Mittels des Arbeitsblatts „F22 Ärgerprotokoll" kann der Prozess fortlaufend festgehalten werden, hilfreichere Gedanken/Einstellungen können auf dem Arbeitsblatt „F23b Wutpalme - Was bringt mich runter?" protokolliert werden. Auch hier kann in der Arbeit mit Jugendlichen die Problemlösetrainingsfunktion der JAY-App ergänzend hinzugezogen werden. Dabei meldet sich der gewählte Avatar mit einem individuellen, therapeutisch vorgegebenen Problem und die Jugendlichen werden im Rahmen eines Situationsanalyseschemas gebeten, dieses Problem zu lösen.

In der Therapiestunde ist es oft hilfreich, eine erarbeitete, hilfreichere Kognition zu stabilisieren, indem Therapeut:innen die Rolle des „Advocatus Diaboli" einnehmen und die Kognition, ggf. auf humorvolle Weise, massiv anzweifeln, so dass das jeweilige Familienmitglied die neue Überzeugung verteidigen muss. Auch dieser Prozess kann durch einen Stuhldialog in Szene gesetzt werden. Schließlich kann im Stuhldialog die Rollenverteilung auch umgekehrt werden, indem ein Familienmitglied zuerst die Zweifel gegenüber einer neuen Überzeugung erarbeitet und dann auf einem anderen Stuhl dieselbe verteidigt.

Beispiel: Stuhldialog mit einem Jugendlichen

In der therapeutischen Arbeit mit dem 17-jährigen P. stand seit geraumer Zeit die Betrachtung der Vater-Sohn-Beziehung im Vordergrund. P. wünschte sich gemeinsame Zeit mit dem Vater auf Augenhöhe, vermied aber schon sehr lange Kontakte zu seinem Vater, da er diesen in der Vergangenheit insbesondere im Kontext mit seinen schulischen Leistungen als sehr kränkend erlebt hatte. P. äußerte wiederkehrend die Befürchtung, dass es bei einer Annäherung zu erneuten „demütigenden" Aussagen des Vaters kommen könnte, die dieser gar nicht als solche bemerke. Bei Ansprache befürchtete P., dass ihn der Vater als „übersensibel" abstempeln könnte, wie dies in der Vergangenheit schon geschehen war. P.'s Grundannahme zu dieser Situation lautete „Mein Vater nimmt oft keine Rücksicht auf meine Gefühle und ich kann mich ihm gegenüber nicht behaupten". Nach eingehender Analyse und Überprüfung dieses Gedankens entwickelte P. einen hilfreicheren Gedanken mit folgendem Inhalt: „Ich kann nicht verhindern, dass mein Vater kränkende Äußerungen mir gegenüber macht, aber ich habe ein berechtigtes Bedürfnis nach Respekt, für das ich eintreten kann". Im ersten Schritt der Stuhldialog-Übung wurde das Bedürfnis nach Respekt, symbolisiert durch ein Kissen, auf einen Stuhl gesetzt und durch den Jugendlichen „interviewt". Indem P. Fragen zur Sinnhaftigkeit von respektvollem Verhalten stellte und gemeinsam mit der Therapeutin Antworten generierte, kam eine Sammlung von Argumenten für respektvolles Verhalten zustande (das Gegenüber fühlt sich wertgeschätzt, ernstgenommen, kann sich öffnen, Probleme können offen angesprochen werden, das Gegenüber ist motiviert, an einer gemeinsamen Idee mitzuwirken, Gesprächspartner fühlen sich wohl, können Vertrauen aufbauen – Respektlosigkeit führt hingegen zu einer gegenteiligen Dynamik). Im zweiten Schritt setzte sich P. mit dem Kissen auf den Stuhl und die Therapeutin stellte sich hinter denselben. Von dort aus machte die Therapeutin generalisierte kritische Bemerkungen zur Notwendigkeit von „respektvollem Verhalten", wie zum Beispiel: „Es müssen nicht immer alle mit Samthandschuhen angefasst werden, das ist doch nicht böse gemeint"; „Man muss doch auch mal ehrlich seine Meinung sagen dürfen, kein Grund gleich rumzuheulen"; „Man wird ja noch mal einen Witz machen dürfen, kein Grund gleich sauer zu sein"; „Wer sich immer so anstellt, kommt nicht weit im Leben"; „Anderen würde das schließlich auch nichts ausmachen" usw. P. übte auf diesem Weg, eine inhaltlich passende Antwort zu den Vorwürfen zu geben und sein Bedürfnis nach respektvollem Verhalten „zu verteidigen". Darüber hinaus fand er über die

Übung auch passende Formulierungen, die er in einem möglicherweise anstehenden Gespräch mit seinem Vater wirklich nutzen könnte.

Vor der Erprobung neuer Annahmen/Gedanken im Alltag ist es sinnvoll, die Familienmitglieder darauf hinzuweisen, dass sich diese im Vergleich zu den automatisierten Annahmen fast zwingend fremd und ungewohnt anfühlen werden. Im ersten Schritt können diese in Form eines Alltagsexperiments ausprobiert und beobachtet werden. Eine spätere Anpassung/Schärfung stellt somit einen natürlichen Vorgang in der Therapie dar.

5. Sensibilisierung für unangemessen starke Affekte (v. a. Ärger und Wut)

Im Rahmen eines Ärgerkontrolltrainings werden Eltern und Jugendliche dabei unterstützt die Entwicklung von eigenem Ärger und Wut bewusst wahrzunehmen und das Ausmaß zu kontrollieren. Häufig können Therapeut:innen bereits während gemeinsamer Stunden mit der Familie zumindest in Ansätzen beobachten, wie sich Ärger und Wut bei einzelnen Familienmitgliedern ausdrücken. Diese Beobachtungen können in die gemeinsame Reflexion zum Thema eingebracht werden.

Im ersten Schritt ist es sinnvoll, Ärger und Wut psychoedukativ als berechtigte Emotionen einzuführen, die wie alle Emotionen Signalfunktion haben. So entsteht Ärger beispielsweise, wenn wir an einem Vorhaben gehindert werden oder uns gekränkt, unfair behandelt, in unserer Ehre angegriffen fühlen. Ärger wird umso intensiver erlebt, wenn der ärgerverursachenden Person Kontrolle über die auslösende Situation zugeschrieben und ihr eine *böswillige Absicht* unterstellt wird, was häufig in Familienkonflikten zu beobachten ist. Wut kann als intensivere Form des Ärgers beschrieben werden. Sie ist vorrangig psychobiologisch fundiert und dient der Erweiterung/Verteidigung des Lebensraums bzw. der Sicherung von Grenzen. Wut ist mit einem gesteigerten *vegetativen Erregungsniveau* assoziiert und für die Beteiligten meistens leichter zu erkennen (z. B. hohe Körperspannung, sehr lautes Sprechen, erhöhte Durchblutung und schnellerer Herzschlag). Empfindungen von Ärger und Wut sind demgemäß nicht grundsätzlich dysfunktional, benötigen aber zeitweise eine bewusste Regulierung, um in einem Gespräch keinen destruktiven Einfluss zu haben. Es hat sich als hilfreich erwiesen, die Beteiligten dazu anzuregen, auch gegenüber negativen Affekten wie Ärger und Wut Selbstmitgefühl zu entwickeln. Dies gelingt leichter, wenn sich die Familienmitglieder vorstellen, wie ein guter Freund, eine gute Freundin oder „wohlwollender Begleiter" (vgl. Potreck-Rose, 2018, in Dresbach & Döpfner, 2020) sie in einer angespannten Situation im Umgang mit negativen Affekten beraten würde und welche Aussagen in diesem Moment für die Regulation von Ärger und Wut hilfreich wären. So könnte beispielsweise eine befreundete Person die wahrgenommene Emotion zuerst validieren: „Es ist in Ordnung, dass du Ärger oder Wut fühlst" und im zweiten Schritt fragen, welches Bedürfnis in der Situation offenbar beeinträchtigt wurde und ob dieses, z. B. in Form eines Wunsches, möglicherweise benannt werden kann. Indem die Familienmitglieder anschließend ihr Bedürfnis und daraus ableitbare Wünsche beschreiben, wendet sich das Gespräch von der reinen Äußerung von Frustration, Ärger oder Wut hin zu den Möglichkeiten, wie die Familienmitglieder mit dem geäußerten Bedürfnis umgehen können.

Zentral ist die Erfahrung der Beteiligten, dass negative Affekte nicht ausgeschlossen, sondern wahrgenommen, akzeptiert und ausgedrückt werden dürfen und dies auch in einem Familiengespräch für alle Beteiligten der erste Schritt ist, um negative Gefühle zu regulieren. Hier findet sich eine Nähe zum Begriff der Akzeptanz im Sinne der Akzeptanz-Commitment-Therapie (ACT), die die Bereitschaft umschreibt, durch eine urteilsfreie Wahrnehmung Gedanken, Erinnerungen, Gefühle und Körpersensationen anzunehmen, ohne zwingend und automatisiert auf sie zu reagieren.

Im Rahmen des Kommunikationstrainings (vgl. Kapitel 2.5.5) wird ein besonderes Augenmerk auf die Äußerung und die Aufnahme eines Gefühls als wichtiger Bestandteil für eine gelungene Kommunikation gelegt. Wird therapeutisch bei einer Familie grundsätzlich der Ausdruck und der Umgang mit Emotionen als schwierig eingeordnet, kann es sinnvoll sein, sich dem Thema „Emotionen" mit allen Beteiligten nochmal grundsätzlich zu nähern, indem viele verschiedene Emotionen gesammelt, beschrieben und ausgedrückt werden. So können z. B. mittels der 56 Bildkarten „Gemischte Gefühle" von Follenius (2021) auch mit der ganzen Familie recht unterhaltsam verschiedene Stimmungen thematisiert werden, z. B. indem die Familienmitglieder Zufallskarten ziehen und beschreiben, was sie mit der Karte verbinden, indem sich die Familienmitglieder pantomimisch Emotionen vorspielen, indem die Karten inhaltlich verschiedenen Stapeln zugeordnet werden und dies begründet wird und schließlich indem die Karten anfangs ersatzweise ausdrücken, wie sich jemand gerade fühlt.

Im Rahmen von Familienkonflikten soll mittels des Arbeitsblatts „F22 Ärgerprotokoll", welches bereits bei der Identifizierung dysfunktionaler Kognitionen eingesetzt wurde, mit den Beteiligten analysiert werden, wie stark Ärger/Wut bei welchem Anlass wahrgenommen wurde. Unter Rückgriff auf das kognitive Modell kann die Wahrnehmung von Ärger/Wut als Folge einer entsprechenden ärgerauslösenden Kognition/Annahme erklärt werden. Mit dem Arbeitsblatt „F23a Wutpalme – Was bringt mich rauf?" können sich die Beteiligten nochmal bewusst machen, welche Situationen „sie besonders auf die Palme bringen". Diese stellen somit eine besondere Herausforderung hinsichtlich der Affektkontrolle dar. Bei unangemessen starkem Ärger und Wut hat es sich als hilfreich erwiesen, die Familienmitglieder dazu anzuregen zu beobachten, wie sich bei ihnen Ärger auch körperlich äußert (z. B. hohe Körperspannung, empfundene erhöhte Temperatur, beschleunigter Herzschlag, Kribbeln im Bauch, zugeschnürter Hals, hektische Bewegungen, laute Stimme, Stirnrunzeln, strichdünne Lippen, starrer Blick). Die Beteiligten sollen sensibler dafür werden, wie und wann sie selbst und ggf. auch andere Beteiligte im Verlauf eines Gesprächs zunehmend unter Druck geraten. Fällt einzelnen Familienmitgliedern die Selbstbeobachtung von Anspannung/Ärger schwer, so wird auch hier die Durchführung eines Rollenspiels empfohlen, bei dem eine Konfliktsituation intensiv imaginiert und ausführlich auf die konkrete, möglichst sinnliche Wahrnehmung von Ärger und Anspannung fokussiert wird.

Die Berücksichtigung des eigenen Ärgergrades soll die Familienmitglieder in Konfliktsituationen in die Lage versetzen, darüber zu entscheiden, ob eine Auseinandersetzung angesichts der gegebenen aktuellen Anspannung sinnvoll weitergeführt werden kann, d. h. ob der Ärger kurzfristig reguliert werden kann oder ob vorerst ein Abbruch angemessener wäre. Im Rahmen von Eltern-Jugendlichen-Konflikten kann auch vorgeschlagen werden, dass sich einzelne Beteiligte gegenseitig Signale geben, um auf die Regulationsnotwendigkeit von übermäßigem Ärger hinzuweisen, z. B. die Mutter legt dem Vater die Hand auf den Arm, um ihn darauf aufmerksam zu machen, dass er aktuell sehr angespannt reagiert, oder die Beteiligten führen in Familiengesprächen regelmäßig kurze Pausen ein, in denen sie in Form einer Innenschau auf ihre Anspannung/Gefühle fokussieren. Wichtig ist, dass sich die Beteiligten auf ein gemeinsames Prozedere der Ärgerregulation, welches in der Regel therapeutisch vorbereitet wurde, verständigen. Nicht sinnvoll, sondern vielmehr schädlich sind spontane, häufig invalidierende Bemerkungen gegenüber einem Familienmitglied wie „Reg dich doch nicht (schon wieder) so auf" oder „Kein Grund so wütend zu reagieren", „Da musst du doch nicht heulen". Es ist wichtig, den Beteiligten zu vermitteln, dass ein offener Ausdruck von Gefühlen Mut erfordert, der immer gegenseitig unterstützt und respektiert werden sollte. Gleichermaßen sollte vor geplanten Problemgesprächen sichergestellt werden, dass die Stressbelastung der Beteiligten aufgrund anderer alltäglicher Belastungen nicht bereits sehr hoch ist. Bei chronifizierten Eltern-Jugendlichen-Konflikten sollten keine wichtigen Gespräche zwischen Eltern und Jugendlichen „nebenbei" initiiert werden. Ähnlich wie in der Geschäftswelt erhöht eine strukturierte Vorplanung die Wahrscheinlichkeit eines erfolgreichen Problemlösegesprächs erheblich.

Selbstverständlich können im Kontext von Eltern-Jugendlichen-Konflikten auch andere Emotionen wie zum Beispiel Traurigkeit, Hilflosigkeit, Insuffizienz, Angst oder Scham aktualisiert werden. Diese können in Konflikten vereinzelt auch von einer Ärgerreaktion überdeckt werden oder aber unmittelbar auf eine solche folgen. Die Wahrnehmung und Identifizierung dieser Emotionen im Kontext der familiären Konflikte sind bedeutsam und sollten durch Selbstbeobachtung weiter gefördert und ggf. im therapeutischen Einzelkontext thematisiert werden. Eine andere von Ärger verdeckte Emotion kann Aufschluss über die Erfahrungen einer Person in einem anderen, möglicherweise früheren Kontext geben. Sie sollten therapeutisch validiert und ggf. auch in den Austausch mit den Beteiligten gebracht werden, weil sich damit das Verständnis der Familienmitglieder untereinander grundlegend erhöht. So können sich beispielsweise Jugendliche in der Familie als schnell reizbar und möglicherweise auch ängstlich zeigen, weil sie sich aktuell zudem auch in Konflikten mit Gleichaltrigen befinden, die sie möglicherweise überfordern und „dünnhäutiger" machen. Möglicherweise zeigt sich die Kindesmutter in aktuellen Konflikten schnell reizbar, aber auch stark verunsichert und ängstlich, weil sie in einer früheren Beziehung mit einem anderen Partner in Konflikten viele entwertende Erfahrungen machen musste und diese auch aktuell erwartet.

Es ist in diesen Fällen therapeutisch einzuschätzen, inwieweit die begleitenden Emotionen im Rahmen der Bearbeitung der Familienkonflikte integriert und reguliert werden können oder ob sie eine Intensität erreichen, dass deren Regulation Einzelgespräche oder sogar einer Einzeltherapie bedarf.

Zeichnet sich zum Beispiel ab, dass Jugendliche in vielen alltäglichen Anforderungssituationen massive Insuffizienzgefühle entwickelt und sich vor diesem Hintergrund gehäuft Konflikte mit den Eltern abspielen, so ist therapeutisch initial an einer emotionalen Stabilisierung der Jugendlichen zu arbeiten und eine direkte Bearbeitung der Familienkonflikte würde möglicherweise nachrangig erfolgen. Stellt sich heraus, dass sich ein Elternteil nicht nur in der Familie, sondern auch in anderen Lebensbereichen extrem schnell gekränkt zeigt und schon die Bedürfnisäußerung anderer Familienmitglieder als Angriff versteht, dann sollte das hohe Kränkungspotential des jeweiligen Elternteils initial als Problem benannt werden. Bei stark dysfunktionalem Verhalten der Eltern sollte explizit eine eigene Behandlung angeraten werden.

6. Begrenzung von extremen Affekten in der akuten Situation

Im ersten Schritt ist es sinnvoll, die Beteiligten nach Strategien zu befragen, welche sie vielleicht selbst schon mal zur Regulation von Ärger in verschiedenen Settings (also auch im Beruf, in der Schule, außerhalb der Familie) erfolgreich eingesetzt haben. Grundsätzlich werden die Beteiligten ermuntert, den eigenen Ärger in der Situation möglichst früh und offen, aber nicht vorwurfsvoll, sondern in Form von Ich-Botschaften anzusprechen (z. B. „Ich merke, dass ich mich zunehmend ärgere. Ich möchte mich erst mal wieder beruhigen"). Da die explizite Benennung von negativen Affekten für viele Beteiligten ungewöhnlich ist, sollten individuell konkrete Sätze/Formulierungen dafür in der Therapie erarbeitet werden. (vgl. auch „Direkter Ausdruck von Gefühlen" im Kommunikationstraining in Kapitel 2.5.5)

Auch können alternative Bewertungen der wahrgenommenen Anspannung wie zum Beispiel: „Es ist ganz normal, wenn Eltern und Kinder in einigen Situationen völlig anderer Meinung sind und engagiert diskutieren", dabei helfen, die Anspannung anzunehmen und leichter zu regulieren. Mit den Beteiligten können im therapeutischen Rahmen individuelle Selbstinstruktionen entwickelt werden, die helfen, aufkommenden starken Ärger zu kanalisieren (vgl. auch „F26 Selbstinstruktionen zur Ärgerkontrolle"). Diese können in Konfliktsituationen in Form eines Mantras beruhigend eingesetzt werden. Kasten 22 beinhaltet eine Auswahl an „Ärger-Mantras", die die Ärgerregulation unterstützen können.

Kasten 22: Beispiele für individuelle Selbstinstruktionen zur Ärgerkontrolle

- Ich darf ärgerlich sein und kann dieses Gefühl mitteilen.
- Ärger ist ein Gefühl, das auf ein Bedürfnis hinweist. Welches?
- Person X ärgert mich nicht mit Absicht, sie kann sich selbst nur momentan nicht anders äußern.
- Manches Ärgernis erledigt sich von allein, ich kann abwarten.
- Ich muss in dieser Situation nicht sofort eine Lösung finden, ich kann mir Zeit nehmen.
- Ich muss Person X nicht kontrollieren, beeinflussen oder lenken.
- In dieser Familie dürfen alle ihre Meinung sagen. Das ist anstrengend, aber richtig.
- Ich bin ein gutes Vorbild, wenn ich gelassen bleibe.
- Wenn ich es schaffe, gelassen zu bleiben, kann ich vielleicht auch den anderen dabei helfen.
- Mir wird eher zugehört, wenn ich ruhig bleibe.
- Konflikte sind in einer Familie normal. Wir haben in Situation X trotz Ärger eine gute Lösung gefunden.

Zusätzlich kann eine Ärgerbegrenzung durch den Einsatz von Ärgerkontrollstrategien oder auch Stresstoleranzskills wie sie aus DBT-Manualen, z. B. dem interaktiven Skillstraining für Jugendliche von Bohus und von Auer (2017) oder Trasselli, von Auer und Gunia (2022), bekannt sind, erfolgen (z. B. Gefühlssurfing, entgegengesetzt Denken und Handeln). In der Praxis hat sich in der akuten Situation die Konzentration auf bewusstes, tiefes Durchatmen und das bewusste Zählen, ggf. auch rückwärts ab zehn, bewährt. Bei zu starkem Ärger sollte initial eine Distanzierung von der Situation erfolgen (erst mal rausgehen, sich ablenken, ggf. auch Anspannung durch kleine Aktivitäten abbauen oder kurze Einheiten von progressiver Muskelentspannung umsetzen), bevor weitergesprochen werden kann, wobei die Unterbrechung vorher angekündigt werden sollte. Ärgerregulationsstrategien müssen oft individuell angepasst und in der Therapie angeleitet werden. Es ist elementar, mit den Beteiligten zu erarbeiten, dass eine längere Phase der Einübung nötig ist, bevor eine Ärgerkontrollstrategie effektiv eingesetzt werden kann. In der Therapiesituation sollten bereits kleine beobachtete Ansätze der Ärgerregulation herausgearbeitet und positiv verstärkt werden (z. B. der Vater atmet tief in den Bauch bei Problemschilderung seiner Tochter). Verfügen Beteiligte schon über Techniken aus anderen Ansätzen wie Yoga oder Achtsamkeit/Meditation, können solche Techniken selbstverständlich mit einbezogen werden.

Strategien zum kurzfristigen Abbau von Ärger werden in „F27 Notfallbox" vorgestellt. Ausgewählte individuelle Ärgerkontrollstrategien können auf dem Arbeitsblatt „F23b Wutpalme – Was bringt mich runter?" gesammelt werden. Ergänzend kann hier mit den Jugendlichen die Funktion „Bewältigungsskills" der JAY-App eingesetzt werden, in der die Jugendlichen in Form von Entspannungs-, handlungs- und sinnesbezogenen Skills eine große Auswahl an kurzfristig einsetzbaren Strategien vorfinden, die sie ausprobieren können. Zudem können sie im Rahmen eines Videotagebuchs über ihre Erfahrungen damit berichten. Eine Weiterführung des Konfliktgesprächs sollte erst erfolgen, wenn alle Beteiligten sich dazu in der Lage sehen, gegebenenfalls unterstützt durch Kommunikationsregeln und Problemlöseprotokolle. Es ist wichtig, mit allen Beteiligten zu erarbeiten, dass die Unterbrechung des Konflikts bei übermäßigem Ärger oder sonstigen stark negativen Emotionen eines oder mehrerer Familienmitglieder kein grundsätzliches Versagen oder Ausweichen darstellt, sondern vielmehr eine kompetente Strategie, um eine stabilere emotionale Verfassung bei allen Teilnehmenden zu gewährleisten.

2.5.4.4 JOB der Woche

Erstellung eines „F22 Ärgerprotokolls" durch Eltern und Jugendliche (schriftlich oder als Sprachdatei), in dem stichwortartig die Konfliktsituationen einer Woche im Hinblick auf Gedanken, Gefühle und Verhalten beschrieben werden.

Erprobung von hilfreichen Gedanken und Strategien des Ärgerabbaus im Alltag: Eltern und Jugendliche werden dazu angehalten, die erarbeiteten hilfreicheren Gedanken und/oder Ärgerkontrollstrategien in Konfliktsituationen anzuwenden und auf dem Ärgerprotokoll zu dokumentieren; schriftlich oder als Sprachdatei.

Für Jugendliche ist auch der Einsatz der Erinnerungsfunktion, des Videotagebuchs sowie der Bewältigungsskills in der JAY-App möglich.

2.5.4.5 Mögliche Schwierigkeiten bei der Durchführung des Therapiebausteins

Den Beteiligten fällt es schwer, dysfunktionale Kognitionen zu identifizieren und/oder angemessenere Annahmen zu bilden: Die Identifikation und Veränderung dysfunktionaler Kognitionen findet hauptsächlich im Rahmen der Therapiestunden statt. Erst wenn diese Prozesse dort ausreichend lange eingeübt wurden, besteht eine Chance, dass Familienmitglieder das Prozedere auch außerhalb der Therapie allein durchführen können. Insbesondere beim Vorliegen kognitiver Einschränkungen bei den Beteiligten, wie z.B. einer Lernbehinderung, sind die Aussichten auf ein selbstständiges Analysieren von Kognitionen deutlich eingeschränkt. Hier sollte eine Überforderung einzelner Familienmitglieder vermieden werden. Möglicherweise bleibt die Analyse verzerrter Kognitionen auf die Therapiestunden mit hoher therapeutischer Anleitung beschränkt. Vereinzelt fällt es einzelnen Familienmitgliedern schwer, hilfreichere Gedanken in einer entsprechenden Konfliktsituation wirklich einzusetzen. Diese werden als fremd oder unpassend wahrgenommen. Hält dieser Eindruck über eine erwartbare Gewöhnungszeit an, sollte die Situation möglichst lebendig in der Therapiestunde nachgespielt werden. Entweder stellt sich heraus, dass das Familienmitglied von der neuen Annahme inhaltlich noch nicht wirklich überzeugt ist. In diesem Fall können Therapeut:innen erneut als Advocatus Diaboli in einen kritischen Dialog mit der neuen Annahme treten bzw. die Annahme im Rahmen eines Stuhldialoges symbolisch auf einen Stuhl setzen und dort hinsichtlich ihrer Gültigkeit befragen. Oder aber die neue Annahme ist inhaltlich stimmig, bedarf aber einer passenderen Formulierung, um sich für die Beteiligten „richtig" anzufühlen. Positiv hervorzuheben ist bei einer Nachbearbeitung in jedem Fall, dass die Person ihre Gedanken und Gefühle bis zu diesem Punkt schon gut beobachtet hat.

Die Ärgerregulation gelingt einzelnen Familienmitgliedern vor allem im häuslichen Setting nur unzureichend: Ärgerkontrolle steht in einem bedeutsamen Zusammenhang mit dem Ausmaß an Impulsivität, welches die einzelnen Personen auszeichnet. Sehr impulsive Menschen haben in der Regel deutlich stärkere Probleme, ihre Emotionen, so auch ihren Ärger, zu steuern. Dieser Unterschied kann therapeutisch herausgearbeitet werden, um unterschiedliche Outcome-Maße bei der Ärgerkontrolle zwischen verschiedenen Personen zu würdigen. Fällt einzelnen Personen die Ärgerkontrolle fortlaufend im familiären Setting schwer, kann es in der Übungsphase hilfreich sein, dass Familiengespräche – nach ausreichender Einübung in der Therapiestunde – anfangs mittels Videotherapie durch Therapeut:innen strukturierend begleitet werden. Empfehlenswert ist auch die Meidung von typischen „Konflikträumen" zu Hause, also Orten, an denen bisher häufig gestritten wurde. Auch kann es sinnvoll sein, wenn eine vertraute Person außerhalb des Familiensystems bei Konfliktgesprächen mit anwesend ist. In der Regel bringen auch schon kleine Ansätze der Ärgerkontrolle Erfolge, indem extrem eskalative Zuspitzungen vermieden werden. Sollte sich herausstellen, dass einzelne Familienmitglieder überdauernd erhebliche Probleme mit der Impuls- und Emotionskontrolle haben, sollte mit dem/der Jugendlichen das Thema der emotionalen Regulation in Einzelterminen vertiefend bearbeitet werden (vgl. Baustein 4 zur Emotionsregulation in SELBST-Gleichaltrigenprobleme) bzw. eine Einzeltherapie zur

Bearbeitung der Problematik bei den Eltern angeraten werden. Als hilfreiche Ergänzung kann nicht nur für Eltern mit Borderline-Persönlichkeitsstörung auf das Selbsthilfebuch „Sicher durch Stürme und Flauten“ von Buck-Horstkotte und Gabriel (2019) verwiesen werden.

2.5.5 Baustein 5: Kommunikationstraining

Indikation

Das Kommunikationstraining soll immer dann durchgeführt werden, wenn Familienmitglieder Schwierigkeiten haben, in angemessener Form, d.h. möglichst ruhig und konstruktiv über ein Problem zu sprechen. Familienmitgliedern gelingt es häufig nicht, Konflikte sachlich zu erörtern, u.a. weil die Gesprächsteilnehmer:innen sich nicht richtig zuhören, sich schnell ins Wort fallen, sehr schnell erregt und emotional, häufig auch aggressiv auf eine Äußerung reagieren oder in sehr anklagendem Ton sprechen. Meist werden solche kommunikativen Defizite auch in der Therapiestunden selbst deutlich oder zumindest berichtet. Es ist naheliegend, dass diese Schwierigkeiten den normalen Problemlöseprozess beeinträchtigen.

Inhalt und Ziele

Die Familienmitglieder sollen lernen, offen, konstruktiv und emotional kongruent miteinander zu sprechen. Insbesondere in Konfliktgesprächen werden die aufkommenden Gefühle von den Beteiligten meist nur geringfügig thematisiert und auch nur wenig gespiegelt, obwohl diese wichtige Informationen zur Konfliktverarbeitung beinhalten können. Im ersten Schritt werden typische Kommunikationsfallen vorgestellt, die in Konflikten häufig auftreten. Anhand des Arbeitsblatts „F28 Typische Kommunikationsfallen" können die spezifischen Probleme identifiziert werden, die die Familienmitglieder in der eigenen Kommunikation wahrnehmen. Hier kann ggf. auch eine Videoanalyse, z.B. vom letzten Konfliktgespräch in der Therapiestunde, hilfreich sein. Daran anschließend werden spezifische Fertigkeiten des Sprechens und Zuhörens vermittelt, die sich bereits in der Paartherapie als wirksam erwiesen haben (vgl. Hahlweg & Richter, 2010). Diese Fertigkeiten werden über Rollenspiele in der Therapiesituation, anfangs anhand von unbelasteten „Probethemen" erworben und eingeübt. Therapeut:innen fungieren als Berater:innen, die die Familie dazu anleiten, dysfunktionale Kommunikationsmuster zu unterbrechen und durch effektive Strategien zu ersetzen. Anschließend können auch reale Konfliktthemen mittels der neuen Techniken erörtert werden, wobei es dann hilfreich ist, die Kommunikationsstrategien mit der Problemlösetechnik, die in Kapitel 2.5.6 ausgeführt wird, zu verbinden.

Anzahl der Sitzungen

In der Regel werden etwa vier bis sechs Sitzungen benötigt.

Onlinematerialien

- F28 Typische Kommunikationsfallen
- F29 Richtiges Sprechen und richtiges Zuhören
- F30 Positive und negative Gefühle direkt äußern

Ablauf des Therapiebausteins

- Einführendes Gespräch über die Ziele des Bausteins
- Identifikation typischer Kommunikationsfallen und Entwicklung positiver Strategien
- Einübung von positiven Kommunikationsstrategien (Probethemen)
- Einsatz der erlernten Strategien bei realen Konfliktthemen

JOB der Woche

- Einübung der erlernten Strategien anhand von Probethemen oder realen Themen zu Hause; Übungen kurz protokollieren (schriftlich, als Sprachdatei); für Jugendliche auch Einsatz der Erinnerungsfunktion und des Videotagebuchs in der JAY-App.
- Ist therapeutisch geplant, dass eine Übungssequenz im Familienalltag per Videotherapie begleitet werden soll, so sollen seitens der Familie dafür die entsprechenden Vorbereitungen getroffen werden (z.B. Versammlung aller Teilnehmenden am großen Tisch im Wohnzimmer; Sicherstellung der notwendigen Technik).

Mögliche Schwierigkeiten bei der Durchführung des Therapiebausteins

- Einzelne Teilnehmende können sich nur unzureichend auf das Training einlassen, fühlen sich in der Beobachtungssituation unwohl, zeigen sich gehemmt.
- In den Übungssituationen zu Hause werden die Kommunikationsstrategien nur unzureichend umgesetzt.
- Einzelne Teilnehmende nutzen die Therapiesituation, vereinzelt auch erst die Übungssituation zu Hause mehr oder weniger verdeckt für vorwurfsvolle, abwertende oder invalidierende Aussagen.

2.5.5.1 Indikation

Bei Familienproblemen kann für die Durchführung eines Kommunikationstrainings fast immer eine Indikation gestellt werden. In der Regel nehmen Eltern und Jugendliche ggf. vorab in unterschiedlichen Konstellationen daran teil. Bestehen nur geringe Kommunikationsprobleme, sollte eine Stunde edukativ zumindest für die Vorstellung der relevanten Kommunikationsregeln verwendet werden.

2.5.5.2 Inhalt und Ziele

Eltern und Jugendliche sollen lernen, ruhig und geordnet sowie unter Einbezug ihrer emotionalen Befindlichkeit miteinander zu kommunizieren.

2.5.5.3 Ablauf des Therapiebausteins

1. Einführendes Gespräch über die Ziele des Bausteins

Mit den Teilnehmenden wird die Notwendigkeit einer guten Kommunikation bei der Lösung von Konflikten möglichst aktiv erarbeitet. In der Regel verfügen Eltern sowie Jugendliche über ein Basiswissen bezüglich günstiger Kommunikationselemente. Um die Komplexität des Themas zu verdeutlichen und auch darauf hinzuweisen, dass Missverständnisse kein grundsätzliches Defizit, sondern durchaus erwartbar sind, kann optional das Kommunikationsmodell von Friedemann Schulz von Thun (1981) anhand eines Beispiels vorgestellt werden. Mittels einer Aussage können mit den Familienmitgliedern die vier Seiten einer Botschaft (Sachebene, Beziehungsebene, Appellebene, Selbstoffenbarungsebene) erörtert werden (vgl. Kasten 23).

Kasten 23: „Das Essen ist heiß" – Die vier Seiten einer Botschaft

Situation: Stellen wir uns die Situation vor, dass die Mutter für die Familie gekocht hat und der Sohn am Tisch den ersten Bissen genommen hat. Der Sohn äußert den Satz: „Das Essen ist heiß" und will möglicherweise folgende Informationen auf den vier Ebenen mitteilen:

- *Sachebene:* Ich informiere dich/euch darüber, dass das Essen heiß ist.
- *Beziehungsebene:* Ich möchte dich/euch vor Schaden bewahren, weil ihr mir wichtig seid.
- *Appellebene:* Passt auf, dass ihr euch die Zunge nicht verbrennt.
- *Selbstoffenbarungsebene:* Ich versuche aufmerksam/hilfreich zu sein.

Möglicherweise kommt aber beim Empfänger (hier der Mutter) eine völlig andere Botschaft an. Sie „hört" und versteht die Botschaft des Sohnes auf den vier Ebenen eventuell so:

- *Sachebene:* „Das Essen ist heiß." – was für eine überflüssige Information, kalt kann man ja nun mal nicht kochen.
- *Beziehungsebene:* Mein Sohn hat immer etwas an mir auszusetzen.
- *Appellebene:* Er meint, dass am besten keiner mein Essen zu sich nehmen soll.
- *Selbstoffenbarungsebene:* Er hält sich für den erfahrensten Koch in der Familie – dabei bin ich das.

Entsprechend unerwartet kann die Reaktion der Mutter auf den Satz des Sohnes ausfallen von „Das hätte ich schon selbst gemerkt!!!!", „Übertreib doch nicht so – Pusten kann wohl jeder noch selbst!" bis zu „Nie kann man es dir recht machen!".

Die Frage ist daher, was Empfänger hinter den Aussagen vermuten, wie sie diese interpretieren und ob sie sich angegriffen fühlen. Natürlich kann eine Aussage auch tatsächlich als Vorwurf oder Angriff gesendet worden sein, aber es gibt eben häufig auch die Situationen, in denen eine Aussage nicht als Angriff gemeint ist, aber beim Empfänger so ankommt.

In der Regel kennen die einzelnen Familienmitglieder Situationen, in denen sie sich falsch verstanden gefühlt haben bzw. verdeutlichen mussten, dass sie etwas nicht so gemeint haben. Auch ohne ein theoretisches Modell können Kommunikationsprobleme mittels der Erfahrungen der Beteiligten erörtert werden und das Kommunikationstraining als ein Mittel eingeführt werden, welches dabei hilft, die typischen Fallstricke der Kommunikation zu vermeiden bzw. diese im Idealfall so anzusprechen (Metakognition), dass man danach konstruktiv weiter kommunizieren kann.

Selbstverständlich ist es wichtig, initial ressourcenorientiert mit den Familienmitgliedern zu analysieren, welche Strategien bei Familiengesprächen schon gut umgesetzt werden und diese auch bei allen weiteren Übungen explizit aktiv zu benennen. Da die therapeutische Rolle in der späteren Trainingsphase sehr direktiv sein kann, z. B. weil Therapeut:innen bei Fehlern die Beteiligten unterbrechen, oder auch den richtigen Gebrauch einer Regel anmahnen, indem sie Teilnehmenden ins Ohr „soufflieren", ist es sinnvoll, wenn die therapeutische Rolle vorher offen angesprochen wird. Es hat sich als hilfreich erwiesen, wenn Therapeut:innen auf humorvolle Art darauf hinweisen, dass sie zeitweise die Funktion der „Oberlehrer:in" im Rahmen der Übungen einnehmen werden. Gleichzeitig sollten Therapeut:innen auch während des Trainings darauf achten, ihre Aufmerksamkeit möglichst auf alle teilnehmenden Personen gleichmäßig zu verteilen. Es sollte weder bei den Eltern noch bei den Jugendlichen der Eindruck entstehen, dass eine bestimmte Person in den Hauptfokus der „Kritik/Verbesserungen" gerät. Relevant ist auch von Anfang an darauf hinzuweisen, dass das Erlernen der neuen Kommunikationsstrategien zwar einfach klingt, aber viel Übung benötigt und ein zeitweise mühsamer Prozess sein kann.

2. Identifikation typischer Kommunikationsfallen und Entwicklung positiver Strategien

Mit den Beteiligten können anhand des Arbeitsblattes „F28 Typische Kommunikationsfallen" häufig vorkommende Kommunikationsfehler erörtert werden. Es ist an dieser Stelle wichtig, die Teilnehmenden nicht mit Informationen zu überfordern. Gegebenenfalls fokussieren Therapeut:innen auf die Kommunikationsprobleme, die seitens der Familie selbst benannt oder in der Therapie bereits beobachtet werden konnten. Um einen höheren individuellen Bezug zu der Familie herzustellen, können auch Videosequenzen erstellt werden, die zwei oder mehrere Familienmitglieder in einer Problemdiskussion zeigen. Auch kann das Thema humorvoll aufgegriffen werden, indem die Familienmitglieder in Form eines Rollenspiels mit einem beliebigen Thema aufgefordert werden, so miteinander zu sprechen, dass das Gespräch recht sicher entgleist (z. B. indem die Beteiligten aneinander vorbeireden; in den Themen springen, sich unterbrechen). Erfahrungsgemäß werden an dieser Stelle sehr überzeichnet Kommunikationsprobleme dargestellt, die den Familienmitgliedern bekannt sind.

Ziel ist die gemeinsame Analyse häufiger Kommunikationsfehler und gleichsam die Erarbeitung hilfreicherer, positiver Strategien (vgl. F29 Richtiges Sprechen und richtiges Zuhören). Folgende positive Kommunikationsstrategien können erarbeitet und im zweiten Schritt im Rahmen von Probekommunikationen mit therapeutischer Unterstützung eingeübt werden:

- *Unterbrechungen:* Ein oder mehrere Familienmitglieder können mehrfach ihre Sichtweisen nicht ausführen, weil sie ungefragt unterbrochen wurden. Die sprechende Person fühlt sich meist nicht ausreichend respektiert, reagiert angespannt und genervt.
  Positive Strategie: Die Familienmitglieder werden angehalten, natürliche Gesprächspausen einzuhalten und darauf zu achten, dass ihr Gesprächsanteil nicht zu groß wird. Es können Gesten (z. B. Handheben) eingeübt werden, um die Teilnahme am Gespräch anzuzeigen. Eine Unterbrechung kann mit einem Satz wie „Entschuldigung, ich muss jetzt unbedingt etwas dazu sagen" eingeleitet werden. Prinzipiell sollten sich alle Familienmitglieder bemühen, kurze und prägnante Aussagen zu machen. Wenn Unterbrechungen trotzdem noch stattfinden, kann ein Objekt (z. B. ein Igelball) eingeführt werden: Nur die Person, die gerade den Igelball in der Hand hat, darf dann sprechen und gibt den Ball weiter, wenn die Aussage beendet ist.
- *Anklagende, vorwurfsvolle Aussagen/negatives Gedankenlesen:* Anklagende Aussagen sind mit einer starken moralischen Wertung verbunden und verursachen bei Empfängern ein starkes Gefühl des Verurteiltwerdens, so dass sie die Aussagen häufig fast reflektorisch zurückweisen. Sprechende Personen sollen Du-Aussagen wie z. B. *„Du* hältst dich einfach nicht an die Regeln." oder *„Du* bist unzuverlässig." möglichst vermeiden. Hier geht das Gegenüber mit hoher Wahrscheinlichkeit in eine Verteidigungsposition, wehrt evtl. auch aggressiv ab, so dass sich die Gesprächssituation negativ auflädt. Vereinzelt sind Anklagen auch mit negativem Gedankenlesen verbunden, wo einem Gegenüber spontan etwas unterstellt wird, was dieser bisher nicht im Sinn hatte. Zum Beispiel: „Du bist wieder zu spät nach Hause gekommen. Wie es uns damit geht, ist dir ja egal".
  Positive Strategie: Sprechende sollen in erster Linie „Ich-Botschaften" formulieren, die primär die eigenen Bedürfnisse und Gefühle gegenüber einer Problemsituation widerspiegeln. z. B. „Ich bin verärgert darüber, dass du gestern erst um 22:00 Uhr ohne Rückmeldung zu Hause warst, weil ich das Bedürfnis habe, am Abend zur Ruhe zu kommen und mir so aber Sorgen gemacht habe". Prinzipiell soll sich Kritik immer auf ein konkretes Verhalten in einer konkreten Situation beziehen und mög-

lichst nicht mit weiteren Spekulationen, z. B. über die Motive einer Person verbunden sein.

- *Verallgemeinernde und unkonkrete Aussagen:* Bei der Verallgemeinerung neigen Sprechende dazu, von einer speziellen Situation auf ein grundsätzliches Verhalten zu schließen. Satzeinleitung wie „Immer sagst du ..." oder „Nie hast du ..." unterstellen den Zuhörenden, dass sie generell etwas tun oder nicht tun, wobei solche Verallgemeinerungen meist nicht der Realität entsprechen. Bei Problemen soll ein Sachverhalt möglichst konkret, d.h. verhaltens- und situationsnah angesprochen werden. Insbesondere verallgemeinernde Verweise auf persönliche Eigenarten wie z. B. „Deine fordernde Art" führen meist nur zu Kränkungen und Abwehrreaktionen bei den Zuhörenden. Rückgriffe auf Beispiele in der Vergangenheit oder andere Situationen (Stichwort: alte Hüte) führen häufig zu weiteren Streitereien darüber, „wie die Situation wirklich damals gewesen ist", nicht aber zu einer konstruktiven Auseinandersetzung mit der aktuellen Situation.
  Positive Strategie: Es ist sinnvoll Worte wie „immer", „nie", „typisch" in Diskussionen möglichst zu vermeiden. Familienmitglieder sollten über ein konkretes Verhalten in einer konkreten Situation sprechen und eigene Bedürfnisse und das eigene Gefühl in einer konkreten, aktuellen Situation zum Ausdruck zu bringen.
- *Durch Dritte sprechen:* Situationen, in denen z. B. die Therapeutin angesprochen wird, aber ein anderes Familienmitglied gemeint ist, z. B. sagt eine Mutter an die Therapeutin gewandt: „Gestern ist Ben erneut zu spät gekommen". Durch die Vermeidung eines direkten Kontaktes fühlen sich die Empfangenden der Botschaft übergangen und werden naheliegend angespannt auf die Botschaft reagieren.
  Positive Strategie: Hier ist ein therapeutisches Umlenken an die richtigen Adressaten notwendig. Zum Beispiel durch die Aufforderung der Therapeutin: „Bitte sprechen Sie Ihren Sohn direkt an, wenn Sie ihm etwas sagen wollen".
- *Unterdrückte Gefühle, ausagierendes oder unpassendes non-verbales Verhalten:* Häufig werden vor allem negative Gefühle wie Ärger, Wut, Angst, Trauer, Schmerz oder Verletzung von den Familienmitgliedern nicht direkt und offen benannt, sondern kommen non-verbal, z. B. durch eine verschlossene Mimik, ein insgesamt verschlossenes Verhalten zum Ausdruck. Häufig wird der Blickkontakt nicht mehr aufrechterhalten, Teilnehmende wirken abwesend, gestresst, wenden sich ab, haben Tränen in den Augen, ohne aber ihre Befindlichkeit zu benennen. Vereinzelt passt das non-verbale Verhalten nicht zu getätigten Aussage, z. B. wird das Gespräch als förderlich betitelt, die Person ist aber offensichtlich bedrückt, oder eine Mutter äußert sich lächelnd über den Ärger, den sie mit dem Sohn empfindet. Eine Sonderform der Unterdrückung von Gefühlen ist die Rationalisierung derselben. Personen ziehen sich durch rationale Bewertungen auf eine vermeintlich distanzierte Sachebene zurück, z. B. indem sie äußern, „dass so eine Situation nicht in der Familie vorkommen sollte", vermeiden es aber, ihre direkte, meist negative Empfindung gegenüber der Situation zu äußern.
  Positive Strategie: Es ist sinnvoll, wenn Therapeut:innen zuerst als Modell die non-verbalen Signale der Beteiligten aufgreifen und wertfrei mit diesen erörtern, wie es ihnen gerade geht und möglicherweise auch welches Bedürfnis sie in der Situation wahrnehmen. Familienmitglieder sollen anschließend ermutigt werden, ihre eigenen Gefühle wahrzunehmen und offen zu äußern, umgekehrt auch bei anderen Familienmitgliedern auf geäußerte oder nicht geäußerte Gefühle, ggf. durch wertfreie Fragen, einzugehen und diese für ihre Offenheit positiv verstärken. Das Arbeitsblatt „F30 Positive und negative Gefühle direkt äußern" kann ergänzend mit den Beteiligten erarbeitet und als Vorlage genutzt werden.

Gibt es aus therapeutischer Sicht die Notwendigkeit für ein grundsätzliches Arbeiten an Wahrnehmung und Ausdruck von Gefühlen, kann das Thema auch nochmal gesondert mit allen Beteiligten aufgegriffen werden, indem viele verschiedene Emotionen gesammelt, beschrieben und ausgedrückt werden. In der Praxis u.a. vielfältig einsetzbar sind die 56 Bildkarten „Gemischte Gefühle" von Follenius (2021), z. B. indem die Familienmitglieder Zufallskarten ziehen und beschreiben, was sie mit der Karte verbinden, indem sich die Familienmitglieder pantomimisch Emotionen vorspielen, indem die Karten inhaltlich verschiedenen Stapeln zugeordnet werden und dies begründet wird und schließlich indem die Karten anfangs ersatzweise ausdrücken, wie sich jemand gerade fühlt. Therapeut:innen stellen ein Modell für die Familienmitglieder im Gespräch dar, wenn sie den Beteiligten aktiv zuhören, sich für ihre Gefühle interessieren, sich bemühen, diese genau wiederzugeben, auch solche Gefühle thematisieren, die nicht angesprochen wurden. Es ist therapeutisch relevant, der Validierung von Gefühlen genug Zeit zu widmen, auch um zu demonstrieren, dass die Thematisierung von Gefühlen und Bedürfnissen häufig sehr zielführend für einen Problemlöseprozess ist. Zeigen sich einzelne Personen anfangs stark irritiert, ggf. auch überfordert in diesem Kontext, sollte die Thematik im Einzelkontakt erarbeitet werden.

3. Einübung von positiven Kommunikationsstrategien (Probethemen)

Nachdem die individuellen Kommunikationsprobleme in einer gemeinsamen Analyse herausgearbeitet wurden, sollen jetzt bestimmte positive, hilfreiche Fertigkeiten anhand von unbelasteten „Probethemen“ eingeübt werden. Diese können von den jeweiligen Teilnehmenden frei bestimmt werden. Kriterium ist, dass die Themen zumindest neutral, gern aber auch positiv sind. Folgende Themen haben sich im praktischen Alltag bereits bewährt:

- Stellen Sie sich vor, Sie haben eine Million Euro im Lotto gewonnen. Wie sieht der erste Tag als Millionär bzw. Millionärin aus?
- Stellen Sie sich vor, Sie planen Ihren Traumurlaub. Welche Punkte sind für Sie wichtig?
- Beschreiben Sie eine schöne gemeinsame Erinnerung.

Aufgabe der Teilnehmenden ist nun, abwechselnd in kurzen zeitlichen Abständen (zu Beginn nur wenige Minuten) Aussagen zu den Themen zu formulieren. Dabei soll die sprechende Person die wesentlichen Sprecherqualitäten (kurze Botschaften, konkretes Geschehen, Ich-Botschaften) einsetzen. Zuhörende sollen aktiv zuhören, nicht unterbrechen und v.a. die gehörte Botschaft in eigenen Worten möglichst genau wiedergeben („Habe ich es richtig verstanden, dass ...?“) und hier insbesondere auch Gefühle mit ansprechen oder erfragen. Die Technik des Paraphrasierens soll gewährleisten, dass Zuhörende die Botschaft nicht sofort interpretieren, sondern erst einmal inhaltlich möglichst korrekt wiedergeben. Erst wenn Sprechende den Zuhörenden signalisiert haben, dass die Botschaft richtig wiedergegeben wurde, soll die zuhörende Person eine eigene Botschaft formulieren. Diese Art der bewussten, gesteuerten Kommunikation führt zu einer extremen Verlangsamung kommunikativer Prozesse, die einerseits impulsiv motivierte Kommunikationsfehler minimiert und dabei hilft, dass wichtige Bedürfnisse, häufig vertreten durch bestimmte Gefühle, zum Ausdruck kommen.

Therapeut:innen begleiten die Unterhaltung beobachtend und loben den Einsatz von förderlichen Kommunikationstechniken unmittelbar. Bei Fehlern können sie unterbrechen und zu einer gemeinsamen Reflexion anregen oder aber den Beteiligten einen Hinweis ins Ohr flüstern, so dass das Familienmitglied sofort eine neue Formulierung versuchen kann und der Kommunikationsprozess nicht unterbrochen wird. Das „Soufflieren“ wird sinnvollerweise vorher als Methode besprochen. Therapeut:innen sollten aktiv auf fehlende Anteile in der Kommunikation hinweisen (z.B. Gefühle häufiger ansprechen, Bedürfnisse identifizieren). Die Länge der Übung richtet sich nach den individuellen Fortschritten der Teilnehmenden. Erfahrungsgemäß haben diese unterschiedliche Stärken und Schwächen bei den Übungen, so dass sich ein gemeinsames Lernen einstellt.

4. Einsatz der erlernten Strategien bei realen Konfliktthemen

Anschließend sollen sich die Familienmitglieder einigen, welches reale Konfliktthema sie unter Einsatz der positiven Kommunikationsstrategien in der Therapiestunde besprechen wollen. Auch hier ist es günstig, therapeutisch auf ein graduiertes Vorgehen zu achten, indem zuerst ein Thema gewählt wird, das mit geringerer Anspannung einhergeht. Im Baustein 2.5.4 wurden bereits Ärgeranlässe mit damit verbundener Anspannung (z.B. mittels „F22 Ärgerprotokoll“ oder „F23a/b Wutpalme“) erhoben, so dass geeignete Themen für den Einstieg in der Regel schnell festgelegt werden können. Zeigt sich die Familie in der Umsetzung der Kommunikationsstrategien bezüglich der realen Konfliktthemen noch schnell überfordert, wird empfohlen, weitere Übungssituationen zu wählen, die noch nichts mit dem eigenen Familienalltag zu tun haben, z.B.:

- eine Diskussion mit verteilten Rollen über das Pro und Contra bezüglich des Tragens von Schuluniformen,
- über Vor- und Nachteile von autofreien Innenstätten,
- über Vor- und Nachteile von Gruppen- vs. Einzelarbeit.

Vereinzelt kann es auch sinnvoll sein, das Kommunikationstraining zügig mit dem Problemlösetraining (vgl. Kapitel 2.5.6) zu koppeln, da Letzteres noch zusätzliche Strukturierungshilfen anbietet.

2.5.5.4 JOB der Woche

Therapieaufgaben bestehen darin, dass die Familienmitglieder anfangs bewusst beobachten, wie die Kommunikation alltäglich in der Familie verläuft und welche positiven wie negativen Kommunikationsstrategien identifiziert werden können. Erneut können Jugendliche hier das Videotagebuch der JAY-App nutzen.

Im zweiten Schritt sollen die Familienmitglieder positive Kommunikationsstrategien bewusst im Alltag einsetzen und Ihre Erfahrungen damit protokollieren. Es kann ggf. interessant sein, wenn sich die Familienmitglieder gegenseitig bezüglich der Umsetzung der Strategien beobachten und dies in der Therapiestunde ausgetauscht wird.

Schließlich sollen die bisher in der Therapie initiierten Problemgespräche auch im familiären Alltag erprobt werden. Initial sollten solche Problemgespräche per Videotherapie therapeutisch begleitet werden, um die Übertragung des Gelernten in die häusliche Situation aktiv zu unterstützen. Anschließend wird die therapeutische Unterstützung sukzessive zurückgefahren, bis die Verantwortung vollends an die Familien im häuslichen Setting übergeben wird. Problemgespräche zu Hause können später z. B. auch mit einem Mobiltelefon aufgezeichnet werden. Die gemeinsame Kommunikation kann dann im Beisein der Therapeut:innen analysiert werden, die sich im Idealfall diese Situation, z. B. in Form einer übermittelten MP3/MP4-Datei vorher angehört und sich auf das Gespräch mit den Beteiligten vorbereitet haben.

Sollte es zudem eine der Familie nahestehende Personen geben, die als neutrale Außenstehende die Familie in diesem Lernprozess begleiten kann, kann dies zusätzlich sehr hilfreich sein.

2.5.5.5 Mögliche Schwierigkeiten bei der Durchführung des Therapiebausteins

Einzelne Teilnehmende können sich nur unzureichend auf das Kommunikationstraining einlassen, fühlen sich in der Beobachtungssituation unwohl, zeigen sich gehemmt oder ablehnend: Stellen sich obige Probleme ein, sollten sich Therapeut:innen in Form eines Einzelgesprächs die Zeit nehmen, um mit der jeweiligen Person die Problematik zu erörtern. Häufig ist das Kommunikationstraining vor allem zu Beginn für alle Beteiligten gewöhnungsbedürftig, Teilnehmende können sich von den eigenen Kommunikationsfehlern verunsichert und evtl. beschämt fühlen. Umso wichtiger ist der explizite Hinweis vor dem Kommunikationstraining, dass solche Trainings heutzutage auch im Berufsleben (z. B. in Unternehmen) regelmäßig durchgeführt werden, weil es an vielen Stellen Bedarf an „guter" Kommunikation gibt, diese wichtig ist und gelernt werden kann. Sollten sich einzelne Personen sehr unwohl fühlen, können in der Stunde weitere allgemeine Probethemen vorgegeben werden, die geringes Konfliktpotential haben, so das therapeutisch viel positiv verstärkt werden kann. Im weiteren Verlauf sollte das Training graduiert, also kleinschrittig und in kurzen Übungsphasen durchführt werden, um die Gewöhnung zu unterstützen.

In den Übungssituationen zu Hause werden die Kommunikationsstrategien nur unzureichend umgesetzt: Es ist naturgemäß eine wesentlich schwierigere Aufgabe, die erlernten Strategien im häuslichen Umfeld anzuwenden, wo die soziale Kontrolle des Therapiesettings entfällt und die Beteiligten schnell wieder in alte Gewohnheiten zurückfallen. Eine wichtige Vorbereitung für das Alltagstraining stellt deshalb einerseits die klare Strukturierung von Diskussionsthemen und Zeiten in der vorangegangenen Therapiestunde dar. Zentrales Augenmerk sollte anfangs auf den Austausch der Familienmitglieder gemäß der Kommunikationsregeln gelegt werden und nicht auf das Erreichen einer Problemlösung in einem Gespräch. So ist in der Familie bereits ein wichtiges Ziel erreicht, wenn alle Familienmitglieder konkret und authentisch ihre Gefühle und Bedürfnisse in einer Problemsituation benennen konnten. Demgemäß stellt eine 10–15 minütige Übungseinheit zu Beginn bereits ein ausreichendes Training dar.

Einzelne Teilnehmende nutzen die Therapiesituation, vereinzelt auch erst die Übungssituation zu Hause mehr oder weniger verdeckt für vorwurfsvolle, abwertende oder invalidierende Aussagen: Beobachten Sie ein solches Verhalten bereits im Kommunikationstraining vor Ort oder wird Ihnen dieses von einzelnen Familienmitgliedern nach Übungssitzungen zu Hause zugetragen, so sollten Sie im ersten Schritt die Betroffenen motivieren, dem Sender ein direktes Feedback zu seinen Aussagen zu geben, indem die Beteiligten die jeweiligen Äußerungen benennen und offen über ihr Unbehagen/ihre Gefühle gegenüber diesen sprechen. In der Therapiesituation sollten Sie aktiv das Familiengespräch an den geeigneten Stellen unterbrechen und die Beteiligten bitten, im Sinne eines Blitzlichtes eine kurze Rückmeldung zu ihrem Befinden zu geben. Unter Rückgriff auf funktionale Kommunikationsstrategien können Sie mit dem Sender erarbeiten, wie Botschaften positiver und direkter vermittelt werden können. Beobachten Sie anschließend, ob die jeweilige Person auf verdeckt aggressive Botschaften verzichten kann und verstärken Sie jede offene Kommunikation ihrerseits. Findet ein solches Verhalten nur im häuslichen Kontext statt und wird Ihnen zugetragen, bereiten Sie das Thematisieren der schwierigen Gesprächsinhalte mit den Betroffenen, ggf. auch im Rollenspiel, gut vor und erarbeiten Sie, wie sich Betroffene gegenüber verletzenden, provokanten Aussagen abgrenzen können, notfalls auch indem Sie das Gespräch bei weiterer Nichtbeachtung von Kommunikationsregeln ihrerseits beenden. Trauen sich einzelne Beteiligte das offene Ansprechen der Schwierigkeiten gegenüber einer bestimmten Person nicht zu, sollten Sie Ihre Unterstützung in einem gemeinsamen Familiengespräch im therapeutischen Setting anbieten, dann auch im zweiten Schritt ein Einzelgespräch mit der jeweiligen Person initiieren, um mit ihr in einem angeregten Perspektivwechsel die Schwierigkeiten in der Umsetzung positiver Kommunikationsstrategien zu erarbeiten. Es gilt anschließend die häufig nicht bewussten Motive, Bedürfnisse und Grundannahmen dieser Person gegenüber bestimmten Themen herauszuarbeiten, die mit dieser latent aggressiven Kommunikation verbunden sind (vgl. Kapitel 2.5.4). Dies können beispielsweise Ressentiments, teils auch Hassgefühle sein, die aus starken Verletzungen in der Vergangenheit resultieren, z.B. bei getrennten Elternteilen. Es ist im Einzelfall zu entscheiden, ob das Kommunikationstraining vorerst im therapeutischen Rahmen oder auch per Videotherapie begleitet im häuslichen Setting stattfinden soll.

2.5.6 Baustein 6: Problemlösetraining

Indikation
Die Anwendung dieses Bausteins ist immer dann sinnvoll, wenn die Familienmitglieder bei der gemeinsamen Besprechung von Konflikten deutliche Probleme haben, die allgemeingültigen Stufen des Problemlöseprozesses zu durchlaufen. Das heißt, es fällt den Beteiligten schwer, Probleme konkret zu benennen und zu definieren, mehrere alternative Lösungen zu einer Problematik zu bilden, Lösungsvorschläge sachlich zu bewerten und die Auswahl und Umsetzung einer gewählten Lösung adäquat zu verfolgen. In der Regel ist diesem Baustein das Kommunikationstraining vorgeschaltet.
Inhalt und Ziele
Das Problemlösetraining zielt darauf ab, den Prozess des Problemlösens in der Therapiesituation schrittweise mit der Familie einzuüben und die erlernten Strategien zunehmend in den Alltag der Familie zu transferieren. Gegenstand des Problemlösetrainings ist das Durchlaufen eines 6-Punkte-Schemas. Dabei kann der Prozess reversibel sein. Sollte die Familie Probleme mit einem bestimmten Stadium haben, kann sie auf das Stadium vorher zurückgreifen. Therapeut:innen bieten anfangs eher viel Unterstützung im Sinne der korrekten Einhaltung einzelner Schritte an, achten auf ein geordnetes Vorgehen, dass in der Regel den Prozess auch erheblich verlangsamt. Im Verlauf vermindern Sie Ihre unterstützende Funktion sukzessive, um die Selbstkontrolle und Selbstwirksamkeit der Familie zu fördern.
Anzahl der Sitzungen
In der Regel werden etwa vier bis sechs Sitzungen benötigt.
Onlinematerialien
• F31 Was ist das Problem? • F32 Welche Lösungen sind möglich? • F33 Welche Lösung passt? • F34 Individuelle Lösungsumsetzung • F35 Vertrag: Lösungsumsetzung Familie
Ablauf des Therapiebausteins
• Einführendes Gespräch über die Ziele des Bausteins • Erarbeitung adäquater Problemdefinitionen • Erarbeitung von vielfältigen Lösungsalternativen • Bewertung der Lösungsalternativen • Entscheidungsfindung für die beste Lösung • Planung der Umsetzung • Feedback zur Lösung
JOB der Woche
Je nach Therapieverlauf Vorbereitung der nächsten Stunden anhand der Arbeitsmaterialien; ggf. Aufnahmen von den Übungen zu Hause oder Übungen kurz protokollieren (schriftlich oder als Sprachdatei); für Jugendliche auch Einsatz der Erinnerungsfunktion und des Videotagebuchs in der JAY-App.
Mögliche Schwierigkeiten bei der Durchführung des Therapiebausteins
• Eltern/Jugendliche sind zu ungeduldig/drängen auf schnelle Lösungen. • Eltern und Jugendliche fallen in dysfunktionale Verhaltens- und Kommunikationsmuster zurück.

2.5.6.1 Indikation

Bei chronischen Familienkonflikten ist das Problemlösetraining fast immer indiziert, da die Familienmitglieder oft schon den Glauben an eine ruhige, eher sachlich orientierte gemeinsame Diskussion mit Perspektive auf konkrete Problemlösungen verloren haben. Beobachtbar ist, dass Konfliktthemen in Diskussionen häufig nur ungenau definiert werden. Es wird nicht lange genug nach verschiedenen Problemlösungen recherchiert, die Bewertung verschiedener Problemlösungen erfolgt sehr schnell und nicht sachlich genug. Gewählte Lösungswege werden nicht ausreichend spezifiziert und/oder nicht konsequent umgesetzt bzw. nachverfolgt. Zur Bearbeitung dieser Schwierigkeiten ist der Einbezug von Eltern und Jugendlichen in gemeinschaftlichen Sitzungen sinnvoll, ggf. anfangs auch nur in einer Dyade, dann auch mit Integration anderer relevanter Familienmitglieder.

2.5.6.2 Inhalt und Ziele

Training von grundlegenden Problemlösefertigkeiten in den Therapiestunden mit dem Ziel, dass die Familienmitglieder zunehmend selbstständig in gemeinsamen Gesprächen im Alltag zu tragfähigen Problemlösungen kommen.

2.5.6.3 Ablauf des Therapiebausteins

1. Einführendes Gespräch über die Ziele des Bausteins

Eltern und Jugendlichen wird das Sechs-Punkte-Schema des Problemlöseprozesses erklärt:

1. Die Definition und Beschreibung des Problems.
2. Die Erarbeitung von Lösungsalternativen.
3. Die Bewertung von Lösungsalternativen.
4. Die Entscheidung für die beste Alternative.
5. Die Planung der Umsetzung der Lösung.
6. Die Überprüfung der Umsetzung.

Es ist hilfreich und häufig auch motivierend, den Beteiligten zu vermitteln, dass dieser Prozess Allgemeingültigkeit hat und durchaus auch in Managertrainings zur Optimierung von Problemlöseprozessen mit Mitarbeiter:innen eingeübt wird. Relevant ist auch der Hinweis, dass der Problemlöseprozess nicht immer zügig und linear in dieser Reihenfolge verläuft, sondern dass es produktiv sein kann, zwischen verschiedenen Phasen zu wechseln bzw. sich für die Entwicklung einzelner Schritte genug Zeit zu nehmen. Demgemäß ist es nicht das Ziel, in jeder Therapiestunde alle Phasen des Prozesses zu durchlaufen, sondern die sukzessive Entwicklung zu einer gemeinsamen Lösung wertzuschätzen. In der Regel sind einzelne Schritte auch von einer Woche zur nächsten mit Hausaufgaben zur weiteren „Lösungsentwicklung“ verbunden. Wie bei jedem Training macht es auch hier Sinn, einen möglichst entspannten Einstieg zu finden. Um die einzelnen Schritte zu verdeutlichen, kann zu Beginn mit der Familie eine beliebige Beispielsituation durchgearbeitet werden. Ist das Prinzip verstanden, können konkrete Probleme der Familie ausgewählt werden. Vorab sollten Therapeut:innen mit den Beteiligten die vorliegenden häuslichen Problemsituationen nach ihrem Schwierigkeitsgrad einschätzen und ein Problem wählen, dass für alle Beteiligten zwar relevant, aber mit eher niedriger Konfliktintensität verbunden ist (vgl. graduiertes Vorgehen im Kommunikationstraining 2.5.5).

2. Erarbeitung adäquater Problemdefinitionen

Die erste Phase des Problemlöseprozesses hat zum Ziel, dass Eltern wie Jugendliche versuchen, den Gegenstand eines Problems möglichst kurz und prägnant zu schildern. Die Problemdefinition sollte nur aus wenigen Sätzen bestehen und möglichst konkrete Beschreibungen beinhalten. Ungute Gefühle dürfen geäußert werden, sollen aber nicht in Anklagen oder Vorwürfen münden (vgl. Kommunikationstraining 2.5.5). Es sollte sich zu Beginn um ein gut operationalisierbares Problem handeln, mit dem ein eher geringer Belastungsgrad einhergeht. Es ist anfangs therapeutische Aufgabe, die Familienmitglieder bei der Entwicklung einer möglichst klaren Problembeschreibung zu unterstützen und das Thema begrenzt zu halten. Zu Beginn können Therapeut:innen die Problembeschreibung verschriftlichen (vgl. „F31 Was ist das Problem?“), später sollte diese Funktion rotierend an ein Familienmitglied übergeben werden. Das Beispiel in Kasten 24 kann zur Orientierung dienen.

Kasten 24: Beispiel für Problemdefinitionen zum Thema „Zimmerordnung“

- *Problemdefinition des Jugendlichen:* „Meine Eltern beschweren sich ständig, dass mein Zimmer nicht aufgeräumt ist. Dabei ist es doch mein Zimmer und ich möchte allein darüber entscheiden, wann und wie ich aufräume. Darüber ärgere ich mich.“
- *Problemdefinition der Eltern:* „Uns ist es unangenehm, dass unser Sohn in seinem Zimmer saubere Sachen auf den Boden wirft, die dort verschmutzen, und er Essensreste dort aufbewahrt, bis sie schimmeln.“

3. Erarbeitung von vielfältigen Lösungsalternativen

An dieser Stelle wird die Familie mittels der Methode des „Brainstormings“ aufgefordert, möglichst viele Lösungen zu einem definierten Problem zu generieren. Das heißt, jedes Familienmitglied kann jede erdenkliche Lösung, die ihm einfällt, nennen und auf dem Arbeitsblatt „F32 Welche Lösungen sind möglich?“ protokollieren. Möglicherweise entstehen zusätzliche Ideen, wenn die Familienmitglieder darüber nachdenken, wie andere Familien das Problem lösen? Die Lösungsalternativen werden anfangs durch Therapeut:innen, später von den Teilnehmenden selbst protokolliert. Jegliche Kritik und Bewertung einer möglichen Lösung ist an dieser Stelle nicht erwünscht. Vielmehr geht es um die Förderung einer Vielzahl von Lösungsvorschlägen, da erfahrungsgemäß damit die Wahrscheinlichkeit für das Finden einer guten Lösung steigt („Es gibt viele Wege nach Rom“). Somit sind auch ungewöhnliche und „verrückte“ Lösungen erlaubt. Möglich sind auch die Kombination und Verbesserung von bereits vorgestellten Lösungen. Therapeut:innen fungieren auch hier in erster Linie als Moderator:innen, achten auf die formale Einhaltung der Regeln, z. B. dass keine abwertenden Bemerkungen und/oder abwertendes non-verbales Verhalten einschränkend einwirken. Zudem können Sie unter Rückgriff auf das Kommunikationstraining erneut an die Regeln guter Kommunikation erinnern, ggf. auch soufflieren (vgl. Kapitel 2.5.5). Therapeut:innen erbringen nur in Ausnahmesituationen möglichst zurückhaltend Vorschläge mit ein (z. B. „Andere Familien mit einem ähnlichen Problem haben über folgende Lösungen nachgedacht ...“), protokollieren die Ideen und beobachten zudem die Interaktion zwischen den Familienmitgliedern. Werden noch viele schwierige Kommunikationsprozesse in der Familie beobachtet, muss ggf. der Baustein 2.5.5 mit einzelnen oder allen intensiver bearbeitet werden. Kasten 25 fasst die gesammelten Lösungsalternativen zum Beispiel „Zimmerordnung“ zusammen.

Kasten 25: Beispiel für Lösungsalternativen zum Thema „Zimmerordnung“

Lösungsvorschläge Jugendliche:
- Meine Eltern betreten mein Zimmer gar nicht mehr und überlassen mir das „Chaos“.
- Einmal im Monat dürfen sie das Zimmer inspizieren und wir besprechen, was zu tun ist.
- Ich stelle einmal in der Woche verschmutztes Geschirr selbstständig in die Küche.
- Es wird ein Behälter für Essensreste in meinem Zimmer aufgestellt.
- Ich bekomme einen größeren Schrank, um Klamotten und anderes besser unterbringen zu können.
- Meine Mutter räumt einmal die Woche auf, wenn ich in der Schule bin.

Lösungsvorschläge Eltern:
- Verschmutztes Geschirr/Essenreste werden täglich durch die Jugendliche/den Jugendlichen entsorgt.
- Klamotten verbleiben nicht auf dem Boden, sondern zumindest auf dem Bett/im Schrank.
- Klamotten werden nur gewaschen, wenn sie in der Wäschetruhe liegen (bis spätestens Montagmorgen).
- Jugendliche räumen einmal in der Woche ihr Zimmer selbstständig auf. Ein Elternteil darf das kontrollieren. Jugendliche können diese Person auch um Hilfe bitten.
- Es werden nur noch neue Klamotten gekauft, wenn keine Klamotten mehr auf dem Boden liegen.
- Jugendliche dürfen kein Essen mehr mit ins Zimmer nehmen.

4. Bewertung der Lösungsalternativen

Erst in dieser Phase des Problemlöseprozesses sollen die gefundenen Lösungen seitens der Familienmitglieder hinsichtlich ihrer Vor- und Nachteile im Hinblick auf das Ziel bewertet werden (vgl. „F33 Welche Lösung passt“). Häufig müssen Lösungsvorschläge ggf. weiter spezifiziert werden (z. B. Was bedeutet ein aufgeräumtes Zimmer? Wann werden Klamotten in der Familie gewaschen?), um sie bewerten zu können. Im Rahmen dieses Bewertungsprozesses sollen die Konsequenzen einer Lösung eingehend analysiert werden. Jedes Familienmitglied sollte die kurz- und längerfristigen Folgen (a) für sich selbst, (b) für die Familie und (c) für das weitere soziale Umfeld (z. B. Geschwister/Verwandte) bei der Bewertung berücksichtigen. Folgende Fragen können den Familienmitgliedern helfen, die vorhandenen Lösungen für sich zu bewerten:
- Wird diese Idee mein Problem lösen?
- Wird diese Idee das Problem der anderen lösen?
- Wird diese Idee wirklich durchführbar sein und funktionieren?
- Handelt es sich um eine faire Lösung für alle Beteiligten?

Indem der Perspektivwechsel und die realistische Umsetzung bei der Bewertung explizit angeregt werden, kommen mehr realistische, kompromissorientierte Lösungen zustande. Dennoch fällt es den Familienmitgliedern in dieser Phase nicht immer leicht, die oft eigennützig geprägte Argumentation eines anderen Familienmitgliedes im Gespräch „auszuhalten“, so dass zu Beginn des Trainings therapeutisch hier neben häufiger positiver Verstärkung zweitweise eine direktivere Steuerung des Gesprächsverlaufs notwendig ist. Schließlich sollen Eltern und Jugendliche die verschiedenen Lösungen auf dem Arbeitsblatt „F34 Individuelle Lösungsumsetzung“ mit einem „Plus“ oder „Minus“ bewerten. Vertreten beide Elternteile die gleiche Meinung haben sie nur eine Stimme gemeinsam.

5. Entscheidungsfindung für die beste Lösung

Die Lösung, die von den meisten Beteiligten als positiv bewertet wird, kann als „Probelösung“ gewählt werden. Kann sich die Familie aber nicht auf eine Probelösung einigen, wird therapeutisch mit den einzelnen Mitgliedern nochmals die Flexibilität ihres Standpunktes hinsichtlich eines Kompromisses erörtert. Es kann überlegt werden, ob das Problem in Teilelemente aufgeteilt werden kann, so dass Unterlösungen möglich werden. So kann z. B. beim Thema Zimmerordnung zuerst nur auf die Entsorgung der Essensreste und nicht auf die am Boden liegenden Sachen fokussiert werden.

Zudem können die Lösungen hinsichtlich ihrer Kombinierbarkeit überprüft werden (z. B. Wäschekorb steht im Zimmer der Jugendlichen, nicht im Bad, Mutter holt die Wäsche dort raus). Es kann aber auch ratsam sein, nochmals auf die Stufe der Bildung von Lösungsalternativen zurückzugehen, um weitere konkrete Problemlösungen zu generieren. Hier besteht dann die Hausaufgabe (JOB der Woche) darin, dass Eltern und Jugendliche weitere Lösungen recherchieren.

6. Planung der Umsetzung

Ist eine Probelösung gefunden, sollen alle Mitglieder möglichst genau für sich selbst überlegen, was sie zur Umsetzung der gewählten Lösung beisteuern können (vgl. „F34 Individuelle Lösungsumsetzung“). Danach sollen die Verhaltensaufgaben für alle in einem Plan festgehalten werden. Das heißt, welches Familienmitglied welche spezifische Aufgabe hat und wann es diese wie zu erledigen hat (W-Fragen: Was, wo, wann, mit wem, wie oft usw.). Verhaltensaufgaben sollten verschriftlicht und mögliche Schwierigkeiten offen angesprochen werden. Anschließend kann ein Verhaltensvertrag erstellt werden, der die Bedingungen für alle Beteiligten beinhaltet (vgl. „F35 Vertrag: Lösungsumsetzung Familie“). Einzelne Verhaltenssequenzen können bei Bedarf auch im Rollenspiel vorab eingeübt werden (z. B., wenn vereinbart wurde, dass Eltern Jugendliche an etwas erinnern, kann die Situation simuliert werden, wie sie das tun sollen). Grundsätzlich ist es therapeutisch sinnvoll, den provisorischen Charakter der Lösung zu unterstreichen. Nicht selten erweist sich die Umsetzung von konkreten Problemlösungen in der Realität schwieriger als gedacht und eine weitere Anpassung der Problemlösung stellt somit keinen Misserfolg dar.

7. Feedback zur Lösung

In dieser Phase geht es um die Überprüfung der Frage, inwieweit die richtige Lösung in Form der Probelösung gefunden wurde. Erneut ist in der Feedbackrunde auf die Notwendigkeit eines möglichst sachlichen Austausches hinzuweisen, wo niemand mit Vorwürfen überzogen werden darf. Im Einzelnen muss therapeutisch angeleitet geklärt werden, wie den Beteiligten die Umsetzung ihrer Lösungsschritte gelungen ist und ob sie eine Verbesserung im Ablauf der Problemsituation wahrgenommen haben. Wenn die Umsetzung nur unzureichend erfolgte bzw. noch keine zufriedenstellende Veränderung für die Situation erreicht wurde, müssen die Handlungshindernisse analysiert und ggf. ein modifiziertes Problemlöseverhalten festgelegt werden. Gegebenenfalls müssen alle Stufen des Problemlöseprozesses beleuchtet und auf eine frühere Stufe zurückgegriffen werden (z. B. neue Problemdefinition). Wie bei allen Verhaltensaufgaben spielt die Compliance auch bei der Umsetzung eine entscheidende Rolle, d. h. die Motivation jedes Mitgliedes sollte von therapeutischer Seite kritisch überprüft und ggf. auch neutral im Einzelkontakt angesprochen werden. Liegt das Problem eher auf der Fertigkeitenebene, d. h., eine oder mehrere Personen hatten Schwierigkeiten ihre Verhaltensaufgabe tatsächlich angemessen durchzuführen, dann müssen Strategien entwickelt werden, die zum Ausgleich dieses Defizites beitragen. Eine gelungene Lösungsumsetzung wirkt in der Regel selbstverstärkend, da sich die Familienmitglieder wieder als effiziente Problemlöser erleben. Dennoch ist das differenzierte therapeutische Lob besonders zu Beginn des Trainings eine wichtige Unterstützung der Selbstwirksamkeit aller Familienmitglieder.

Grundsätzlich sollten am Ende jeder Stunde zuerst die positiven Aspekte und Fortschritte der Familie im Rahmen des Problemlöseprozesses durch Therapeut:innen rückgemeldet werden und die Beteiligten sollten sich eingeladen fühlen, selbst auch positive Erfahrungen rückzumelden. Erfahrungsgemäß kommen die Anteile, die noch besser gelingen könnten, ohnehin in ausreichendem Umfang zur Sprache. Hausaufgaben können sich als natürliche Verlängerung einer Sitzung ergeben. Bei nicht beendeter Sammlung von Lösungsalternativen, können die Familienmitglieder z. B. zu Hause weiter recherchieren.

2.5.6.4 JOB der Woche

Die wöchentlichen Therapieaufgaben orientieren sich am aktuellen Therapieverlauf und können in der Bearbeitung der jeweiligen Arbeitsmaterialien (vorbereitend oder ergänzend) sowie in der Durchführung und Aufnahme von Übungssequenzen mit der ganzen Familie oder der Teilfamilie zu Hause bestehen. Wurde therapeutisch geplant, dass eine Übungssequenz im Familienalltag per Videotherapie begleitet werden soll, so sollen seitens der Familie dafür die entsprechenden Vorbereitungen getroffen werden (z. B. Versammlung aller Teilnehmer am großen Tisch im Wohnzimmer; Sicherstellung der notwendigen Technik). Erstellte Videoaufnahmen können nach Vorankündigung in der nächsten Therapiestunde gemeinsam gesichtet und analysiert werden.

2.5.6.5 Mögliche Schwierigkeiten bei der Durchführung des Therapiebausteins

Eltern/Jugendliche sind zu ungeduldig, drängen auf schnelle Lösungen: Ein wesentlicher Lerneffekt beim Problemlösetraining liegt darin, dass sich die Familien für die gründliche Bearbeitung der einzelnen Stadien ausreichend Zeit nimmt, um eine wirklich tragfähige Lösung zu entwickeln, die von allen akzeptiert werden kann. Die Ungeduld einzelner Familienmitglieder sollte therapeutisch angesprochen werden. Wie bei jeder neuen Methode wird Übung benötigt, bis diese schneller von der Hand geht. Zwecks Motivierung aller Teilnehmenden ist eine regelmäßige Rückmeldung über Fortschritte und positive Ansätze wichtig. Es sollte stärker der Prozess der Problemlösung als das Finden einer „schnellen" Lösung therapeutisch verstärkt werden.

Eltern und Jugendliche fallen in dysfunktionale Verhaltens- und Kommunikationsmuster zurück: Das formale Durchlaufen des Problemlöseprozesses klingt auf dem Papier logisch und einfach. Tatsächlich birgt aber jede einzelne Phase die Gefahr, dass vorher eingeübte Strategien nicht ausreichend umgesetzt werden. Effizientes Problemlösen setzt voraus, dass sich Familienmitglieder auf Augenhöhe begegnen und destruktive Verhaltensweisen in Konflikten vermeiden. Es setzt ein gewisses Maß an Ärgerkontrolle voraus, um eine sachliche Haltung zu bewahren, zudem müssen grundlegende Kommunikationsregeln eingehalten werden. Wie bereits im Kommunikationstraining unter Kapitel 2.5.5 beschrieben, sollte nach ausreichender Einübung in der Therapiestunde das Problemlösetraining noch mehrfach mittels Videotherapie im häuslichen Setting therapeutisch begleitet werden, bis die Familie ihre Übungen ganz allein zu Hause durchführt. Sofern es der Familie nahestehende Personen gibt, die in der Lage sind, als neutrale Außenstehende die Familie in diesem Lernprozess zu begleiten, können diese miteinbezogen werden.

Zeigen sich häufiger dysfunktionale Prozesse bei einzelnen Familienmitgliedern oder im Zusammenspiel der Beteiligten, sollten die entsprechenden vorangehenden Bausteine aktualisiert werden und das Training sollte kurzzeitig wieder in der Therapiestunde vor Ort stattfinden (vgl. auch mögliche Schwierigkeiten bei der Durchführung des Kommunikationstrainings).

2.6 Phase 6: Zwischenevaluation und Zielerreichung

Inhalt und Ziele
Im Selbstmanagementansatz wird der regelmäßigen Zwischenevaluation und der Beurteilung der Zielerreichung viel Bedeutung beigemessen. Im besten Fall wurden Ziele oder Zwischenziele in der Familie erreicht und die Fertigkeiten, die die Beteiligten erfolgreich eingesetzt haben, können positiv verstärkt werden. Die Zwischenevaluation trägt aber auch dem Umstand Rechnung, dass sich vereinbarte Ziele als schwer erreichbar erwiesen oder sich verändert haben, indem sie zum Beispiel an ursprünglich angenommener Bedeutung verloren haben. Alle Familienglieder werden in der Zwischenevaluation angehalten, nochmal aktiv über den bisherigen Therapieprozess, ihre momentane Einschätzung der Zielerreichung und auch ihre Beteiligung zu reflektieren. Hier ergibt sich für Therapeut:innen erneut die Möglichkeit, erfolgreiche Lösungsschritte ressourcenorientiert herauszustellen, aber auch mit den Beteiligten Faktoren herauszuarbeiten, die der Verminderung der Familienprobleme noch entgegenstehen.
Anzahl der Sitzungen
In der Regel werden zwischen ein und drei Sitzungen benötigt.
Onlinematerialien
• G10 Problemliste • G11 Zielliste • G29 Verlaufsanalyse
Ablauf der Phase
• Ziehen einer Zwischenbilanz • Misserfolgs- und Widerstandsanalyse
JOB der Woche
• Zusammentragen von Veränderungen im Alltag, Gewichtung in Bezug auf die definierten Therapieziele zur Verminderung der Familienprobleme • Vervollständigen der „G29 Verlaufsanalyse“ • Sammlung möglicher Gründe für nicht zufriedenstellende Veränderungen • Jugendliche können durch die Erinnerungsfunktion der JAY-App unterstützt werden

2.6.1 Inhalt und Ziele

Spätestens nach 10 bis 15 Sitzungen von Phase 5, wenn sich keinerlei Veränderungen einstellen auch schon früher, wird eine Zwischenbilanz gezogen. Es wird mit Jugendlichen und Eltern überprüft, inwieweit sich belastende familiäre Prozesse verändert haben und ob bereits Therapieziele, die am Ende von Phase 4 festgelegt wurden, erreicht werden konnten (vgl. Abbildung 42).

Wenn Therapieziele bereits vollständig realisiert werden konnten, können bei Bedarf neue Therapieziele festgelegt werden, um die bestehenden Probleme noch weiter zu vermindern (vgl. Kapitel 2.4). Wenn die Familienprobleme hinreichend reduziert wurden und es keinen Bedarf für weitere Veränderungen gibt, wird angestrebt, die erreichten Veränderungen zu stabilisieren, um nachfolgend schrittweise die Therapie zu beenden (vgl. Kapitel 2.7). Wenn die festgelegten Therapieziele zumindest teilweise erreicht werden konnten oder bereits einzelne Zwischenziele realisiert wurden, wird mit den Beteiligten vor dem Hintergrund des bisherigen Behandlungsverlaufs entschieden, ob das Therapieziel weiterhin realistisch erscheint und ob die Beteiligten überhaupt weiterhin an dem ursprünglichen Therapieziel festhalten möchten. In diesem Fall werden die bereits begonnenen Interventionen fortgeführt und bei Bedarf optimiert.

Wenn sich keine hinreichenden Veränderungen eingestellt haben, wird versucht, mit den Beteiligten potenzielle Gründe zu identifizieren und diese zu bearbeiten. Prinzipiell können Ursachen für unzureichende Veränderungen auf der einen Seite darin begründet sein, dass vereinbarte Interventionen nicht umgesetzt

G11 Zielliste

für: Familie M.

Beurteiler: Mutter und Pia Datum:

Beurteilung der **vergangenen Woche**: Wurde eine **Verbesserung seit Therapiebeginn** erzielt?	**Im Vergleich zu Therapiebeginn:** +3 – erheblich verbessert, eigentlich kein Problem mehr +2 – deutlich verbessert +1 – etwas verbessert 0 – keine Veränderung –1 – verschlechtert
Therapieziel	**Fand eine Verbesserung statt?**
1 Pia die Schulaufgaben allein überlassen; nur bei Beauftragung draufschauen	+3 +2 +1 0 –1
2 Eine gute Zeit miteinander verbringen (zweimal die Woche abends zusammen essen)	+3 +2 +1 0 –1
3 Pia räumt einmal die Woche ihr Zimmer auf und geht täglich einmal mit dem Hund	+3 +2 +1 0 –1
4	+3 +2 +1 0 –1

Abbildung 42:
Beispiel für die Beurteilung der Zielerreichung (G11)

worden sind (mangelnde Compliance oder Widerstand), oder dass auf der anderen Seite die Interventionen durchgeführt wurden und sich keine Veränderungen eingestellt haben (Misserfolge im engeren Sinne). Wenn die in der Therapiesitzung festgelegten Therapieaufgaben im Alltag wirklich umgesetzt wurden, soll in einer Misserfolgsanalyse untersucht werden, warum die Interventionen nicht zu den gewünschten Veränderungen geführt haben. Haben die Beteiligten hingegen die vereinbarten Interventionen nicht (ausreichend) umgesetzt, wird in einer Widerstandsanalyse angestrebt, mögliche Ursachen herauszuarbeiten und diese zu vermindern. Im Anschluss daran kann dann eine weitere Interventionsphase zur Verminderung der Familienprobleme durchlaufen werden. Der Prozess der Zwischenbilanzierung wird in SELBST-Grundlagen (Walter et al., 2007) ausführlich dargestellt und an dieser Stelle zusammenfassend für die Therapie von Jugendlichen mit Familienproblemen beschrieben.

2.6.2 Ablauf der Phase

1. Ziehen einer Zwischenbilanz

Um Veränderungen bezüglich der Familienprobleme im Verlaufe der Therapie herausarbeiten zu können, ist es einerseits wichtig, dass Sie sich auf die in Phase 3 (vgl. Kapitel 2.3) mit den Beteiligten festgelegten Familienprobleme beziehen, die mit der Therapie vermindert werden sollen und die sich auf der „G10 Problemliste" befinden. Zum anderen ist für das Ziehen einer Zwischenbilanz auch die Berücksichtigung der in Phase 4 gemeinsam festgelegten Therapieziele wichtig (vgl. Kapitel 2.4).

Es obliegt der therapeutischen Einschätzung zu diesem Zeitpunkt, ob die Zwischenbilanz in einer gemeinsamen Sitzung mit Jugendlichen und Eltern oder lieber zuerst in Einzelgesprächen stattfinden soll. Um eine Zwischenbilanzierung vorzubereiten, sollten Sie alle Problemlisten seit der letzten Zwischenbilanz auf dem Arbeitsblatt „G29 Verlaufsanalyse" zusammenfassen und in eine Verlaufsanalyse übertragen (vgl. Abbildung 43).

Neben der Verlaufsanalyse zu den Familienproblemen, die zu Therapiebeginn im Zentrum standen, ist es auch sinnvoll, die Beteiligten anhand der „G11 Zielliste" eine aktuelle Beurteilung des Zielverhaltens vornehmen zu lassen (vgl. Abbildung 42). Im Gespräch (einzeln oder gemeinsam) bitten Sie die Beteiligten darum, zu verdeutlichen, inwieweit ihre Erwartungen an die Therapie erfüllt wurden und ob aktuell weitere familienbezogene Schwierigkeiten im Alltag auftreten. Nachfolgend konzentrieren Sie sich stärker auf die „G29 Verlaufsanalyse" und die Einschätzung der Beteiligten anhand ihrer Zielliste. Leiten Sie alle Beteiligten dazu an, aus der eigenen Sicht den Verlauf derjenigen Familienprobleme darzustellen, die Gegenstand der Therapie sind, und auch zu erörtern, inwieweit bereits Therapieziele erreicht wurden oder auch Zwischenziele realisiert werden konnten. Dabei ist es wie immer wichtig, dass Sie in Familiengesprächen dafür Sorge tragen, dass der Austausch einen konstruktiven Charakter beibehält – hierzu ist mitunter eine starke Strukturierung und Leitung des Gesprächs durch Sie als Therapeut:in notwendig. Wenn die Stimmung zwischen den Beteiligten sehr ange-

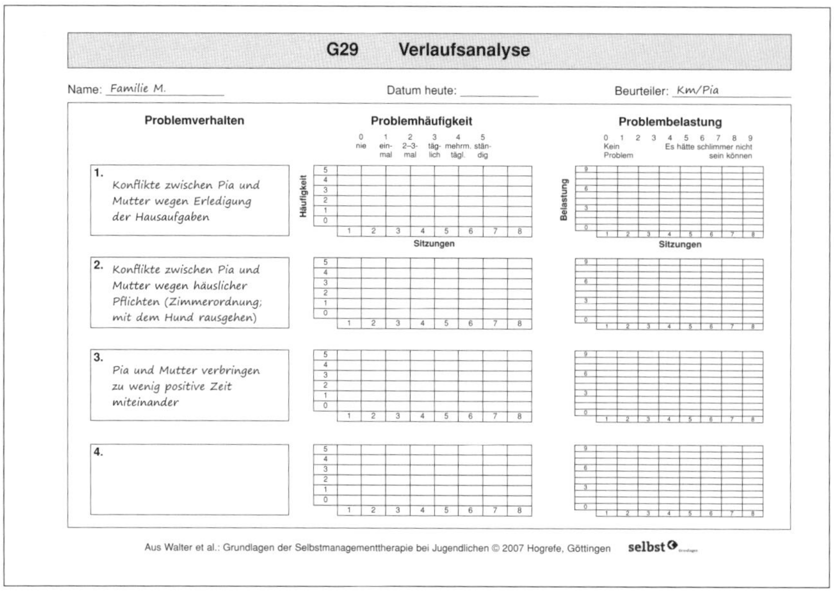
G29 Verlaufsanalyse

Name: *Familie M.* Datum heute: ______ Beurteiler: *Km/Pia*

Problemverhalten

1. Konflikte zwischen Pia und Mutter wegen Erledigung der Hausaufgaben
2. Konflikte zwischen Pia und Mutter wegen häuslicher Pflichten (Zimmerordnung; mit dem Hund rausgehen)
3. Pia und Mutter verbringen zu wenig positive Zeit miteinander
4.

Problemhäufigkeit

0 nie, 1 einmal, 2 2–3-mal, 3 täglich, 4 mehrm. tägl., 5 ständig

Häufigkeit – Sitzungen

Problembelastung

0 1 2 3 4 5 6 7 8 9
Kein Problem … Es hätte schlimmer nicht sein können

Belastung – Sitzungen

Aus Walter et al.: Grundlagen der Selbstmanagementtherapie bei Jugendlichen © 2007 Hogrefe, Göttingen selbst

Abbildung 43:
Beispiel für eine Verlaufsanalyse (G29)

spannt ist, versuchen Sie, auch die emotionale Ebene der Beteiligten anzusprechen und Regulationsunterstützung anzubieten (z. B. durch angemessene Validierung der Emotionen; Einsatz von kleinen Pausen). Achten Sie darauf, dass die Beteiligten bei der Zwischenbilanz einen individuellen Bewertungsmaßstab einnehmen und auch kleine Veränderungen positiv konnotieren. Achten Sie, wie immer, auf eine möglichst neutrale therapeutische Haltung. Wenn die familienbezogenen Therapieziele bereits teilweise erreicht wurden, ist es wichtig, mit den Beteiligten zu überlegen, ob eine unveränderte Fortführung der Interventionen Erfolg versprechend ist oder ob die laufenden Interventionen angepasst werden müssen – letzteres kann im Rahmen einer Widerstands- oder Misserfolgsanalyse geschehen (vgl. Punkt 2).

Wenn bereits alle in Phase 4 festgelegten Therapieziele erreicht wurden (maximal 4 Ziele, vgl. Kapitel 2.4) und weitere therapierelevante Familienprobleme bestehen, können Sie zu Phase 4 zurückkehren, um mit den Beteiligten weitere Therapieziele zu definieren und anschließend weitere Interventionen aus Phase 5 durchzuführen. Dies kann sich sowohl auf Familienprobleme als auch auf andere mögliche Schwierigkeiten beziehen. Achten Sie darauf, dass Sie die Beteiligten damit nicht überfordern – das Fortführen der erreichten Veränderungen bedeutet meist bereits eine erhebliche Anstrengung für die Beteiligten.

Wenn nicht nur Therapieziele bezogen auf die Familienprobleme, sondern auch Therapieziele aus anderen Bereichen erreicht worden sind und es keine weiteren therapierelevanten Probleme gibt, können Sie sich auf die Stabilisierung der Effekte und die Rückfallprävention konzentrieren (vgl. Kapitel 2.7).

2. Misserfolgs- und Widerstandsanalyse

Nicht selten treten Schwierigkeiten im Therapieprozess auf, die sich in der Therapiesitzung manifestieren können (vgl. den Abschnitt „Mögliche Schwierigkeiten“ in jeder Phase bzw. in jedem Therapiebaustein). Dies kann sich beispielsweise dadurch äußern, dass Beteiligte benötigte Unterlagen nicht bereithalten oder dass sie der Meinung sind, dass sich in erster Linie andere Bedingungen/andere Beteiligte ändern müssen. Häufig können schwierige Therapieverläufe dadurch zutage treten, dass die Therapieaufgaben nicht oder nicht vollständig erledigt worden sind. Solche Widerstandsphänomene *sind die Regel und nicht die Ausnahme*. Gehen Sie also immer davon aus, dass Therapieaufgaben eher nicht oder zumindest nicht vollständig erledigt werden, selbst dann, wenn sie genau vorbereitet worden sind und die Beteiligten ihrer Umsetzung zugestimmt haben. So ist es in der Regel zunächst normal, dass Jugendliche in Phase 4 familienbezogene Therapieziele definieren und sich dafür entscheiden, die Familienprobleme zu vermindern (indem sie sich beispielsweise vornehmen, sich zuverlässiger an Vereinbarungen zu halten, wie z. B. Pflichten zu Hause wahrzunehmen und sich mehr für Familienaktivitäten zu interessieren), dann aber die dafür notwendigen Schritte zunächst nicht umsetzen können. Häufig liegt dies daran, dass Teilnehmende (hier die Jugendlichen) erst im Alltag merken, dass eine reale Verhaltensänderung mit mehr Anstrengung verbunden ist, als erwartet wurde, und dass die Aufgabe oder Reduktion von selbstbezogenen positiven Aktivitäten (z. B. Chatten, Computer spielen) zugunsten familiärer Aufgaben „schmerzlicher“ ist als zuvor angenommen. Sie sollten es in diesem Fall vermeiden, eine moralisierende, vorwurfsvolle Haltung einzunehmen, um nicht Gefahr zu laufen, in die Rolle eines „mahnenden" Therapeuten bzw. einer „mahnenden" Therapeutin zu geraten. Auf der anderen Seite sollten Sie auch vermeiden, vorschnell aufzugeben und mit den Beteiligten, hier die Jugendlichen, zu beschließen, das Therapieziel (z. B. zuverlässige Übernahme von vereinbarten Aufgaben zu Hause) zu verwerfen. Zentral ist an dieser Stelle, die Beteiligten in ihrer Wahrnehmung, dass die Umsetzung z. B. schwieriger als gedacht ist, zu validieren, um die bestehenden Schwierigkeiten möglichst offen analysieren zu können.

Wenn die Beteiligten Ihnen mitteilen, dass sie gemeinsam erarbeitete Therapieaufgaben nicht umsetzen konnten, dann überlegen Sie mit ihnen ausführlich, welche Hindernisse Sie therapeutisch bei der Planung nicht beachtet haben. Analog können Sie mit den Beteiligten versuchen, die Ursachen für Misserfolge zu identifizieren, d. h. wenn die Therapieaufgaben durchgeführt wurden, sich die erwarteten Veränderungen aber nicht eingestellt haben. Meist ist es sinnvoll, zunächst offen mögliche Ursachen zu sammeln. Sie können aber auch einzelne Punkte gezielt ansprechen, wenn die Beteiligten nicht von sich aus entsprechende Faktoren identifizieren können. In Kasten 26 sind die wichtigsten Ursachen aufgeführt, die in SELBST-Grundlagen bereits allgemein diskutiert werden. An dieser Stelle sollen die einzelnen Ursachen für ungünstige Behandlungsverläufe auf Familienprobleme bezogen werden.

Kasten 26: Häufige Ursachen von Misserfolgs- und Widerstandsphänomenen

Divergierende Störungs- und Interventionskonzepte
- Divergierende Priorität von Therapiezielen
- Mangelnde Erfolgs- oder Kompetenzerwartungen
- Überhöhte Erfolgserwartungen
- Fehler bei der Abfolge und Planung der Interventionen
- Ausgeprägte Störung in der Eltern-Jugendlichen-Beziehung
- Nichtberücksichtigung anderer Faktoren
- Äußere Ereignisse verhindern die Durchführung
- Schwierigkeiten in der therapeutischen Beziehung

An dieser Stelle sollen die einzelnen Ursachen für ungünstige Behandlungsverläufe auf Familienprobleme bezogen werden:

- *Divergierende Störungs- und Interventionskonzepte:* Wenn Interventionen im familiären Bereich nicht durchgeführt werden, liegt dies häufig daran, dass die Beteiligten von dem Sinn der Interventionen nicht hinreichend überzeugt sind. So kann es beispielsweise dem Vater schwerfallen, sich für eine positive Zeit mit dem Sohn einzusetzen, weil er eigentlich der Meinung ist, dass es die Familienprobleme nicht gäbe, würde sich der Sohn initial nur etwas mehr bemühen, den Aufforderung der Eltern im Alltag Folge zu leisten. Wahrscheinlich ist es hier noch nicht gelungen, ein ausreichend differenziertes Störungskonzept mit dem Vater zu erarbeiten, welches auch die Wichtigkeit einer positiven Vater-Sohn-Beziehung im Kontext der Familienprobleme betont. Diskrepanzen, Unsicherheiten gilt es zu erfragen und mit den Beteiligten nachzuarbeiten.
- *Divergierende Priorität von Therapiezielen:* Selbst wenn ein gemeinsames Störungsmodell vorhanden ist, kann es sein, dass sich bei Jugendlichen oder Eltern die Therapieziele selbst oder ihre Prioritäten verändert haben. Obwohl beispielsweise Jugendliche ursprünglich einem Ziel zugestimmt haben, z. B. verstärkt an familiären Aktivitäten teilzunehmen, stellen sie fest, dass sie eigentlich zunächst mehr Zeit mit der neuen Partnerin/dem neuen Partner verbringen wollen, so dass ein dringender Wunsch besteht, dass die Eltern, z. B. am Wochenende, einen größeren Freiraum zugestehen. Solche Verschiebungen der Prioritäten müssen kommuniziert und ggf. neu verhandelt werden.
- *Mangelnde Erfolgs- oder Kompetenzerwartungen:* Um Interventionen im Alltag umsetzen zu können, müssen die Beteiligten zum einen der Meinung sein, dass die Interventionen zum Erreichen des fokussierten Therapieziels beitragen (Erfolgserwartung) und zum anderen davon überzeugt sein, die zur Durchführung von Interventionen notwendigen Fertigkeiten zu besitzen (Kompetenzerwartung). So kann ein Jugendlicher durchaus Interesse daran zeigen, mit seinen Eltern „angemessener" zu kommunizieren und dies auch zur Erreichung seiner Ziele als sinnvoll erachten (positive Erfolgserwartung). Er kann aber gleichzeitig auch der Meinung sein, dass er die notwendigen Kompetenzen (z. B. Impulskontrolle und passende Wortwahl/Eloquenz) nicht ausreichend besitzt und deshalb keinen ernsthaften Trainingsversuch starten. Natürlich ist es wichtig, auch in diesem Fall die Misserfolgs- und Inkompetenzerwartungen herauszuarbeiten, eventuell notwendige Kompetenzen im Einzelkontakt zu üben und/oder die Aufgabenstellung zu graduieren.
- *Überhöhte Erfolgserwartungen:* Häufig knüpfen Jugendliche oder Eltern hohe Erwartungen an Interventionen. So können die Eltern beispielsweise die Erwartung haben, dass sich durch wenige Stunden Kommunikationstraining im therapeutischen Setting häusliche Konflikte ganz abwenden lassen.

Außerdem nehmen manche Eltern oder auch Jugendliche erste kleinere Veränderungen häufig gar nicht wahr oder erleben sie als unzureichend und/oder werten diese als „Selbstverständlichkeit“ ab. Erarbeiten Sie in diesem Fall mit den Beteiligten erneut, dass es wichtig ist, selbst kleinere Zielannäherungen und Zwischenschritte als Erfolge wahrzunehmen (z. B. ist niemand in der Diskussion extrem „ausgerastet“, auch wenn es noch keinen Lösungsansatz gab) und den Teilerfolg als Schritt in die richtige Richtung zu verstehen.

- *Fehler bei der Abfolge und Planung der Interventionen:* Wurde eine bestimmte Intervention nicht richtig durchgeführt, kann dies auch daran liegen, dass zunächst andere Maßnahmen als Voraussetzung erforderlich sind. Wurden beispielsweise Übungen im Rahmen des Problemlösetrainings angesetzt, ohne das Kommunikationsfertigkeiten in der Familie ausreichend vorhanden waren, ist es wichtig, dieses Problem zu erkennen und entsprechende Kommunikationsübungen zu vertiefen. Grundsätzlich ist es empfehlenswert, jede Übung mit den Beteiligten in der Therapiestunde vorher verhaltensnah einzuüben, bevor sie als Hausaufgabe in den familiären Alltag transferiert wird. Die Beteiligten sollten mit einem ausreichenden Vertrauen in die häuslichen Übungen gehen, weil Übungseinheiten zu Hause ohne die Unterstützung des Therapeuten bzw. der Therapeutin deutlich schwerer durchzuführen sind.
- *Ausgeprägte Störung in der Eltern-Jugendlichen-Beziehung:* Misserfolgs- oder Widerstandsphänomene können auch ein Hinweis darauf sein, dass die Beziehung zwischen Jugendlichen und Eltern aktuell so stark belastet ist, dass sich die Parteien trotz geäußerter positiver Ziele aktuell nicht mehr konstruktiv begegnen können. Meist werden dann die Probleme und Schwierigkeiten sehr stark betont und wiederkehrend versagende Interventionen belegen die Unmöglichkeit einer aktuellen Besserung. An diesem Punkt ist kritisch zu prüfen, inwieweit eine gemeinsame ambulante Therapie aktuell tatsächlich eine ausreichende Maßnahme zur Verbesserung der familiären Situation darstellt und ob zusätzliche Hilfen, z. B. im Rahmen der Jugendhilfe, erfolgversprechend in das System integriert werden können. Vereinzelt stellt eine räumliche Trennung zwischen Eltern und Jugendlichen oder aber auch eine räumliche Trennung zwischen den Eltern eine geeignete Maßnahme dar, um das System initial zu entlasten und positive Erfahrungen in der Gemeinschaft wieder möglich werden zu lassen. An diesem Punkt kann den Jugendlichen weiterführend ein ambulantes Angebot gemacht werden, um sie im Umgang mit der belastenden Situation zu unterstützen.
- *Nichtberücksichtigung anderer Faktoren:* Zuweilen lassen sich Interventionen nicht implementieren, da andere Belastungen das Durchführen von Interventionen verhindern. Haben sich beispielsweise für die Jugendlichen stärker schulische Probleme in den Vordergrund geschoben, ist es möglicherweise sinnvoller, zuerst in diesem Feld eine Stabilisierung z. B. durch Interventionen aus SELBST-Leistungsprobleme zu etablieren. Befinden sich die Eltern in einer sich zuspitzenden Paarproblematik, sollte die Bewältigung derselben in den Fokus des Geschehens gerückt werden. Andere belastende Lebensereignisse, wie Tod eines nahen Verwandten, Unfälle, Erkrankungen, Verlust einer Arbeitsstelle können die Aufmerksamkeit aller oder einzelner Familienmitglieder erheblich einschränken, so dass auch diesen Faktoren, ggf. auch mit einer Zurückstellung oder Neujustierung von Interventionen im familiären Bereich, Rechnung getragen werden sollte.
- *Äußere Ereignisse verhindern die Durchführung:* Grundsätzlich ist es natürlich auch möglich, dass nicht vorhersehbare Ereignisse die Durchführung von Interventionen verhindern (häusliche Umbaumaßnahmen/Reparaturen, plötzliche Erkrankung eines Familienmitglieds). Derartige Ereignisse werden allerdings nicht selten von den Beteiligten vorgetragen, um die bereits beschriebenen realen Ursachen zu verbergen. Gerade wenn sich derartige Entschuldigungen häufen, sollten Sie auch an die oben beschriebenen Gründe denken.
- *Schwierigkeiten in der therapeutischen Beziehung:* Es ist schließlich auch denkbar, dass die Beziehung zwischen Jugendlichen und Therapeut:innen oder den Eltern und Therapeut:innen beeinträchtigt ist und diese daher nicht die notwendige Offenheit und das notwendige Vertrauen aufbringen können. Innerhalb der Widerstandsanalyse sollten Sie daher auch immer diese Möglichkeit in den Blick nehmen, supervisorisch erörtern und offen mit den Beteiligten ansprechen.

2.6.3 JOB der Woche

Zusammentragen von Veränderungen im Alltag und Gewichtung in Bezug auf die definierten Therapieziele zur Verminderung der Familienprobleme: Sie können die Beteiligten als JOB der Woche dazu anleiten, den Therapieverlauf der letzten Monate zu betrachten und zu überlegen, welche positiven und auch ggf. negativen Veränderungen stattgefunden haben. Hierbei sollten die Beteiligten auch einen individuellen Bewertungsmaßstab einnehmen und auch vermeintliche Kleinigkeiten oder „Selbstverständlichkeiten" beachten. Diese Überlegungen können dann in einer gemeinsamen Sitzung thematisiert werden.

Vervollständigen der „G29 Verlaufsanalyse": Sie können die Beteiligten dazu auffordern, in Vorbereitung auf die Zwischenbilanzierung ihre Problemlisten der letzten Therapiesitzungen (z.B. seit der letzten Zwischenbilanz) in die „G29 Verlaufsanalyse" zu übertragen und zur gemeinsamen Sitzung mitzubringen.

Sammlung möglicher Gründe für nicht zufriedenstellende Veränderungen: Wenn sich herausstellt, dass die Beteiligten der Meinung sind, dass ungünstige, gar keine oder keine hinreichenden Veränderungen bezogen auf die Familienprobleme stattgefunden haben, so können Sie alle dazu auffordern, bis zur nächsten Sitzung zu überlegen, welche möglichen Ursachen solchen ungünstigen Therapieverläufen zugrunde liegen könnten.

2.7 Phase 7: Stabilisierung und Rückfallprävention

Inhalt und Ziele
In der letzten Phase soll der therapeutische Fokus darauf liegen, die erworbenen Kompetenzen und die damit verbundenen Verhaltensänderungen im Umgang mit Familienproblemen bei den Beteiligten zu stabilisieren. Mit den Familienmitgliedern werden Möglichkeiten abgestimmt, wie sie vor dem Hintergrund des Erlernten zukünftig auftretenden Konfliktsituationen selbstständig begegnen können. Mit einer ressourcenorientierten Bilanzierung soll die Behandlung abgeschlossen werden.
Anzahl der Sitzungen
In der Regel werden zwischen drei und sechs Sitzungen benötigt.
Onlinematerialien
• G10 Problemliste • G11 Zielliste • G30 So geht's weiter • G31 Do and Don't • G32 Situationsanalyse und Notfallplan
Ablauf der Phase
• Stabilisierung von Verhaltensänderungen • Rückfallprävention und Verabschiedung
JOB der Woche
• Sammeln von möglichen Strategien, um einer erneuten Zunahme der Familienprobleme vorzubeugen; ggf. mit Mindmap/Jay-App/Sprachaufnahme • Zusammentragen von Interventionen, um mit neu auftauchenden Familienproblemen umzugehen; ggf. mit Mindmap/Jay App/Sprachaufnahme • Wöchentliche Familiengespräche • Ausfüllen der Arbeitsblätter „G31 Do and Don't" und „G32 Situationsanalyse und Notfallplan"
Mögliche Schwierigkeiten in Phase 7
• Veränderungen lassen sich nicht ausreichend stabilisieren. • Jugendliche und/oder Eltern haben trotz Behandlungserfolg Schwierigkeiten, die Behandlung zu beenden.

2.7.1 Inhalt und Ziele

Diese Phase hat das Ziel, die erreichten Konfliktlösekompetenzen in der Familie zu stabilisieren, dem Auftauchen von neuen Familienproblemen vorzubeugen, Strategien zum Umgang mit neuen Schwierigkeiten zu erarbeiten und die Therapie schließlich schrittweise zu beenden. Hierzu werden Strategien erarbeitet, um die erreichten Verhaltensänderungen auch ohne therapeutische Hilfe zu stabilisieren. Voraussetzung ist, dass keine weiteren therapierelevanten Familienprobleme vorhanden sind, die vereinbarten Therapieziele erreicht wurden, beziehungsweise für die Beteiligten ein Zustand erreicht ist, mit dem alle zufrieden sind. Es wird angestrebt, dass die Familienmitglieder, die in der Therapie neu erworbenen Fertigkeiten im Alltag auch nach Beendigung der Therapie weiter fortführen und sich gegenseitig dabei unterstützen. Darüber hinaus werden Strategien erarbeitet, um neu auftauchende Schwierigkeiten möglichst frühzeitig zu erkennen und mit ihnen angemessen umzugehen. Für den Fall, dass sich die erreichten Verhaltensänderungen nicht stabilisieren lassen, werden Maßnahmen festgelegt, die die Beteiligten dann einleiten können. Schrittweise wird die Behandlungsfrequenz zurückgenommen.

2.7.2 Ablauf der Phase

1. Stabilisierung von Verhaltensänderungen

Erarbeiten Sie erst getrennt mit den Jugendlichen und den Eltern, welche Strategien und Fertigkeiten zur Bewältigung der Familienprobleme im Laufe der Behandlung aufgebaut wurden, und notieren Sie diese. Sehen Sie gegebenenfalls nochmals zusammen mit den Beteiligten die eingesetzten Materialien der verschiedenen Bausteine aus SELBST-Familienprobleme durch und erstellen Sie eine Sammlung der hilfreichsten Strategien. Die Erarbeitung einer Mindmap, die zum Therapieende ausgehändigt werden kann, stellt eine sinnvolle Dokumentation und Erinnerungshilfe dar.

Lassen Sie die Beteiligten bewerten, welche der Strategien die Familienmitglieder mittlerweile sicher und selbstständig umsetzen können und in welchen Bereichen noch Unterstützung benötigt wird. Erörtern Sie, wie und durch welche Personen im Umfeld möglicherweise zusätzlich Unterstützung erhalten werden kann. Führen Sie die Erkenntnisse über hilfreiche Bewältigungsstrategien seitens Jugendlichen und Eltern in einem gemeinsamen Gespräch zusammen und halten Sie diese in Form einer gemeinsamen Mindmap fest. Betonen Sie hier übereinstimmende Erfahrungen, aber auch individuelle Lösungsstrategien, die aus Sicht der Beteiligten zu einem besseren Miteinander geführt haben.

Für den Zeitraum bis zur nächsten Booster-Sitzung können Sie maximal vier Fertigkeiten auswählen, an deren Etablierung Jugendliche und Bezugspersonen durch den Einsatz der entsprechenden Strategien arbeiten können. Dazu kann das Arbeitsblatt „G30 So geht's weiter" genutzt werden, auf dem die notwendigen Strategien notiert werden.

Sie können die Beteiligten bitten, diese Vereinbarung zu unterschreiben, um die Verbindlichkeit zu unterstreichen. Im SELBST-Grundlagenband wurde bereits dargestellt, dass in den Stabilisierungsplan lediglich Fertigkeiten aufgenommen werden, die bereits so gut etabliert sind, dass keine deutliche Verhaltensmodifikation mehr erforderlich ist. Zudem sollten auch Strategien zur Selbstmotivation und Selbstbelohnung integriert werden.

Jugendlichen und Bezugspersonen wird grundsätzlich empfohlen, analog zum Kommunikations- und Problemlösetraining ein regelmäßiges Familiengespräch durchzuführen. Hier soll besprochen werden, wie die aktuelle Familiensituation erlebt wird, welche positiven Begegnungen/Situationen im Miteinander wahrgenommen wurden, aber auch welche Konflikte/Problemsituationen aufgetreten sind. Dabei kann es hilfreich sein, Beobachtungen über einen gewissen Zeitraum zu nutzen, um zu klären, ob es sich um vorübergehend schwierige Situationen handelt oder ob überdauernde Konfliktthemen auftreten. Gibt es relevante Konfliktthemen, geäußert von einer oder mehreren Personen, sollte sich die Familie gemäß dem Familienproblemlösetraining um eine Lösung in den bekannten Schritten bemühen, dies ggf. in einem neu vereinbarten Termin, damit dem Prozess ausreichend Zeit zur Verfügung gestellt wird. Sie können der Familie das Arbeitsblatt „G32 Situationsanalyse und Notfallplan" als Strukturierungshilfe mitgeben.

Den Eltern wird zusätzlich empfohlen, sich im Rahmen von Elterngesprächen regelmäßig über ihr Erleben vom Alltag in der Familie auszutauschen. Hier können Eltern reflektieren, inwieweit sie sich gegenseitig in der Aufrechterhaltung neuer Verhaltensweisen unterstützen und Barrieren gemeinsam bewältigen können. Mit alleinerziehenden Eltern sollte erörtert werden, welche Personen im erweiterten sozialen Netz hilfreich sein könnten, um sich über die Situation der Jugendlichen und das eigene Erziehungsverhalten auszutauschen. Eine solche Person kann ersatzweise auch hilfreich sein, wenn ein Elternteil zu wenig Motivation zeigt, sich regelmäßig mit dem anderen über die Bewältigung von Erziehungsfragen/Familienproblemen auszutauschen. Gleichsam sollen die Bezugspersonen darauf achten, dass die erarbeiteten Blöcke zu Entspannung und Selbstfürsorge auch auf der Paarebene weiter erhalten bleiben.

Fassen Sie mit den Jugendlichen hilfreiche Sätze zusammen, die sie bei wiederholten oder neuen schwierigen Situationen in der Familie nutzen können. Mittels der JAY-App können Jugendliche auf ihre bisherigen Einträge zurückgreifen, aktuell schwierige Situation damit abgleichen und z. B. über den erneuten Einsatz von Problemlösetrainingsfunktion oder Bewältigungsskills entscheiden. Zudem können Therapeut:innen eine Audioaufnahme von Jugendlichen als auch Eltern mit dem Smartphone aufnehmen, um wichtige Skills auch langfristig verfügbar zu machen. Auf diese Weise steht die therapeutische Stimme als „gute innere Stimme" in schwierigen Situationen weiter zu Verfügung.

2. Rückfallprävention und Verabschiedung

Es ist sehr wichtig, dass Sie mit den Beteiligten in der letzten Phase der Behandlung auch einen möglichen Rückfall in alte Verhaltensweisen thematisieren. Dies betrifft Verhaltensweisen der Jugendlichen, der Eltern oder dysfunktionale Interaktionen in der ganzen

Familie. Vermitteln Sie den Beteiligten zunächst, dass es vermutlich auch in Zukunft vor dem Hintergrund anstehender Entwicklungsaufgaben im Jugendalter, aber auch den Veränderungsprozessen, denen die Eltern unterworfen sind, wieder zu neuen oder auch bereits bekannten, zeitweise überwundenen Schwierigkeiten kommen kann. Es sollte allerdings hierdurch nicht der Eindruck entstehen, dass alle Anstrengungen der vergangenen Monate umsonst gewesen sind. Es geht vielmehr darum zu verdeutlichen, dass das Auftreten von neuen Schwierigkeiten erst einmal normal ist. Verdeutlichen Sie den Beteiligten in diesem Zusammenhang, dass es wichtig ist, neue Schwierigkeiten in einem frühen Stadium zu erkennen, adäquat anzusprechen und gemeinsame Lösungen zu erarbeiten. Das bereits eingeführte Familiengespräch soll neben einer Stabilisierung von erlernten Kompetenzen auch einer Konfliktzuspitzung vorbeugen, die dadurch entsteht, dass die Beteiligten zu lange „zugewartet" haben, statt Probleme in einem frühen Stadium anzusprechen.

Wie in SELBST-Grundlagen umfassend dargestellt, ist es hierzu wichtig, mit Jugendlichen und den Eltern genau festzulegen, welche Strategien für jeden einzelnen im Alltag wichtig sind, um erneuten Schwierigkeiten vorzubeugen. Hierzu können Sie das Arbeitsblatt „G31 Do and Don't" zu Hilfe nehmen, auf dem Sie mit den Jugendlichen und den Eltern festlegen können, welche Strategien hilfreich sind und welche eher vermieden werden sollten (vgl. Abbildung 44).

Abbildung 45 zeigt das Beispiel eines missglückten Familiengesprächs aus der mütterlichen Perspektive und dazu gehörige Problemlösungsansätze, abgebildet auf dem Arbeitsblatt „G32 Situationsanalyse und Notfallplan".

Wenn diese Maßnahmen nach etwa zwei bis vier Wochen nicht zu einer Verbesserung führen, sollte sich die Familie wieder mit Ihnen in Verbindung setzen. Häufig genügen dann eine oder wenige Sitzungen, um neu auftretende Familienprobleme zu vermindern. In diesen Nachsorge- oder „Booster"-Sitzungen sollte Ihr therapeutischer Schwerpunkt im Sinne eines Fadings darauf liegen, die Beteiligten dazu anzuleiten, eigenständig Problembewältigungsstrategien zu entwickeln und bereits vorhandene Fertigkeiten gezielt einzusetzen.

Wenn Sie die Therapie beenden möchten, sollten Sie Ihre Unterstützung schrittweise zurücknehmen. Betonen Sie die Wichtigkeit eines regelmäßigen Austau-

G31 Do and Don't

Name: Max Datum heute: ____

Jugendlicher

1.
2. Bei Ärger Enspannungsskill aus der App einsetzen
3. Überlegen, wie andere die Ärgersituation lösen würden und ob das helfen könnte
4.

Mutter

1. Wenn Max sauer ist, auf keinen Fall hinterherlaufen
2. Nicht auf sofortiger Lösung des Problems bestehen
3. Katastrophengedanken mit Partner besprechen
4.

Vater

1. Die positive Zeit mit Max weiter pflegen
2. In Diskussionen mit Max ruhig bleiben bzw. bei Ärger das Gefühl auch offen ansprechen
3. Nicht ungefragt einmischen bei Stress zwischen Max und seiner Mutter
4. Für eigene Entlastung sorgen und regelmäßig entspannte Zeit mit der Frau

Abbildung 44: Beispiel für die Festlegung hilfreicher und nicht hilfreicher Strategien (G31)

G32 Situationsanalyse & Notfallplan

Name: Lea Datum heute: ____

Beurteiler: Mutter

Was ist passiert?

Es gab Streit beim letzten Familiengespräch. Wir sind sehr schnell aneinander geraten und haben dann früh abgebrochen.

Gab es besondere Auslöser?

Es war diese Woche sehr schwer, einen passenden Termin für alle zu finden. Lea kam zu spät. Deswegen hat es Kritik gegeben und im Verlauf haben noch die Geschwister gestört.

Wer hat wie reagiert?

Lea war sofort eingeschnappt. Wir waren als Eltern dadurch und auch wegen der Störungen durch die anderen Kindern ziemlich genervt und auch etwas überfordert.

Was sind die nächsten Schritte zur Problemlösung? Was kann wer tun?

- Zeitpunkt des Gesprächs mit noch mehr Vorlauf planen; im Zweifel verschieben, wenn's für eine Person zu stressig ist.
- Erstmal einen positiven Anfang finden, noch mehr auf ein entspanntes Ritual zu Beginn achten, z.B. Kleinigkeit essen; es muss nicht gleich geredet werden.
- Geschwister in der Zeit anders beschäftigen.

Abbildung 45: Beispiel zu Problemlösungsansätzen für ein missglücktes Familiengespräch (G32)

sches im Familiengespräch und die Pflege positiver Beziehungselemente. Dann reduzieren Sie schrittweise die Kontaktfrequenz, vereinbaren also beispielsweise nach einer Phase der Intensivtherapie mit einer Sitzung pro Woche vierzehntägige Termine. Wenn auch dann die Veränderungen weiterhin stabil bleiben, können Sie noch niederfrequentere, etwa vierwöchentliche Termine vereinbaren und so fort. Über ein schrittweises zurücknehmen der Kontaktfrequenz können Sie einerseits vermeiden, dass neu auftretende Familienprobleme zu einer erneuten Zuspitzung führen. In diesen niederfrequenten Sitzungen können Sie andererseits auch über gezielte positive Verstärkung der Beteiligten deren Bewältigungsbemühungen und auch deren Einsatz von positiven Fertigkeiten weiter stabilisieren und dadurch das Kompetenzvertrauen der/des Jugendlichen und der Eltern weiter stärken.

2.5.3 JOB der Woche

Sammeln von möglichen Strategien, um einer erneuten Zunahme der Familienprobleme vorzubeugen: Sie können als Therapieaufgabe die Beteiligten dazu anleiten, bis zur nächsten Sitzung mögliche Strategien zu überlegen und auch zu notieren, die jeder selbst einsetzen kann, um die Veränderungen auch weiterhin zu stabilisieren. Fordern Sie hierzu die Beteiligten dazu auf, anhand des Arbeitsblatts „G31 Do and Don't" zwischen förderlichen und ungünstigen Verhaltensweisen zu unterscheiden. In einer gemeinsamen Sitzung können Sie diese Strategien dann festlegen.

Etablierung eines regelmäßigen Familiengesprächs: Eltern und Jugendliche sollen regelmäßige Gesprächstermine einmal wöchentlich für ca. 15 bis 30 Minuten durchführen und sich hier bezüglich positiver Entwicklungen und kritischer Themen austauschen.

Zusammentragen von Interventionen, um mit neu auftauchenden Familienproblemen umzugehen: Als Vorbereitung für die Entwicklung eines „Notfallplans" können Sie die Beteiligten dazu ermuntern zu überlegen, was jedes Familienmitglied tun kann, um eine erneute Zuspitzung der Familienprobleme zu vermeiden. Die Beteiligten können hierzu das Arbeitsblatt „G32 Situationsanalyse und Notfallplan" zu Hilfe nehmen.

2.7.4 Mögliche Schwierigkeiten in Phase 7

Veränderungen lassen sich nicht ausreichend stabilisieren: Gelingt es Jugendlichen und/oder Eltern wiederkehrend nicht bestimmte in der Therapie bisher erfolgreich bearbeitete Problemstellungen allein, also ohne therapeutische Hilfe zu bewältigen, sollte im Rahmen einer Wiedervorstellung geklärt werden, welche Faktoren maßgeblich dazu beitragen, dass ein Umsetzen bisher erfolgreicher Strategien aktuell nicht gelingt. An diesem Punkt ist häufig ein Rückgriff auf das Störungsmodell (vgl. Kap. 2.3 in Phase 3) sinnvoll, um im Austausch mit allen Beteiligten herauszufinden, welche Punkte im Störungsmodell eventuell noch nicht ausreichend bearbeitet wurden. Gleichzeitig müssen aber auch die Auswirkungen von Faktoren eine Beachtung finden, die sich ggf. erst zum Ende der Behandlung eingestellt haben, zum Beispiel für Eltern neue akut belastende Situationen wie die Pflegebedürftigkeit eines Familienmitgliedes oder für Jugendliche der Verlust einer Liebesbeziehung. Erneut gilt es zu analysieren, ob die Familie von zusätzlicher Unterstützung durch Jugendhilfemaßnahmen profitieren würde, um bisher bereits erreichte Verbesserungen im Alltag auch langfristig umsetzen zu können.

Der Jugendliche und/oder die Eltern haben trotz Behandlungserfolg Schwierigkeiten, die Behandlung zu beenden: Nicht immer haben Eltern und/oder Jugendliche am Ende einer intensiven therapeutischen Zusammenarbeit ein hinreichendes Selbstvertrauen bezüglich der selbstständigen Lösung von Familienproblemen entwickelt. Hierbei ist es sehr wichtig, auf die verbesserten Kompetenzen aller Beteiligten hinzuweisen, einzelne stark verunsicherte Familienmitglieder auch dazu zu motivieren, aufmerksam zu beobachten, welche Lösungsbeiträge von den anderen Beteiligten gezeigt werden, auch wenn sie sich selbst noch unsicher fühlen. Häufig ist eine solche Phase durch das Angebot von zeitlich begrenzten telefonischen Therapiekontakten gut zu überbrücken.

Wird von den Eltern weiterhin ein hoher Beratungsbedarf wahrgenommen, sollte erörtert werden, inwieweit z. B. eine Erziehungsberatungsstelle ergänzend hinzugezogen werden sollte, wo im Rahmen von Gruppen- oder Einzelbetreuung schwierige Familiensituationen, aber auch Paarprobleme in größeren zeitlichen Abständen besprochen werden können. Zudem können auch die Jugendlichen überlegen, welchen weiteren Personen sie vertrauen und von wem sie Unterstützung in schwierigen Situationen mit der Familie zusätzlich annehmen möchten. Auch Jugendliche können sich zusätzlich um eine individuelle Anbindung in einer Familienberatungsstelle bemühen. Sowohl für Eltern als auch für Jugendliche stehen in der Erziehungsberatung zudem auch Online-Angebote zur Verfügung (z. B. seitens der Bundeskonferenz für Erziehung e. V.: www.bke-beratung.de/jugendberatung und www.bke-beratung.de/elternberatung).

Kapitel 3

Fallbeispiel Luca

Phase 1: Screening der Eingangsbeschwerden, Beziehungsaufbau und Informationsvermittlung

Die Mutter der 17-jährigen Luca nimmt wegen häufiger Konflikte im Umgang mit ihrer Tochter telefonischen Kontakt zur Therapeutin auf. Sie berichtet insbesondere im letzten Jahr von ausufernden Streitereien. Seit der offiziellen Trennung der Eltern gelänge es Mutter und Tochter nicht, selbst über alltägliche Kleinigkeiten angemessen zu sprechen, ohne dass die Situation in einem Streit eskaliere. Die Mutter erklärt, dass Luca sie als Mutter nicht ausreichend respektiere, sie geringschätzig behandle und ihr aus dem Weg gehe. Sie habe Sorge, dass sie als Mutter den Kontakt zur Tochter ganz verliere, zudem Luca aus mütterlicher Sicht noch mit anderen persönlichen Problemen belastet sei und sich insgesamt überfordere.

Die Kindesmutter wird seitens der Therapeutin über die Rahmenbedingungen der Behandlung informiert, insbesondere darüber, dass ein Behandlungswunsch auch seitens der Tochter gegeben sein müsse. Sie wird gebeten, die Tochter im Sinne der Transparenz vollumfänglich über das erste Gespräch zu informieren. Anschließend wird Luca ein Kennenlerntermin angeboten, den das Mädchen allein wahrnehmen möchte. Die initial zurückhaltende Luca erklärt sich nach einer Aufklärung über die therapeutische Schweigepflicht grundsätzlich bereit, an einigen Beratungsstunden zur Probe teilzunehmen, um das Verhältnis zur Mutter zu verbessern, wobei sie beklagt, dass sie sich von ihrer Mutter zu stark kontrolliert fühle und es aus ihrer Sicht nicht möglich sei, mit der Mutter sachlich zu reden. Aktuell würden sich Mutter und Tochter vollständig aus dem Weg gehen, es herrsche „Funkstille“. Von eigener psychischer Belastung oder gar angenommener Überforderung distanziert sich Luca anfangs energisch. Sie sei nur manchmal etwas traurig, wenn sich zu den Konflikten mit der Mutter noch Probleme mit ihrem aktuellen Freund gesellen würden. Sie wolle aber nicht, dass sich die Mutter dort einmische.

Phase 2: Multimodale Diagnostik – Erfassung individueller Probleme und Kompetenzen (in der Familie) sowie von übergeordneten Belastungen und Ressourcen im Umfeld

In der Untersuchungssituation zeigt sich Luca als ein altersgerecht entwickeltes, zurückhaltendes junges Mädchen, das vorliegende Probleme zu allen Qualitäten hin gut orientiert, sicher und differenziert schildern kann. Luca folgt dem Gespräch konzentriert, mit guter Ausdauer und ohne motorische Unruhe. Es können weder Ängste noch Zwänge oder somatische Beschwerden exploriert werden. Luca beschreibt ihre Stimmung im Zusammenhang mit ihrer Partnerschaft zeitweise als wechselhaft. Wenn Streit mit dem Freund und der Mutter zusammenkommen, beschreibt sie sich auch als phasenweise traurig-verstimmt und antriebsarm. Ansonsten keine inhaltlichen oder formalen Denkstörungen, keine Essstörungen. Keine Orientierungs-, Merkfähigkeits- und Gedächtnisstörung. Kein selbstschädigendes Verhalten. Keine Suizidalität. Sonstiger psychopathologischer Befund unauffällig.

Luca ist die älteste Tochter einer 42-jährigen medizinisch-technischen Assistentin, die in Teilzeit beschäftigt ist, und eines 43-jährigen Biologen, der aktuell arbeitslos ist. Sie hat einen drei Jahre jüngeren Bruder. Die familiäre Situation wird als harmonisch beschrieben bis zu dem Zeitpunkt, an dem der Vater an einer Depression erkrankt sei. Diese sei aufgrund der mangelnden Einsicht des Vaters bis heute nicht angemessen behandelt worden. Laut Kindesmutter habe der Kindesvater im Verlauf der letzten fünf Jahre den Job und zunehmend seine sozialen Bezüge verloren, sich aber trotz Drängen der Ehefrau nie in eine längerfristige Behandlung begeben. Zu Hause habe er sich reizbar und/oder depressiv gezeigt. Es habe sehr häufig Konflikte zwischen den Eheleuten gegeben, die familiäre Situation sei von sehr hoher Anspannung geprägt gewesen, was schließlich vor einem Jahr dazu geführt habe, dass die Mutter die eheliche Gemeinschaft beendet habe. Seit dieser Zeit lebe die Familie zwar in einem Haus, aber in getrennten Bereichen. Insbesondere Luca habe einen ganz eigenen Bereich mit Küche und Bad im Haus bezogen, wo sie überwiegend selbstständig lebe. Mutter und Tochter geben an, dass sich die Konflikte auf ihrer Beziehungsebene erst mit Trennung der Eltern eingestellt hätten, während vorher das Mutter-Tochter-Verhältnis gut gewesen sei.

Lucas frühkindliche Entwicklung wird als weitestgehend unauffällig beschrieben. Die Meilensteine der frühkindlichen Entwicklung wurden zeitgerecht erreicht. Luca sei mit sechs Jahren eingeschult worden und habe sich als gute Grundschülerin gezeigt. Sie sei ein eher zurückgezogenes Kind gewesen, habe viel gelesen. Zeitweise habe die Mutter sie zu mehr Gleichaltrigenkontakten gedrängt, die sich dann aber auch eingestellt hätten und stabil geblieben seien.

Engen Kontakt habe Luca immer mit ihrer Patentante (Schwester der Mutter) gehabt. Die Beziehung zu dieser sei allerdings in letzter Zeit belastet, weil die Patentante gegenüber Luca Position bezogen habe, da Luca aus ihrer Sicht die eigene Mutter respektlos behandele. Luca zeige sich jetzt seltener bei der Patentante, die die elterliche Trennung als familiäre „Katastrophe“ wahrnehmen würde. Das Verhältnis zum jüngeren Bruder wird als distanziert beschrieben. Dieser sei in engerer Verbindung mit der Mutter, würde auch mit dieser das Haus verlassen, sollte es zu einer räumlichen Trennung der Eltern kommen. Luca selbst beschreibt ihren Vater als unorganisiert, teils auch launisch, sie könne mit seinen Stimmungen aber wesentlich besser umgehen als mit der angespannten Mutter. Grundsätzlich sei es leichter mit dem Vater Absprachen zu treffen. Luca zeigt sich zuversichtlich, dass sie allein mit dem Vater den Haushalt bewältigen kann, wobei deutlich wird, dass Luca mehr häusliche Aufgaben übernimmt, als dies normalerweise von einem 17-jährigen Mädchen zu erwarten ist.

Luca besucht die 10. Klasse eines Gymnasiums, wo ihre Leistungen laut Mutter „besser sein könnten“, aber nicht extrem schlecht seien. Sie organisiere ihren Alltag völlig selbstständig, treffe sich mit Freunden, gehe aus, sei in den Augen der Mutter eher ein „Powermädchen“. Seit 10 Monaten habe sie eine Beziehung zu einem 18-jährigen Freund, der ein Berufskolleg besuche und bei dessen Familie sie sich oft aufhalte.

In der Conflict-Behavior-Questionnaire Cologne (Weiß, 1999) geben Luca und ihre Mutter ein überdurchschnittliches Ausmaß an dysfunktionalem Konfliktverhalten an (Durchschnitt über beide Perspektiven: 81,5). In der Issue Checklist Cologne (Hoppig, 2001) vermittelt vor allem die Mutter mit einem überdurchschnittlichen Gesamt-Score auch eine deutliche Intensität (Heftigkeit) bei den Eltern-Jugendlichen-Konflikten zu Behandlungsbeginn (RW=72). In der Checkliste-Konflikte (Rademacher, 2012) beklagen Mutter und Tochter gleichermaßen unangemessene Kommunikationsformen in gemeinsamen Gesprächen. Luca sieht noch stärker als ihre Mutter Probleme auf der Ebene der Affektkontrolle (Tochter: RW=9, Mutter: RW=5). In den SELBST-Fragebögen erzielt Luca einen überdurchschnittlichen Gesamtscore (RW=32). Der Gesamtscore der Mutter liegt mit einem RW von 36 knapp darüber. Beide verweisen auf Probleme im Bereich „Leistung“ und „Selbstwert“. Der von der Tochter ausgefüllte „Allgemeine Familienbogen“ (Cierpka & Frevert, 1994) verweist mit einem Gesamt-T-Wert von 78 auf überdurchschnittlich stark ausgeprägte Probleme in allen erhobenen familiären Funktionen, lediglich die Skala „Werte und Normen“ zeigt sich als grenzwertig auffällig (T=60). Während Luca im Youth Self Report (YSR; Döpfner, Plück & Kinnen, 2014) im Gesamtwert (T=62) nur grenzwertige Auffälligkeiten beschreibt, die sich auf somatische Beschwerden und aggressives Verhalten beziehen, nimmt die Mutter auf der Child Behavior Checklist (CBCL; Döpfner, Plück & Kinnen, 2014) eine höhere psychische Belastung der Tochter wahr (Gesamtwert T=65), wobei sie auf somatische Beschwerden und sozialen Rückzug verweist.

Diagnose nach multiaxialem Klassifikationsschema (ICD 10):

1. Anpassungsstörung mit längerer depressiver Reaktion (F43.21),
2. keine umschriebene Entwicklungsstörung,
3. durchschnittliche Intelligenz,
4. keine körperliche Symptomatik,
5. psychische Störung eines Elternteils,
6. leichte bis mäßige soziale Beeinträchtigungen.

Vortherapien: Vier Beratungstermine bei einer niedergelassenen Psychotherapeutin ca. ein halbes Jahr vor Behandlungsbeginn.

Therapieverlauf: Die Behandlung der Familienprobleme zwischen Luca und ihrer Mutter erstreckte sich über 13 Sitzungen, die in der Regel einmal wöchentlich stattfanden. Sechs von diesen Sitzungen wurden allein mit Luca durchgeführt. Drei Sitzungen fanden in Anwesenheit von Luca und ihrer Mutter statt. Vier Sitzungen wurden allein mit der Mutter durchgeführt.

Phase 3: Problemanalyse und Erarbeitung eines Störungskonzeptes

In einem gemeinsamen Termin mit Mutter und Tochter imponierte der scharfe, vorwurfsvolle Ton, den die Mutter im direkten Kontakt mit der Tochter anschlug. Zudem zeugte der Kommunikationsstil der Mutter von hoher Impulsivität. Obwohl Luca gegenüber den Vorwürfen der Mutter vergleichsweise entspannt blieb, wurde entschieden, zuerst Einzeltermine mit Mutter und Tochter durchzuführen.

Mutter sowie Tochter beschrieben übereinstimmend als Hauptproblem die aggressive Stimmung bei jeglichen Alltagsabsprachen, die sich sehr schnell zwischen beiden einstelle. Da sie sich ansonsten aus dem Weg gingen, würden die aktuellen Kontakte fortlaufend negativ erlebt.

In Einzelstunden wurde nun sowohl die Mutter als auch die Tochter dazu exploriert, welche Faktoren aus der jeweiligen Sicht zu der hohen Anspannung im Mutter-Tochter-Verhältnis beitragen. Grundsätzlich benannten beide die psychische Erkrankung des Vaters als wichtigen ätiologischen Faktor für die Entstehung der familiären Schwierigkeiten insgesamt.

Die Mutter erklärte dann in erster Linie angenommene „innere Konflikte“ von Luca für das streitlustige Verhalten ihr gegenüber verantwortlich. Sie problematisierte in diesem Zusammenhang Lucas Beziehung zu ihrem aktuellen Freund, mit dem sie sich sehr schnell auf eine enge Beziehung eingelassen habe, was Luca aus Sicht der Mutter emotional überfordere. Luca lasse sich von der Mutter zu deren Bestürzung allerdings in dieser Hinsicht nichts sagen. An anderer Stelle erklärt die Mutter, dass sich Luca vor dem Hintergrund der elterlichen Auseinandersetzungen jetzt „wohl eher beim Vater sehe“, was sie aber nur bedingt verstehen könne, weil sich dieser auch Luca gegenüber ungeduldig und aufbrausend gebärde.

Luca hingegen zieht sich vor allem auf das Erklärungskonzept zurück, dass ihre Mutter sie einfach zu stark kontrollieren wolle. Sie selbst wolle aktuell „einfach nur ihr eigenes Leben führen“ und sich um ihre eigene Beziehung kümmern. Luca verweist darauf, dass die Mutter selbst seit geraumer Zeit einen neuen Partner habe, mit dem sie voraussichtlich zusammenziehen werde. Sie unterstreicht die Erwartung, dass die Mutter sich nicht mehr so stark in ihr Leben einmischen soll und verdeutlicht, besorgte Rückmeldungen der Mutter ihr gegenüber als defizitorientiert und negativ zu erleben.

Von der Therapeutin wird als Faktor für die Aufrechterhaltung der Konflikte ergänzend noch die Tatsache benannt, dass Mutter und Tochter aufgrund der gegenseitigen Vermeidung aktuell keine positiven Erfahrungen miteinander machen, was das Gewicht der Konflikte im gegenseitigen Erleben erhöhe. Zudem wird die impulsive Kommunikation vor dem Hintergrund aktuell negativer Erwartungshaltungen zwischen beiden Parteien reflektiert. Mutter und Tochter bestätigen ein hohes Maß an impulsiven, automatisierten Prozessen in ihren Auseinandersetzungen.

Phase 4: Zielanalyse, Stärkung der Änderungsmotivation und Interventionsplanung

Mutter und Tochter wünschen sich gemäß ihrer Problemdefinition einen stressfreieren Umgang miteinander, der sich vor allem gegenüber Alltagsabsprachen darin zeigen soll, dass diese sachlich erörtert werden können. Lucas Mutter wünscht sich darüber hinaus eine Klärung der inneren Konflikte von Luca, was Luca mangels eines eigenen Problembewusstseins anfangs ablehnt. Auch einer engeren Beziehungsgestaltung zwischen Mutter und Tochter, wie dies die Mutter wünscht, steht Luca anfangs kritisch gegenüber. Demgemäß wird als Ziel zunächst die verbesserte Absprachefähigkeit zwischen Mutter und Tochter im Alltag festgelegt.

Phase 5: Durchführung von Interventionen

Baustein 1: Psychoedukation Jugendalter

Sowohl mit Luca als auch mit der Mutter wurden zu Therapiebeginn und als Sensibilisierung für die aktuelle Lebensphase aktuell anstehende Entwicklungsaufgaben angesprochen. Luca zeigte ein starkes Verantwortungsbewusstsein gegenüber den eigenen schulischen Leistungen und demonstrierte auch eine ausreichende Leistungsmotivation bei insgesamt befriedigenden Leistungen in der 10. Klasse. Eine konkrete berufliche Orientierung bestand noch nicht, eine Festlegung für Leistungskurse erfolgte aber ohne weitere Probleme. Weiterhin zeigte sich Luca sehr engagiert gegenüber ihrer aktuellen, ersten Beziehung zu einem ein Jahr älteren Partner. Hier deuteten sich bereits in der Exploration besondere Belastungen durch einen erhöhten Cannabiskonsum seitens des Freundes an. Luca verdeutlichte, den psychisch labilen Freund mit Hilfe seiner Mutter unterstützen zu wollen. Sie definierte sich als eine junge Frau, die weitestgehend selbstständig in der Einliegerwohnung der Familie lebt, den Vater und Freund mitversorgt und autonom Entscheidungen trifft.

Die Kindesmutter hingegen zeigte sich gegenüber den autonomen Tendenzen der Tochter überwiegend besorgt. Auch wenn sie die eigene Tochter als intelligentes „Powermädchen" beschreibt, fällt es ihr schwer, die selbstständigen Anteile der Tochter aktuell positiv anzuerkennen. Gleichzeitig ist die Mutter mit eigenen tiefgreifenden Lebensveränderungen beschäftigt, indem sie im Begriff ist, das Familienheim zu verlassen und ein eigenständiges, neues Leben aufzubauen. In Gesprächen mit der Kindesmutter verdeutlichen sich Sorge und Schuldgefühle, vor allem bezugnehmend auf die Einflussmöglichkeiten gegenüber der Tochter, die sich gefühlt für die Mutter immer weiter distanziert.

Bausteine 2 und 4: Training elterlicher Erziehungskompetenzen und Veränderungen im Familiensystem sowie Korrektur dysfunktionaler Grundannahmen und Stärkung der Affektkontrolle

Da sich im Rahmen der individuellen Störungskonzepte zu den vorliegenden Mutter-Tochter-Konflikten zwei dysfunktionale, dichotome Grundhaltungen zeigten, nämlich einerseits die starke Sorge der Mutter, dass sich die Tochter grundsätzlich überfordert und den aktuellen Alltagsanforderungen nicht standhält, und andererseits die Wahrnehmung der Tochter, dass die Mutter ihr ein eigenständiges Leben nicht zutraut und sie ständig kontrollieren will, wurde in Einzelstunden ein intensiver Perspektivwechsel angeregt. Dieser sollte dabei helfen, die verfestigten dysfunktionalen Kognitionen zu überprüfen und eventuell zu funktionaleren Annahmen in der gegenseitigen Einschätzung zu kommen.

Dabei wurde mit der Mutter in einer ausführlichen zeitlichen Rückschau erarbeitet, wie die Tochter die Erkrankung des Vaters und die zunehmenden Eheprobleme wohl erlebt hat, wobei der Mutter deutlich wurde, dass Luca insgesamt sehr stabil „funktionierte" und sich eigentlich schon seit geraumer Zeit selbstständig um ihr Leben kümmert, während die Mutter in nachvollziehbarer Weise selbst stark mit den Veränderungen ihrer Partnerschaft beschäftigt war. Es wurde die Hypothese aufgestellt, dass sich Konflikte zwischen Mutter und Tochter ergeben haben, als die ohnehin schon deutlich verselbstständigte Luca plötzlich wieder von der Mutter „bemuttert und erzogen" werden sollte, was die fast volljährige Jugendliche möglicherweise als bevormundend erlebt.

Zudem wurde mit der Mutter die Position der Kinder in der Familie gegenüber den Eltern beleuchtet, insbesondere vor dem Hintergrund eines kranken Elternteils. Sehr schnell realisierte die Kindesmutter, dass Luca sich in unterstützender Funktion für den Vater sieht, der bedingt durch seine Krankheit eindeutig als das schwächste Glied in der Familie wahrgenommen wird, zudem sich der Bruder auf die Seite der Mutter geschlagen habe. Indem die Mutter realisierte, dass sich Luca nicht der Familie entziehen will, sondern sehr wohl bereit ist, für sich und die Familie Verantwortung zu übernehmen, konnte sie die bereits erwachsenen, kompetenten Anteile der Tochter realisieren. Daraus folgte die Erkenntnis, dass sie ihrer Tochter stärker auf gleicher Augenhöhe begegnen muss, um wieder einen besseren Kontakt zu ihr herzustellen. Sie nahm sich vor, in der nächsten Zeit keine kontrollierenden Forderungen an Luca zu stellen, sondern eher nach positiven Momenten mit Luca zu suchen und sorgenvoll-wertende Bemerkungen, insbesondere über Lucas Beziehung, zu meiden.

Umgekehrt wurde Luca dazu angehalten, sich rückblickend in die Situation und Bedürfnisse der Mutter zu versetzen. Es zeigte sich, dass Luca die psychische Erkrankung des Vaters und der lange Kampf der Mutter um eine angemessene Behandlung sowie um die Weiterführung der Partnerschaft sehr bewusst war und sie die Trennungsentscheidung der Mutter gut nachvollziehen konnte. Luca wurde für ihre überwiegend reife Haltung gegenüber der familiären Situation wertgeschätzt, wobei vorsichtig hinterfragt wurde, inwiefern sie sich nun stellvertretend als Tochter für das Wohl des Vaters verantwortlich fühlt. Im Folgenden wurde im sokratischen Dialog mit Luca erörtert, in welcher Form die Mutter ihr gegenüber noch die mütterliche Sorge wahrnehmen kann und möglicherweise auch ausdrücken darf. Luca konnte zugestehen, dass mütterliche Sorge auch gegenüber fast erwachsenen Kindern nicht aufhört und nicht mit einer grundsätzlichen Defizitüberzeugung seitens der Eltern gleichzusetzen ist. Sie verdeutlichte aber den Wunsch, im Kontakt mit der Mutter mehr Kontrolle bezüglich der Beziehungsgestaltung zu haben. Wichtig war ihr die Achtung ihrer Grenzen, beispielsweise bezüglich Informationen zu ihrer aktuellen Partnerschaft. Offenen therapeutischen Beratungsbedarf zeigte Luca zudem bezüglich des Konflikts mit der Patentante, die sie vermisste. Sie zeigte sich sehr zufrieden mit der Idee, dieser einen Brief zu schreiben, in dem sie ihre Sicht der Dinge in Ruhe darlegen konnte. Tatsächlich reagierte die Patentante auf den Brief sehr positiv, so dass die Beziehung wieder aufgenommen werden konnte.

Zu diesem Zeitpunkt wurden dem Mädchen, dass im Verlauf der therapeutischen Gespräche zunehmend stärker eigene Stimmungsbelastungen im Kontext der Beziehung zu ihrem Freund verbalisierte, eigene Therapiegespräche, losgelöst von dem ursprünglichen familiären Vorstellungsgrund, angeboten, die Luca nun auch annehmen konnte und welche parallel zu den Familiengesprächen stattfanden. Auch die Mutter zeigte sich durch den Umstand, dass Luca eine Ansprechpartnerin hat, deutlich entlastet. Die Mutter wurde ihrerseits in Einzelgesprächen dabei unterstützt, die bereits lange geplanten Schritte eines Auszuges in eine eigene Wohnung auch wirklich umzusetzen, um mittels räumlicher Trennung noch weiter die Konflikte mit dem Partner und so auch in der Familie zu reduzieren.

Bausteine 3 und 5: Stärkung positiver Beziehungselemente und Kommunikationstraining

Nach den Einzelberatungen von Mutter und Tochter wurden gemeinsame Termine festgelegt, mit dem Ziel, dass sich Mutter und Tochter bestimmte Kommunikationsregeln vergegenwärtigen, um gemeinsam möglichst sachlich Vereinbarungen zu finden. Diese Regeln wurden in der Stunde eingeübt. Nach gemeinsamer Erörterung von Sprecher-/Zuhörerqualitäten mit dem dazugehörigen Material (vgl. „F29 Richtiges Sprechen und richtiges Zuhören") wurde zentral die Technik des Paraphrasierens eingeübt, um den lange vorherrschenden impulsiven Gesprächsstil zu reduzieren und den Austausch aller Informationen zu gewährleisten.

Da zudem auch die Gestaltung einer gemeinsamen positiven Zeit in Angriff genommen werden sollte, erhielten Mutter und Tochter im Rahmen des Kommunikationstrainings die Aufgabe, sich an frühere „schöne" gemeinsam verbrachte Momente zu erinnern und sich diese kleinschrittig im Sinne des Paraphrasierens gegenseitig zu schildern. Auf diesem Weg wurden positive Beziehungserfahrungen reaktiviert und auch Ideen für die Gestaltung einer aktuellen gemeinsamen Zeit gesammelt. Insbesondere das Paraphrasieren unterstützt den Prozess einer kontrollierten Kommunikation, wo genau hingehört und Grenzen eingehalten werden müssen, was für Mutter und Tochter eine wichtige Erfahrung war. Es zeigte sich, dass beide vor diesem Hintergrund sehr leicht in einen angenehmen Austausch kamen, bei dem neben Inhalten nun auch Gefühle und Bedürfnisse differenzierter geäußert werden konnten. Mutter und Tochter konnten auf den reichen Erfahrungsschatz ihrer langen guten Beziehung vor der familiären Krise zurückgreifen, was den schnellen Erfolg der Intervention sicher mitbedingte. Anschließend wurden die ersten Treffen zwischen Luca und ihrer mittlerweile ausgezogenen Mutter gemeinsam vorbesprochen und verabredet.

Phase 7: Stabilisierung und Rückfallprävention

Im Sinne einer Stabilisierung wurde anfangs vorher genau vermittelt, welche Themen bei den Treffen erfragt oder angesprochen werden können und welche noch nicht. Auch die Dauer der Treffen wurde zu Beginn eher kurz (z. B. gemeinsam ein Eis essen), später länger geplant. Die Termine wurden wahrgenommen und beidseitig positiv bewertet. Eine Rückfallprophylaxe bestand im Wesentlichen darin, Mutter und Tochter darin zu bestärken, eventuell auftretende schwierige Kommunikationsmuster frühzeitig wahrzunehmen und anzusprechen. Die Therapiestunden fanden in immer größeren zeitlichen Abständen statt. Als Luca im Verlauf zur Freude der Mutter mehrfach spontan zu Besuchen bei der Mutter erschien, wurde die Behandlung der Familienkonflikte im gegenseitigen Einverständnis von Mutter und Tochter angesichts der Normalisierung der Beziehungen eingestellt.

Abschließende Bewertung des Therapieverlaufs

Trotz einer anfänglich eher kritischen Haltung der Tochter gegenüber einer engeren Beziehungsgestaltung zur Mutter, ist es über 13 Termine hinweg gelungen, das gegenseitige Verständnis der Beteiligten füreinander zu erhöhen, positive Beziehungselemente zu reaktivieren und durch konkrete Kommunikationsregeln einen produktiveren Umgang im Miteinander aufzubauen. Als prognostisch günstiger Faktor ist in diesem Fall die lange Zeit zu werten, in der Mutter und Tochter eine harmonische Beziehung miteinander unterhielten. Zudem zeigte die Mutter von Luca eine hohe Bereitschaft auch eigene persönliche Anteile im Rahmen einer bereits installierten Psychotherapie kritisch zu hinterfragen. Luca konnte während der Beratung zu den Mutter-Tochter-Konflikten selbst Motivation für weiterführende Therapiegespräche bezüglich persönlicher Themen aufbauen, was sich wiederum entlastend auf die Mutter auswirkte.

Literatur

Alaie, I., Brolin Läftman, S., Jonsson, U. & Bohman, H. (2019). Parent-youth conflict as a predictor of depression in adulthood: a 15-year follow-up of a community based cohort. *European Child & Adolescent Psychiatry, 29*(1), 527–536.

Allen, J.P., McElhaney, K.B., Kuperminc, G.P. & Jodi, K.M. (2004). Stability and change in attachment security across adolescence. *Child Development, 75,* 1792–1805. https://doi.org/10.1111/j.1467-8624.2004.00817.x

Albert, M., Hurrelmann, K., Quenzel, G. & TNS Infratest (Hrsg.). (2015). *Jugend 2015. Eine pragmatische Generation im Aufbruch* (17. Shell Jugendstudie). Frankfurt am Main: Fischer.

Albert, M., Hurrelmann, K., Quenzel, G. in Arbeitsgemeinschaft mit Kantar (2019). *Jugend 2019 – Eine Generation meldet sich zu Wort* (18. Shell Jugendstudie). Weinheim: Verlagsgruppe Beltz. https://doi.org/10.3224/diskurs.v14i4.06

Arnett, J.J. (2004). *Emerging Adulthood: The winding road from the late teens through the twenties.* New York: Oxford University Press.

Barkley, R.A. (1987). *Defiant Children.* New York: Guilford Press.

Barkley, R.A. & Robin, A.L. (2014). *Defiant Teens. A Clinician's Manual for Assessment and Family Intervention* (2nd ed.). New York: Guilford Press.

Barkley, R.A. (2004). Adolescents with Attention-Deficit/Hyperactivity Disorder: An Overview of Empirically Based Treatments. *Journal of Psychiatric Practise, 10*(1), 39–56. https://doi.org/10.1097/00131746-200401000-00005

Barkley, R.A., Edward, G., Laneri, M., Fletcher, K. & Metevia, L. (2001). The efficacy of problem-solving communication training alone, behavior management training alone and their combination for parent-adolescent conflict in teenagers with ADHD and ODD. *Journal of Consulting and Clinical Psychology, 69*(6), 926–941. https://doi.org/10.1037/0022-006X.69.6.926

Barkley, R.A., Fischer, M., Edelbrock, C. & Smallish, L. (1991). Interactions, family conflicts and maternal psychopathology. *Journal of Child Psychology and Psychiatry, and Allied Disciplines, 32*(2), 233–255. https://doi.org/10.1111/j.1469-7610.1991.tb00304.x

Baumrind, D. (1991). Parenting styles and adolescent development. In J. Brooks-Gunn, R.M. Lerner & A.C. Petersen (Eds.), *The encyclopedia on adolescence* (pp. 746-758). New York: Garland Publishing.

Beaulieu, D. (2021). *Impacttechniken für die Psychotherapie* (8. Auflage). Heidelberg: Carl-Auer.

Beyer, W. & Goossens, L. (1999). Emotional autonomy, psychosocial adjustment and parenting: Interactions, moderating and mediating effects. *Journal of Adolescence, 6,* 753–769. https://doi.org/10.1006/jado.1999.0268

Bohus, M. & von Auer, A.K. (2017). *Interaktives Skillstraining für Jugendliche mit Problemen der Gefühlsregulation.* Stuttgart: Schattauer.

Botvin, G.J. (1998). Preventing adolescent drug abuse through life skills training. In J. Crane (Hrsg.), *Social programs that really work* (S. 225–257) New York: Sage.

Branje, S.J., Hale, W.W., Frinijs, T. & Meeurs, W.H. (2010). Longitudinal associations between perceived parent-child relationship quality and depressive symptoms in adolescence. *Journal of Abnormal Child Psychology, 38,* 751–763. https://doi.org/10.1007/s10802-010-9401-6

Brämswig, J. & Dommers, A. (2009). Störungen der Pubertätsentwicklung. *Deutsches Ärzteblatt International, 106,* 295–304.

Buck-Horstkotte, S. & Gabriel, J. (2019). *Sicher durch Stürme und Flauten, Selbsthilfebuch für Mütter mit Borderline-Persönlichkeitsstörung.* Weinheim: Beltz.

Bundespsychotherapeutenkammer (BPtK). (2017). *Praxis-Info Patientenrechte;* Verfügbar unter: www.bptk.de.

Cierpka, M. (1999). *Kinder mit aggressivem Verhalten. Ein Praxismanual für Schulen, Kindergärten und Beratungsstellen.* Göttingen: Hogrefe.

Cierpka, M.F. & Frevert, G. (1994). *Die Familienbögen.* Göttingen: Hogrefe

Cox, M.J., Brooks-Gunn, J. & Paley, B. (1999). Perspectives on conflict and cohesion in families. In M.J. Cox & J. Brooks-Gunn (Eds.), *Conflict and cohesion in families. Causes and consequences* (pp. 321–344). Mahwah, N.J.: Lawrence Erlbaum.

Dolto, F. (1995). *Von den Schwierigkeiten, erwachsen zu werden.* Stuttgart: Klett-Cotta.

Döpfner, M. & Lehmkuhl, G. (2000). *DISYPS-KJ. Diagnostik-System für psychische Störungen im Kindes- und Jugendalter nach ICD-10 und DSM-IV.* Bern: Huber.

Döpfner, M. & Görtz-Dorten, A. (2017). *Diagnostik-System für psychische Störungen nach ICD-10 und DSM-5 für Kinder- und Jugendliche (DISYPS-III).* Bern: Hogrefe.

Döpfner, M. & Petermann, F. (2012). *Diagnostik psychischer Störungen im Kindes- und Jugendalter* (3. überarbeitete Auflage). Göttingen: Hogrefe

Döpfner, M., Rademacher, C. Wolff Metternich, T. & Schürmann, S. (2007). Verhaltenstherapeutische Eltern-Kind-Therapie. In M. Borg-Laufs (Hrsg.), *Verhaltenstherapie mit Kindern- und Jugendlichen* (*Band 2*, S. 677–706). Tübingen: DGVT Verlag.

Döpfner, M., Schürmann, S. & Frölich, J. (2019). *Therapieprogramm für Kinder mit hyperkinetischem und oppositionellem Problemverhalten (THOP)* (6. Aufl.). Weinheim: Beltz.

Döpfner, M. (2007). Psychotherapie im Kindes- und Jugendalter. In C. Reimer, J. Eckert, M. Hautzinger & E. Wilke (Hrsg.), *Psychotherapie. Ein Lehrbuch für Ärzte und Psychologen* (3. Aufl., S. 614–629). Berlin: Springer.

Döpfner, M. (2013). Psychotherapie. In F. Petermann (Hrsg.), *Lehrbuch der Klinischen Kinderpsychologie* (7. Aufl., S. 823–841). Göttingen: Hogrefe.

Döpfner, M., Berner, W., Breuer, D., Flechtner, H., Lehmkuhl, G. & Steinhausen, H.-C. (2023). *Psychopathologisches Befund-System für Kinder und Jugendliche (CASCAP-2). Manual mit Glossar und Explorationsleitfaden* (2. Aufl.). Göttingen: Hogrefe.

Döpfner, M., Frölich, J. & Lehmkuhl, G. (2013). *Aufmerksamkeitsdefizit-/Hyperaktivitätsstörungen (ADHS)* (*Leitfaden Kinder- und Jugendpsychotherapie, Band 1, 2. Aufl.*). Göttingen: Hogrefe.

Döpfner, M., Plück, J. & Kinnen, C. (2014). *Deutsche Schulalter-Formen der Child Behavior Checklist von Thomas M. Achenbach. Elternfragebogen über das Verhalten von Kindern und Jugendlichen, (CBCL/6–18R), Lehrerfragebogen über das Verhalten von Kindern und Jugendlichen (TRF/6–18R), Fragebogen für Jugendliche (YSR/11–18R)*. Göttingen: Hogrefe.

Döpfner, M., Schürmann, S., Bruß, M., Müller, S., Rademacher, C. & Breuer, D. (2018). Familienbeziehungen und psychische Auffälligkeiten im Jugendalter – eine Analyse mit der Jugendlichenfassung des Family Relations Tests für Kinder und Jugendliche. *Zeitschrift für Kinder- und Jugendpsychiatrie und Psychotherapie, 46*, 316–324. https://doi.org/10.1024/1422-4917/a000593

Döpfner, M. (2020). Multimodale Kinder- und Jugendlichen-Verhaltenstherapie. In M. Döpfner, M. Hautzinger & M. Linden (Hrsg.), *Verhaltenstherapiemanual: Kinder und Jugendliche* (S. 3–7). Berlin: Springer. https://doi.org/10.1007/978-3-662-58980-9

Dreher, E. & Dreher, M. (1985). Entwicklungsaufgaben im Jugendalter: Bedeutsamkeit und Bewältigungskonzepte. In D. Liepmann & A. Stiksrud (Hrsg.), *Entwicklungsaufgaben und Bewältigungsprobleme in der Adoleszenz* (S. 56–70). Göttingen: Hogrefe.

Dresbach, E. & Döpfner, M. (2020). *Gleichaltrigenprobleme im Jugendalter* (*SELBST-Therapieprogramm für Jugendliche mit Selbstwert-, Leistungs- und Beziehungsstörungen, Band 3*). Göttingen: Hogrefe.

Drieschner, E. (2007). *Erziehungsziel „Selbstständigkeit“. Grundlagen, Theorien und Probleme eines Leitbildes der Pädagogik.* Wiesbaden: Springer VS.

Dübbelde, G. (2017). *Aktivierende Methoden für Seminare oder Übungen; Methodenkoffer*. Hochschuldidaktik der JLU Gießen. Verfügbar unter: https://www.kath.theologie.uni-mainz.de/files/2019/06/JLU-Giessen-Aktivierende-Methoden.pdf

Ecarius, J., Berg, A., Serry, K. & Oliveras, R. (2017). *Spätmoderne Jugend – Erziehung des Beratens – Wohlbefinden*. Wiesbaden: Springer VS. https://doi.org/10.1007/978-3-658-13754-0

Edwards, G., Barkley, R.A., Laneri, M., Fletcher, K. & Metevia, L. (2001). Parent-adolescent conflict in teenagers with ADHD and ODD. *Journal of abnormal child psychology, 29*(6), 557–572.

Eschenbeck, H. & Knauf, R.-K. (2018). Entwicklungsaufgaben und ihre Bewältigung. In A. Lohaus (Hrsg.), *Entwicklungspsychologie des Jugendalters* (S. 23–50). Berlin: Springer.

Follenius, B. (2021). *Gemischte Gefühle*, 56 Bildkarten für Therapie, Beratung und Coaching. Weinheim: Beltz.

Foster, S.L. & Robin, A.L. (1988). Family conflict and communication in adolescence. In W.J. Mash & L.G. Terdal (Eds.), *Behavioral assessment of childhood disorders* (2nd ed.). New York: Guilford.

Gentner, A. (2024). *Psychometrische Evaluation des SELBST-Fragebogens zur Erfassung adoleszentenspezifischer Probleme in einer klinischen Stichprobe*. Master-Thesis am Psychologisches Institut. Köln: Universität zu Köln.

Görtz-Dorten, A., Döpfner, M. & Steinhausen, H.-C. (2019). *KIDS 4 – Aggressiv-dissoziale Verhaltensstörungen (Kinder-Diagnostik-System, Band 4)*. Göttingen: Hogrefe. https://doi.org/10.1026/01991-000

Görtz-Dorten, A. & Döpfner, M. (2021). *Journaling App for Youth (JAY)* (Version 2.0). Verfügbar unter www.jay-app.de.

Gordon, T. (1982). *Familienkonferenz*. Hamburg: Hoffmann & Campe.

Gottman, J. & Silver, N. (2015). *The Seven Principles for Making Marriage Work*. New York: Harmony books.

Gräßer, M. & Hovermann, E. (2024a). *Satzergänzungen für Erwachsene; 180 Karten mit Satzanfängen für die therapeutische Arbeit*. Göttingen: Hogrefe.

Gräßer, M. & Hovermann, E. (2024b). *Satzergänzungen für Jugendliche; 180 Karten mit Satzanfängen für die therapeutische Arbeit*. Göttingen: Hogrefe.

Grob, A. & Jaschinski, U. (2003). *Erwachsen werden. Entwicklungspsychologie des Jugendalters*. Weinheim: Beltz PVU.

Hahlweg, K. & Richter, D. (2010). Prevention of marital instability and distress. Results of an 11-year longitudinal follow-up study. *Behaviour Research and Therapy, 48*(5), 377–383.

Hayes, S.C. (2020). *Kurswechsel im Kopf*. Weinheim: Beltz.

Havighurst, R.J. (1953). *Human development and education* (first ed. 1948). New York: Longman.

Havighurst, R.J. (1972). *Developmental tasks and education*. New York: Longman.

Hedlund, S. (2011). *Mit Stift und Stuhl. Illustrationen und Stuhlübungen für Psychotherapie, Beratung und Coaching*. Heidelberg: Springer. https://doi.org/10.1007/978-3-642-05064-0

Herrenkohl, T., Kosterman, R., Hawkins, J. & Mason, W. (2008). Effects of Growth in Family Conflict in Adolescence on Adult Depressive Symptoms: Mediating and Moderating Effects of Stress and School Bonding. *Journal of Adolescent Health, 44,* 146–152. https://doi.org/10.1016/j.jadohealth.2008.07.005

Hoppig, K. (2001). *Erstellung eines Messinstruments zur Erfassung von Konfliktthemen zwischen Jugendlichen und deren Eltern* (Unveröffentlichte Promotionsarbeit). Klinik und Poliklinik für Psychiatrie und Psychotherapie des Kindes- und Jugendalters der Universität zu Köln.

Hughes, E.K. & Gullone, E. (2008). Internalizing symptoms and disorders in families of adolescents: A review of family systems literature. *Clinical Psychology Review, 28,* 92–117. https://doi.org/10.1016/j.cpr.2007.04.002

Ihle, W., Groen, G., Walter, D., Esser, G. & Petermann, F. (2012). *Depression (Leitfaden Kinder- und Jugendpsychotherapie, Band 16)*. Göttingen: Hogrefe.

Kahl, H., Schaffrath Rosario, A. & Schlaud, M. (2007). Sexuelle Reifung von Kindern und Jugendlichen in Deutschland: Ergebnisse des Kinder- und Jugendgesundheitssurveys (KiGGS); Bundesgesundheitsblatt – Gesundheitsforschung – Gesundheitsschutz, 50, 677–685. Berlin: Springer. https://doi.org/10.1007/s00103-007-0229-3

Kaiser, P. (2002). Einführung in die Paar- und Familienpsychologie. In S.K.D. Sulz & H.-P. Heekerens (Hrsg.), *Familien in Therapie: Grundlagen und Anwendung kognitiv-behavioraler Familientherapie* (S. 5–37). München: CIP-Medien.

Kanfer, F.-H., Reinecker, H. & Schmelzer, D. (2000). *Selbstmanagement-Therapie* (3. Auflage). Berlin: Springer. https://doi.org/10.1007/978-3-662-09851-6

Kanfer, F.-H., Reinecker, H. & Schmelzer, D. (2012). *Selbstmanagement-Therapie* (5. Auflage). Berlin: Springer. https://doi.org/10.1007/978-3-642-19366-8

Kendall, J., Leo, M.C., Prin, N. & Hatton, D. (2005). Modeling ADHD Child and Family Relationships. *Western Journal of Nursing Research, 27*(4), 500–518.

Kinnen, C., Rademacher, C. & Döpfner, M. (2015). *Wackelpeter und Trotzkopf in der Pubertät*. Weinheim: Beltz.

Knox, D. (2001). Deceptions of parents during adolescence. *Adolescence, 36,* 611–614.

Konrad, K.; Firk, C. & Uhlhaas, P. (2013). Brain development during adolescence: neuroscientific insights into this developmental period. *Deutsches Ärzteblatt International, 110*(25), 425–431. https://doi.org/10.3238/arztebl.2013.0425

Konrad, K. & König, J (2018). Biopsychologische Veränderungen. In A. Lohaus, (Hrsg.), *Entwicklungspsychologie des Jugendalters* (S. 1–21). Berlin: Springer.

Kurdek, L.A., & Fine, M.A. (1994). Family acceptance and family control as predictors of adjustment in young adolescents: Linear, curvilinear, or interactive effects? *Child Development, 65*(4), 1137–1146. https://doi.org/10.2307/1131310

Landespsychotherapeutenkammer Baden-Württemberg (2021). *Berufsrecht – eine Herausforderung von Fällen und Fallen in der Kinder- und Jugendlichenpsychotherapie*. Verfügbar unter: https://www.lpk-bw.de/sites/default/files/news/2021/rechtsfragen-in-der-kj-psychotherapie-2021-final.pdf

Laursen, B. & Collins, W.A. (2009). Parent Child relationships during adolescence. In R. M Lerner & L. Steinberg (Eds.), *Handbook of Adolescence Psychology. Vol. 2: Contextual influences and adolescent development* (pp. 3–42). Hoboken, N.J.: John Wiley.

Laursen, B., Coy, K.C. & Collins, W.A. (1998). Reconsidering changes in parent-child-conflict across adolescence. A meta-analysis. *Child Development, 69,* 817–832.

Lewandowski, A. (2009). Parent-Teen Interactions as Predictors of Depressive Symptoms in Adolescents with Headache. *Journal of Clinical Psychology in Medical Settings, 16*(4), 331–338.

Loeber, R., Drinkwater, M., Yanming, Y., Stewart, J.A., Schmidt, L.C. & Crawford, A. (2000). Stability of family interaction from ages 6–18. *Journal of Abnormal Child Psychology, 28,* 353–369. https://doi.org/10.1023/A:1005169026208

Ludewig, K. & Wilken U. (Hrsg.). (1999). *Das Familienbrett: Ein Verfahren für die Forschung und Praxis mit Familien und anderen sozialen Systemen*. Göttingen: Hogrefe.

McClun, L.A. & Merrell, K.W. (1998). Relationship of perceived parenting styles, locus of control orientation, and self-concept among junior high age students. In: *Psychology in the Schools, 35*(4), 381–390.

McMahon, S.D., Grant, K.E., Compas, B.E., Thurm, A.E. & Ey, S. (2003). Stress and psychopathology in children and adolescents: Is there evidence of specificity? *Journal of Child Psychology and Psychiatry, 44*(1), 107–133. https://doi.org/10.1111/1469-7610.00105

Miller, W.R. & Rollnick, S. (Eds.). (2002). *Motivational Interviewing, Preparing people for change* (3nd ed). New York: Guilford

Mills, J.C. & Crowley, R.J. (2021). *Therapeutische Metaphern für Kinder und das Kind in uns* (5. Aufl.). Heidelberg: Carl-Auer.

Minsel, B. (2011). Eltern- und Familienbildung. In R. Tippelt & A. v. Hippel (Hrsg.), *Handbuch Erwachsenenbildung/Weiterbildung* (S. 865–873). Wiesbaden: VS Verlag.

Oerter, R. & Montada, L. (2002). *Entwicklungspsychologie* (5. Auflage). Weinheim: Beltz PVU.

Patterson, G. (1982). *A social learning approach: Coercive family process*. Eugene/Oregon: Castalia.

Pinquart, M. (2003). Krisen im Jugendalter. *Monatsschrift Kinderheilkunde, 151*(1), 43–47. https://doi.org/10.1007/s00112-002-0624-7

Pinquart, M. & Scrugies, D. (1999). Konflikte zwischen Heranwachsenden und ihren Eltern. In R.K. Silbereisen & J. Zinecker (Hrsg.), *Entwicklung im sozialen Wandel* (S. 393–412). Weinheim: Beltz PVU.

Polt, W. & Rimser, M. (2020). *Aufstellungen mit dem Systembrett. Interventionen für Coaching, Beratung und Therapie*. Aachen: Ökotopia.

Potreck-Rose, F. (2018). *Von der Freude, den Selbstwert zu stärken* (13. Auflage), Stuttgart: Klett-Cotta.

Prinz, R.J., Foster, S., Kent, R.N. & O'Leary, K.D. (1979). Multivariate assessment of conflict of distressed and nondistressed mother-adolescent dyads. *Journal of Applied Behavior Analysis, 12,* 691–700. https://doi.org/10.1901/jaba.1979.12-691

Prochaska, J.O. & DiClemente, C.C. (1983). Stages and processes of self change of smoking: toward an integrative model of change. *Journal of Consulting and Clinical Psychology, 51,* 390–395. https://doi.org/10.1037/0022-006X.51.3.390

Prochaska, J.O. & DiClemente, C.C. (1984). *The Transtheoretical Approach: Crossing the Traditional Boundaries of Therapy*. Malabar, FL: Krieger.

Rademacher, C., (2012). Checkliste Konflikte. *Messinstrument zur Erhebung der Problemfelder „Kommunikation", „Problemlösen" und „Affektkontrolle" in der Familie im Therapeutenurteil* (Unveröffentlichte Promotionsarbeit). Klinik und Poliklinik für Psychiatrie und Psychotherapie des Kindes- und Jugendalters der Universität zu Köln.

Rademacher, C., Hautmann, C. & Döpfner, M. (2017). Behandlung von Eltern-Jugendlichen-Konflikten nach dem Therapieprogramm für Jugendliche mit Selbstwert-, Leistungs- und Beziehungsstörungen (SELBST) – Konzeption und Ergebnisse einer Pilotstudie. *Zeitschrift für Kinder- und Jugendpsychiatrie und Psychotherapie, 45,* 283–294. https://doi.org/10.1024/1422-4917/a000440

Ravens-Sieberer, U., Wille, N., Bettge, S. & Erhard, M. (2007a). Psychische Gesundheit von Kindern und Jugendlichen in Deutschland. Ergebnisse aus der BELLA-Studie im Kinder- und Jugendgesundheitssurvey (KiGGS). *Bundesgesundheitsblatt – Gesundheitsforschung – Gesundheitsschutz,* 50, 871–878. https://doi.org/10.1055/s-2006-934296

Ravens-Sieberer, U., Wille, N., Bettge, S. & Erhard, M. (2007b). *KIGGS: Reifung von Kindern- und Jugendlichen in Deutschland*. Berlin: Robert-Koch-Institut. https://doi.org/10.1007/s00103-007-0250-6

Reiß, F., Behn, S., Erhart, M., Strelow, L., Karman, A., Ottowá-Jordan, V., Bilz, L. et al. (2024). Subjektive Gesundheit und psychosomatische Beschwerden von Kindern und Jugendlichen in Deutschland: Ergebnisse der HBSC-Studie 2009/10-2022. *Journal of Health Monitoring, 9*(1). Berlin: Robert-Koch-Institut.

Remschmidt, H. Schmidt, M., Poustka, F. (2017). *Multiaxiales Klassifikationsschema für psychische Störungen des Kindes- und Jugendalters nach ICD-10 der WHO* (7. Auflage). Bern: Hogrefe. https://doi.org/10.1024/85759-000

Robin, A.L. & Foster, S.L. (1989). *Negotiating Parent-Adolescent Conflict: A Behavioral-Family Approach*. New York: The Guilford Press.

Schindler, L., Hahlweg, K. & Revenstorf, D. (2020). *Partnerschaftsprobleme? So gelingt Ihre Beziehung. Handbuch für Paare* (6. Auflage). Berlin: Springer. https://doi.org/10.1007/978-3-662-60336-9

Schlack, R., Peerenboom, N., Neuperdt, L., Junker, S. & Beyer, A.-K. (2021). Effekte psychischer Auffälligkeiten in Kindheit und Jugend im jungen Erwachsenenalter: Ergebnisse der KiGGS-Kohorte. *Journal of Health Monitoring,* 6(4).

Schneewind, K.A. & Böhmert, B. (2016). *Jugendliche kompetent erziehen: Der interaktive Elterncoach „Freiheit in Grenzen"* (2. Aufl.). Bern: Huber.

Schneewind, K.A., Walper, S. & Graf, J. (2002). Sozialisation in der Familie als Quelle individueller Unterschiede. In R. Oerter & L. Montada (Hrsg.), *Entwicklungspsychologie* (5. Auflage). Weinheim: Beltz.

Schulz von Thun, F. (1981). *Miteinander Reden. Band 1: Störungen und Klärungen*. Reinbek bei Hamburg: Rowohlt.

Schürmann, S. & Döpfner, M. (2018). *Family Relations Test für Kinder und Jugendliche (FRT-KJ). Deutschsprachige Adaptation für Kinder und Jugendliche des Family Relations Test: Children's Version (FRT-C) von Eva Bene und James Anthony*. Göttingen: Hogrefe.

Statista Research Department (2023, 31.12.): https://de.statista.com/statistik/daten/studie/300276/umfrage/umfrage-unter-jugendlichen-in-deutschland-zu-konfliktpunkten-mit-den-eltern/

Steinberg, L. (2001). We know some things: Parent-adolescent relationships in retrospect and prospect. *Journal of Research on Adolescence (11),* 1–19. https://doi.org/10.1111/1532-7795.00001

Steinberg, L., Lamborn, S., Darling, N., Mounts, N. & Dornbusch, S. (1994). Over-time changes in adjustment and competence among adolescents from authoritative, authoritarian, indulgent and neglectful families. *Child Development, 65,* 754–770. https://doi.org/10.2307/1131416

Storch, M. (1994). *Das Eltern-Kind-Verhältnis im Jugendalter. Eine Längsschnittstudie*. Weinheim: Juventa.

Suhr-Dachs, L. & Döpfner, M. (2015). *Leistungsängste. Therapieprogramm für Kinder und Jugendliche mit Angst- und Zwangsstörungen (THAZ), Band 1.* (2. Aufl.). Göttingen: Hogrefe. https://doi.org/10.1026/02695-000

Sun, S.W., Bell, N.J., Feng, D. & Avery, A.W. (2000). A longitudinal analysis of parental bonds and relational competencies during the college years. *International Journal of Adolescence and Youth, 8,* 149–181. https://doi.org/10.1080/02673843.2000.9747849

Trasselli, C., von Auer, A.K. & Gunia, H. (2022). *DBT-Familienskills. Ein Praxisleitfaden*. Göttingen: Hogrefe. https://doi.org/10.1026/03181-000

Van Doorn, M.D., Muriel, D., Branje, S. & Meeus W. (2007). Longitudinal transmission of conflict resolution styles from marital relationships to adolescent-parent relationships. *Journal of Family Psychology: JFP: Journal of the Division of Family Psychology of the American Psychology Association (Div. 43), 21*(3), 426–434. https://doi.org/10.1037/0893-3200.21.3.426

Von Schlippe, A. & Schweitzer, J. (1996). *Lehrbuch der systemischen Therapie und Beratung*. Göttingen: Vandenhoeck & Ruprecht.

Walper, S. & Stemmler, M. (2013). Eltern als Bildungsvermittler für ihre Kinder stärken. Das Bundesprogramm ‚Elternchance ist Kinderchance' und seine Evaluation. In L. Correll & J. Lepperhoff (Hrsg.), *Frühe Bildung in der Familie. Perspektiven der Familienbildung* (S. 21–46), Weinheim/Basel: Beltz Juventa.

Walper, S., Lux, U. & Witte, S. (2018). Sozialbeziehungen zur Herkunftsfamilie. In A. Lohaus (Hrsg.), *Entwicklungspsychologie des Jugendalters* (S. 113–123). Berlin: Springer.

Walter, D., Rademacher, C., Schürmann, S. & Döpfner, M. (2007). *Grundlagen der Selbstmanagementtherapie bei Jugendlichen, SELBST – Therapieprogramm für Jugendliche mit Selbstwert-, Leistungs- und Beziehungsstörungen, Band 1.* Göttingen: Hogrefe.

Walter, D. & Döpfner, M. (2009). *Leistungsprobleme im Jugendalter. SELBST – Therapieprogramm für Jugendliche mit Selbstwert-, Leistungs- und Beziehungsstörungen, Band 2*. Göttingen: Hogrefe.

Watzlawick, P. (1983). *Anleitung zum Unglücklichsein*. München: Piper.

Weiß, C. (1999). *CBQC. Erstellung eines Messinstrumentes zur Erfassung des Konfliktverhaltens zwischen Jugendlichen und deren Eltern*. Dissertation, Medizinische Fakultät der Universität zu Köln.

Anhang

Hinweise zu den Onlinematerialien

Sie können die in diesem Buch erwähnten Arbeitsmaterialien über unsere Internetseite abrufen und ausdrucken. Nutzen Sie dazu bitte den Link www.hgf.io/download und melden Sie sich nach den dort beschriebenen Schritten an. Wenn Sie nach der Registrierung den Code **B-UAVYNZ** unter „Mein Konto → Zusatzmaterialien“ im Eingabefeld einfügen, werden Sie automatisch in den Downloadbereich weitergeleitet und können die Online-Materialien zum Buch ausdrucken bzw. herunterladen. Um die Materialien dauerhaft im direkten Zugriff zu haben, empfehlen wir Ihnen, sich die gesamten Materialien herunterzuladen und auf dem eigenen Rechner zu speichern.

Folgende Materialien stehen zum Download bereit:

SELBST-Grundlagen[1]	
Materialien aus SELBST-Grundlagen	• G01 SELBST-EX • G02 Schweigepflichtentbindung • G03 SELBST-JF-6M • G04 SELBST-JF-1W • G05 SELBST-EF-6M • G06 SELBST-EF-1W • G07 SELBST-LF-6M • G08 SELBST-LF-1W • G09 Auswertung SELBST-Bögen* • G10 Problemliste • G11 Zielliste • G12 Tagebuch Aktivitäten • G13 JOB der Woche – Protokoll* • G14 Was ist das Problem? • G15 Was ist passiert? • G16 Mein Problem: Vorteile & Nachteile • G17 Was denken die anderen? • G18 Woher kommen die Probleme? Individuelles Modell • G19 Störungsmodell – Therapeut • G20 Woher kommen die Probleme? Gemeinsames Modell • G21 Wo geht's hin? • G22 Mein Ziel: Vorteile & Nachteile • G23 What to do? • G24 Zusammenfassung von Problemen und Zielen • G25 So wird's gemacht!* • G26 Veränderungsplan • G27 Familiäre Belastungen • G28 Therapieplanung – Therapeut • G29 Verlaufsanalyse • G30 So geht's weiter • G31 Do and Don't • G32 Situationsanalyse und Notfallplan

1 Bitte beachten Sie, dass bei diesem Material Korrekturen bzw. Veränderungen gegenüber dem Material aus dem Band „Grundlagen der Selbstmanagementtherapie bei Jugendlichen, Band 1“ von Walter et al. (2007) vorgenommen wurden. Bitte verwenden Sie zukünftig nur noch diese veränderte Version der Materialien.

SELBST-Familienprobleme	
Diagnostik	• F01 Brief an abwesende Bezugspersonen • F02 Erweiterte Exploration Familienprobleme (Ergänzung SELBST-EX) • F03 Checkliste Familienprobleme – SELBST-CL-Familie • F04a Satzergänzungen Jugendliche • F04b Satzergänzungen Eltern • F05 Fragebogen zu Eltern-Jugendlichen-Konflikten (FEJK) • F06 SELBST-Fragebogen zum Erziehungsverhalten • F07 SELBST-Hauptkonflikte in der Familie
Baustein 1: Psychoedukation Jugendalter	• F08 Entwicklungsaufgaben Jugendalter • F09a Große Kinder – Große Aufgaben • F09b Entwicklungsaufgaben der Eltern • F10a Liste positiver Aktivitäten – Eltern • F10b Meine Zukunft: Ziele und Wünsche – Eltern
Baustein 2: Training elterlicher Erziehungs-kompetenzen und Veränderungen im Familiensystem	• F11 Hilfreiche Erziehungsstrategien für Eltern • F12 Selbsttest: Wer hat das Problem?
Baustein 3: Stärkung positiver Beziehungselemente	• F13 Das ABC der Stärken • F14 Positivliste: Individuelle Stärken deiner Eltern • F15 Positivliste: Individuelle Stärken Ihres Kindes • F16 Vorschläge für gemeinsame Zeit • F17 Dos and Don'ts in gemeinsamer Zeit
Baustein 4: Korrektur dysfunktionaler Grundannahmen und Stärkung der Affektkontrolle	• F18a Kognitives Modell Jugendliche – Beispiel Leistungsbewertung • F18b Kognitives Modell Jugendliche – Beispiel Regelverstoß • F19a Kognitives Modell Eltern – Beispiel Leistungsbewertung • F19b Kognitives Modell Eltern – Beispiel Regelverstoß • F20a Interaktionsfallen zwischen Eltern und Jugendlichen – Elternsicht • F20b Interaktionsfallen zwischen Eltern und Jugendlichen – Jugendlichensicht • F21a Einstellungen zur Familie – Deine Meinung ist gefragt! • F21b Einstellungen zur Familie – Ihre Meinung ist gefragt! • F22 Ärgerprotokoll • F23a Wutpalme – Was bringt mich rauf? • F23b Wutpalme – Was bringt mich runter? • F24a Ungünstige Überzeugungen – Eltern • F24b Ungünstige Überzeugungen – Jugendliche • F25 Typische Denkfehler • F26 Selbstinstruktionen zur Ärgerkontrolle • F27 Notfallbox: Kurzfristige Strategien zur Ärgerkontrolle
Baustein 5: Kommunikationstraining	• F28 Typische Kommunikationsfallen • F29 Richtiges Sprechen und richtiges Zuhören • F30 Positive und negative Gefühle direkt äußern
Baustein 6: Problemlösetraining	• F31 Was ist das Problem? • F32 Welche Lösungen sind möglich? • F33 Welche Lösung passt? • F34 Individuelle Lösungsumsetzung • F35 Vertrag: Lösungsumsetzung Familie

Unsere Buchtipps

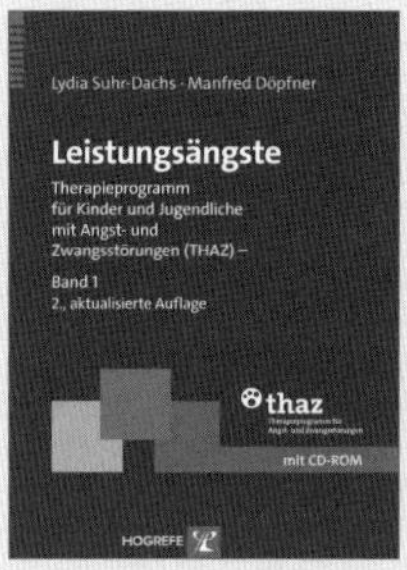

L. Suhr-Dachs / M. Döpfner

Leistungsängste

Therapieprogramm für Kinder und Jugendliche mit Angst- und Zwangsstörungen (THAZ) – Band 1

Reihe: Therapeutische Praxis

*2., aktual. Auflage 2015, 129 Seiten, Großformat, inkl. CD-ROM, € 44,95 (DE) / € 46,30 (AT) / CHF 58.50, ISBN 978-3-8017-2695-9**

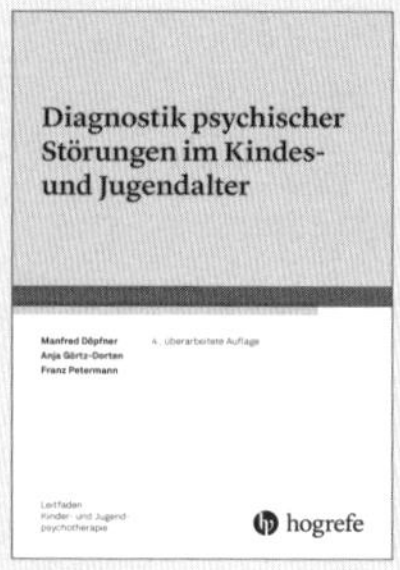

M. Döpfner / A. Görtz-Dorten / F. Petermann

Diagnostik psychischer Störungen im Kindes- und Jugendalter

Reihe: Leitfaden Kinder- und Jugendpsychotherapie, Band 2

*4., überarb. Auflage 2024, X/191 Seiten, € 26,95 (DE) / € 27,80 (AT) / CHF 36.90, im Reihenabo: € 19,95 (DE) / € 20,60 (AT) / CHF 27.90, ISBN 978-3-8017-3094-9**

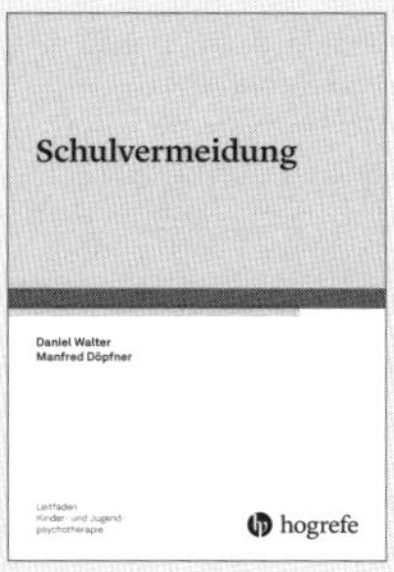

D. Walter / M. Döpfner

Schulvermeidung

Reihe: Leitfaden Kinder- und Jugendpsychotherapie, Band 29

*2020, VIII/154 Seiten, € 26,95 (DE) / € 27,80 (AT) / CHF 36.90, im Reihenabo: € 19,95 (DE) / € 20,60 (AT) / CHF 27.90, ISBN 978-3-8017-2810-6**

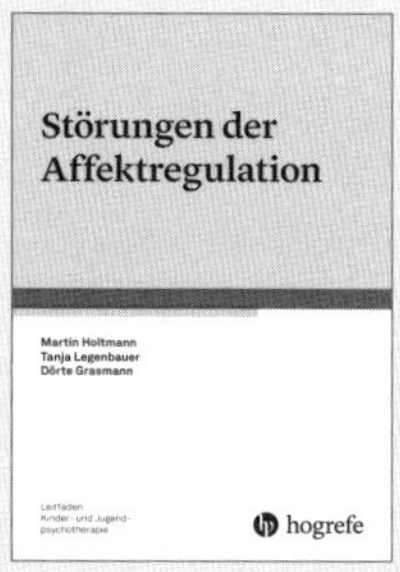

M. Holtmann / T. Legenbauer / D. Grasmann

Störungen der Affektregulation

Reihe: Leitfaden Kinder- und Jugendpsychotherapie, Band 22

*2017, X/161 Seiten, € 26,95 (DE) / € 27,80 (AT) / CHF 36.90, im Reihenabo: € 19,95 (DE) / € 20,60 (AT) / CHF 27.90, ISBN 978-3-8017-2510-5**

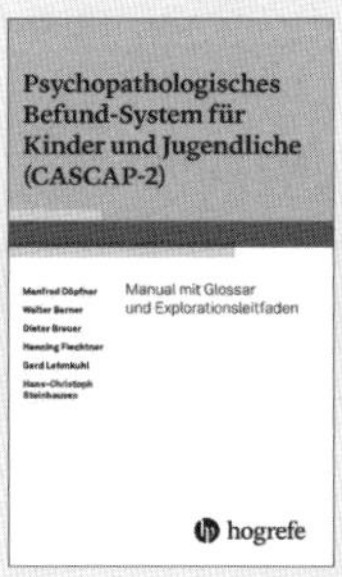

M. Döpfner / W. Berner / D. Breuer / H. Flechtner / G. Lehmkuhl / H.-C. Steinhausen

Psychopathologisches Befund-System für Kinder und Jugendliche (CASCAP-2)

Manual mit Glossar und Explorationsleitfaden

*2023, 217 Seiten, Kleinformat, € 29,95 (DE) / € 30,80 (AT) / CHF 40.50, ISBN 978-3-8017-3199-1**

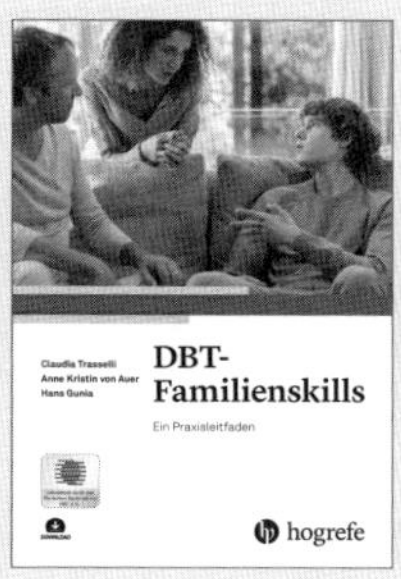

C. Trasselli / A. K. von Auer / H. Gunia

DBT-Familienskills

Ein Praxisleitfaden

*2022, 246 Seiten, inkl. Inline-Materialien, € 34,95 (DE) / € 36,00 (AT) / CHF 46.50, ISBN 978-3-8017-3181-6**

** Dieser Titel ist auch als eBook erhältlich.*

www.hogrefe.com

hogrefe